INTERNATIONALE CONTROLLING PRAXIS
―――――――――――――

Herausgegeben von Prof. Dr. Péter Horváth

SCHLANK ZUR SPITZE

MIT KONFRONTATIONSSTRATEGIEN ERFOLGREICH INS 21. JAHRHUNDERT

von

PROFESSOR ROBIN COOPER

Harvard Business School, Boston, Massachusetts

Übersetzung aus dem Amerikanischen von
Dipl.-Kfm. TOBIAS SCHIMPF
unter der Mitwirkung von BEATRIX KUHN-WÜRFEL

Verlag Franz Vahlen München

Die Deutsche Bibliothek – CIP-Einheitsaufnahme

Cooper, Robin:
Schlank zur Spitze : mit Konfrontationsstrategien erfolgreich
ins 21. Jahrhundert / von Robin Cooper. Übers. aus dem
Amerikan. von Tobias Schimpf. Unter der Mitw. von Beatrix
Kuhn-Würfel. – München : Vahlen, 1998
 (Internationale Controlling-Praxis)
 Einheitssacht.: When lean enterprises collide <dt.>
 ISBN 3-8006-2143-6

ISBN 3-8006-2143-6

© 1998 Verlag Franz Vahlen GmbH, München
Satz: DTP-Vorlagen des Autors
Druck und Bindung: C. H. Beck'sche Buchdruckerei, Nördlingen
Umschlag: Bruno Schachtner, Dachau
Gedruckt auf säurefreiem, alterungsbeständigem Papier
(hergestellt aus chlorfrei gebleichtem Zellstoff).

Für meine beste Freundin, HELEN MAYERS COOPER

Competition is eternal.
There is no such thing as winning.
There is no end to the game.
Even if you compete an win today,
you must compete and win tomorrow.

KUNIYASU SAKAI, Vorsitzender der Taiyo Kogyo

Geleitwort des Herausgebers

Wie überlebt ein schlankes Unternehmen im Wettbewerb mit anderen schlanken Unternehmen? Diese Frage impliziert natürlich eine weitere: können wir mit unserem strategischen Instrumentarium dieses Problem - wenn es eines ist - auch meistern? Mit diesen beiden Fragestellungen ist das Thema des neuen Buches von ROBIN COOPER umrissen. Ich bin der Auffassung, daß er, wie schon häufig, wieder ins Schwarze getroffen hat.

Viele Unternehmen sind der irrigen Auffassung, daß die mühsam erreichte „Schlankheit" dauerhafte Wettbewerbsvorteile beschert. Sie beachten nicht hinreichend, daß sie von schlanken Unternehmen umgeben sind, die jeden Wettbewerbsvorteil in kürzester Zeit zunichte machen können.

Es genügt in der Zukunft nicht, im Sinne von PORTER sich für eine Strategievariante zu entscheiden; man muß vielmehr gleichzeitig Kostenführer und Differenzierer sein. - Dies ist die Grundthese von COOPER. Im Mittelpunkt seiner Überlegungen steht das „Erfolgsdreieck" (Kosten/ Preis, Funktionalität und Qualität), das aussagt: „Entwickle ein Produkt zu niedrigen Kosten, einer hohen Qualität und mit genau der Funktionalität, die der Kunde wünscht!" Im Konfrontationswettbewerb schlanker Unternehmen überlebt nur dasjenige Unternehmen, dem dies gelingt!

COOPER analysiert und postuliert nicht nur, sondern liefert auch das Instrumentarium zur Realisierung der Konfrontationsstrategie. Seine „best practice"-Unternehmen hat er in Japan festgemacht, wo schon lange die Konfrontationsstrategie praktiziert wird.

Ich finde das Buch hervorragend, weil es COOPER gelingt, aus den Fallbeispielen ein allgemein verwendbares Instrumentarium der Strategieumsetzung abzuleiten.

Im Vordergrund steht das Target Costing als Instrument des strategischen Controlling. COOPER macht darüber hinaus konkrete Vorschläge zur Gestaltung der Rahmenbedingungen zur Flexibilisierung von Strukturen und Prozessen.

COOPERS Buch ist für mich auch eine ausgezeichnete Darstellung der japanischen Führungsphilosophie. Jeder, der über den westlichen Tellerrand hinausschauen möchte, hat hier Gelegenheit dazu. Das Buch sei jedem Manager und auch dem praxisorientierten Wissenschaftler empfohlen.

Die fachkundige Übersetzung des Buches erfolgte durch Herrn Dipl.-Kfm. TOBIAS SCHIMPF und Frau BEATRIX KUHN-WÜRFEL. Ihnen halfen bei der Erstellung der Abbildungen, des Stichwortverzeichnisses und bei den Korrekturen CHRISTINA BORGMEIER, MARKUS BRENNER und HOLGER UHL. Allen sei an dieser Stelle herzlich gedankt. Herr SOBOTKA hat das Projekt verlagsseitig betreut. Ihm sind wir für die bewährte umsichtige Unterstützung zu Dank verpflichtet.

Stuttgart, im November 1997   Univ.-Prof. Dr. Péter Horváth

Vorwort

Das Entstehen des schlanken Unternehmertums hat das Wettbewerbsverhalten der Unternehmen für immer verändert. Die Einführung der JIT-Produktion und des Total Quality Managements in Verbindung mit teamorientierten Arbeitsweisen und intensiven Lieferantenbeziehungen haben unter anderem dazu geführt, daß die schlanken Unternehmen sich sehr viel schneller auf Veränderungen der Wettbewerbssituation einstellen können als Massenproduzenten. Dieses schnelle Reaktionsvermögen macht es den Massenproduzenten praktisch unmöglich, sich jene dauerhaften Wettbewerbsvorteile aufzubauen, an denen sie bisher ihre Strategie ausrichten konnten. Ganz anders als die Massenproduzenten konkurrieren schlanke Unternehmen: Sie sichern sich immer wieder kurzfristige Wettbewerbsvorteile. Durch ihre schlanke Organisationsform können sie Produkte von höherer Qualität und Funktionalität zu niedrigeren Kosten herstellen als Massenproduzenten und entsprechend besser die Kundenbedürfnisse befriedigen. Diese Kompetenz verschaffte den schlanken Unternehmen eine führende Position in vielen Branchen.

Da sie keine dauerhaften Wettbewerbsvorteile realisieren können, müssen schlanke Unternehmen sich offensiv dem Wettbewerb stellen.

Sie verfolgen die Konfrontationsstrategie, indem sie der Konkurrenz gleichwertige Produkte anbieten. Bei dieser Wettbewerbsform spielen drei produktbezogene Faktoren eine Schlüsselrolle. Diese drei Faktoren, auch bekannt unter der Bezeichnung Erfolgsdreick, sind aus unternehmensinterner Perspektive die Kosten, die Qualität und die Funktionalität eines Produktes, während aus externer Sicht anstelle der Kosten der Preis relevant ist. Zwar kann der Verkaufspreis eines Produkts vorübergehend unabhängig von den Produktionskosten betrachtet werden, zur Rentabilitätssicherung müssen langfristig die Produktkosten jedoch unter dem Verkaufspreis liegen.

Dieses Buch verfolgt drei Hauptziele:

* das Konzept der Konfrontationsstrategie vorzustellen,

* die Rolle der Kosten im Rahmen der Konfrontationsstrategie zu erklären und

* die integrierten Kostenmanagementsysteme zu beschreiben, die sich in japanischen Firmen zur Kostensteuerung der gesamten Wertschöpfungskette entwickelt haben.

Obwohl die kostenorienierte Darstellung in diesem Buch betont wird, steht nicht das Kostenmanagement im Vordergrund, vielmehr soll eine Wettbewerbsphilosophie vorgestellt werden. Das Kostenmanagement der japanischen Unternehmen wird so eingehend behandelt, weil es das „fehlende Mosaiksteinchen" für die Antwort auf die Frage nach der Wettbewerbsstrategie der schlanken Unternehmen ist. Die Erkenntnisse in diesem Buch sind das Ergebnis einer intensiven fünfjährigen Studie in zwanzig japanischen Industrieunternehmen. Die Unternehmen gehören verschiedenen Industriezweigen an und variierten in ihrer Größe von sehr groß bis klein. Die meisten von ihnen sind Aktiengesellschaften, einige sind private Personengesellschaften, aber alle sind vom schlanken Unternehmertum geprägt.

In jeder Firma wurden zwischen drei und zwölf Mitarbeiter in englischer Sprache oder mit Hilfe eines Dolmetschers interviewt. Unter den Befragten waren Manager, Konstruktionstechniker und Fertigungsingenieure sowie Mitarbeiter aus der Produktion. Ihre Positionen reichten vom Manager der Produktplanung bzw. der Unternehmensplanung über Chefingenieure bis zum Leiter des Konzernrechnungswesens. Eine Fülle von Notizen und Tondbandaufnahmen der Interviews wurden ausgewertet, um Fallstudien mit einem Umfang von jeweils ungefähr 5.000 Wörtern auszuarbeiten. Die Kontaktperson des jeweiligen Unternehmens wurde dann gebeten, diese Fallstudien noch einmal zu überprüfen. Nach der Verifizierung der Daten und Darstellungen bildeten die Fallstudien die Grundlage für dieses Buch. Aus den gewonnenen Erkenntnissen bei der Untersuchung der zwanzig Unternehmen habe ich die Konfrontationstheorie abgeleitet und bin zu einem Verständnis der äußerst wichtigen Rolle gekommen, die die integrierten Qualitäts,- Funktionalitäts- und Kostenmanagementsysteme dabei spielen.

Wenn Unternehmen in einem durch Konfrontation geprägten Wettbewerbsumfeld konkurrenzfähig bleiben wollen, so müssen sie die organisatorischen Rahmenbedingungen, die entsprechende Unternehmenskultur und Systeme aufbauen, die für ein aggressives Management des Erfolgsdreiecks erforderlich sind. Es ist von entscheidender Bedeutung, daß die Manager in diesen Unternehmen erkennen, daß alle drei Faktoren (die Systeme, die Rahmenbedingungen und die Unternehmenskultur) notwendig sind und daß sie miteinander in Einklang gebracht werden müssen, um die Konfrontationsstrategie erfolgreich einzusetzen. Als zwingende Voraussetzung muß ein Unternehmen zu einer integrierten Anwendung der drei Subsysteme Total Quality Management, Produktentwicklung und Kostenmanagement übergehen. Obwohl bei der Integration dieser drei Bausteine zu einer in sich geschlossenen Methodik, die eine effiziente Steuerung des Erfolgsdreiecks erlaubt, ein beträchtlicher Ressourceneinsatz geleistet werden muß, ist es für die Unternehmen dennoch unerläßlich, durch die Schaffung sich selbst steuernder und unternehmerisch denkender Arbeitsgruppen die richtigen Organisationsstrukturen zu schaffen. Ohne ein großes Engagement der Mitarbeiter wird es einem Unternehmen nicht gelingen, die Kompetenz für ein aggressives Management des Erfolgsdreiecks aufzubauen. Der springende Punkt ist, daß die Unternehmen lernen müssen, die Unternehmensführung auf der Basis des Erfolgsdreiecks als eine Gesamtsystemlösung zu verstehen und nicht als eine Sammlung voneinander unabhängiger Instrumente für die Steuerung einzelner Merkmale des Erfolgsdreiecks. Die zentrale Aussage dieses Buches lautet also:

In Branchen, die zunehmend von schlanken Unternehmen dominiert werden, können nur diejenigen Unternehmen Bestand haben, die eine Konfrontationsstrategie verfolgen und das Erfolgsdreieck aggressiv steuern.

Robin Cooper

Claremont, Kalifornien und Pointe Aux Barques, Michigan

DANKSAGUNGEN

Die Erstellung dieses Buches wäre ohne das hohe Engagement einer Vielzahl von Menschen aus verschiedenen Organisationen nicht möglich gewesen. Vor allem stehe ich tief in der Schuld der zwanzig japanischen Firmen und ihrer Mitarbeiter, die mir so bereitwillig ihre Zeit geopfert haben. Ich weiß nicht genau, wie viele Menschen - von denen ich manche nie persönlich kennengelernt habe - Material für diese Forschungsarbeit gesammelt haben, aber es waren weit mehr als 150. All diesen Menschen möchte ich herzlich danken. Um eine Vorstellung von ihrer Leistung zu geben, möchte ich hier bemerken, daß wir in den Unternehmen insgesamt 85 Tage verbrachten. Für die Erstellung der einzelnen Fallstudien waren mehr als 1.500 Fragen zu beantworten. Bei Abschluß des Projekts blieben nur sieben unbeantwortet, doch keine von ihnen war von grundlegender Bedeutung. Jede Fallstudie wurde mindestens dreimal gelesen, und jedesmal wurden Korrekturen und neue Vorschläge eingearbeitet. Diese Überarbeitungen gewährleisteten die Genauigkeit der dargestellten Fälle und verhalfen mir zu einem grundlegenden Verständnis der japanischen Unternehmenspraxis. Ich möchte mich besonders bei TOSHIRO SHIMOYAMA bedanken, dem Vorsitzenden und CEO der Olympus Optical Co., Ltd., der viele Stunden mit mir die Theorie der Konfrontationsstrategie diskutierte.

Mein besonderer Dank gilt auch Professor TAKEO YOSHIKAWA von der Yokohama National University, der die Fallstudien über Isuzu Motors, Ltd., Yokohama Corp., Ltd., Kamakura Iron Works Co., Ltd., sowie Nippon Kayaku mitverfaßte. Außerdem möchte ich all jenen danken, die aktiv am Schreibprozeß beteiligt waren: KATHLEEN GUMBLETON, NILUBOL (NI) HARUATHAIVIJITCHOCK, SAORI TAKAHASHI, SARAH CONNER, ELIZABETH (LIZ) STILLMAN und meinen Sekretärinnen ELIZABETH ROWE und JULIENE HUNTER. Alle waren unermüdlich in ihrem Bestreben, dieses Projekt in Gang zu halten. KATHY arbeitete über ein Jahr lang als Forschungspartnerin mit mir und hielt mich während der hektischsten Phasen des Projektes im Zaum. Sie machte viele wichtige Vorschläge für die konzeptionelle Gestaltung dieses Buches. NI und SAORI überwachten alle Fallstudien, so daß schließlich jeweils die aktuellste Version in diesem Buch erscheint. Das war keine geringe Leistung, da die dreiundzwanzig Studien teilweise bis zu fünfmal überarbeitet wurden, während dieses Buch geschrieben wurde. SARAH, Redakteurin für den Bereich Fallstudien an der Harvard Business School, übernahm die unschätzbare und schier endlose Aufgabe, über 7.000 Seiten von Fallstudien und Vorlesungsnotizen zu redigieren. LIZ, Doktorandin in Claremont, las während ihrer Schwangerschaft freiwillig die gesamten Manuskripte, gab uns wertvolle Anregungen und ermutigte uns immer wieder. ELIZABETH und JULIENE hielten während der siebzehn Monate des Schreibens, so weit es möglich war, alles andere von mir fern. Ohne sie hätte dieses Projekt viel länger gedauert.

Eine weitere Gruppe von Menschen leistete wertvolle Unterstützung bei der kritischen Durchsicht der Rohfassung des Buches. Dies waren SHANNON ANDERSON, PETER DRUCKER, MARC EPSTEIN, PETER FAHQUAR, KAREN HIGGINS, NORIKA KAMEDA, ROBERT KAPLAN, JOSEPH MACIARELLO und CECILY RAIBORN. Außerdem bekam ich von einigen Mitgliedern der Monitor Corporation, insbesondere von MARK FULLER und

Danksagungen XVII

BRUCE CHEW, konstruktive Verbesserungsvorschläge hinsichtlich des Manuskriptaufbaues und der Darstellung der Konfrontationsstrategie. Das Feedback aller Beteiligten - insbesondere von CECILY - war von unschätzbarem Wert für die Konzeption des Manuskripts.

Natürlich hätte dieses Buch nicht ohne die Unterstützung verschiedener Institutionen geschrieben werden können, die die Forschungsarbeiten förderten. Die ersten drei Jahre wurde das Projekt von der Forschungsabteilung der Harvard Business School getragen. Die letzten beiden Jahre finanzierte das Institute of U.S. / Japanese Relations in the World Economy und die Claremont Graduate School. Es war ein sehr teures Unterfangen und ich hoffe, daß alle drei Institutionen überzeugt sind, ihr Geld gut investiert zu haben.

Ich möchte mich auch bei den Mitarbeitern der Harvard Business School Press bedanken. Ich stehe tief in der Schuld von CAROL FRANCO, die mich in unserem ersten Gespräch darauf hinwies, daß ich mit meinem Konzept für die Strukturierung des Buches falsch lag. Sie hatte recht. Der Aufbau dieses Buches ergab sich direkt aus diesem ersten Gespräch, und ihr fachmännisches Urteil hat mir auch später sehr geholfen. Dank gebührt ihr dafür, daß sie während der achtzehn Monate bei der Erstellung des Manuskriptes geduldig all meine Ausbrüche von Verzweiflung und Begeisterung ertrug. Und ich möchte auch allen anderen Mitarbeitern der HBS Press, die so hart für den Erfolg dieses Buches gearbeitet haben, meine Anerkennung aussprechen.

Schließlich möchte ich meiner Familie für ihre Unterstützung danken. Ich reise achtmal nach Japan und verbrachte dort insgesamt siebzehn Wochen, um dieses Projekt abzuschließen. Meine Abwesenheit bedeutete für alle Mitglieder meiner Familie eine große Zusatzbelastung, aber keiner beklagte sich über meine Reisen, und alle begrüßten mich mit liebevollem Enthusiasmus, wenn ich zurückkam. Außerdem opferte ich zwei Sommerurlaube (und die Freizeit im Jahr dazwischen) dem Schreiben, und ich werde nie vergessen, wie mich meine Kinder immer wieder fragten, warum ich denn im Urlaub so hart arbeite. Es war schwierig, ihnen meine mich ständig treibende Begeisterung zu vermitteln, und ich kann nur hoffen, daß auch sie später die einzigartige Herausforderung der Forschung verstehen werden.

Zuletzt möchte ich noch ganz besonders meiner Frau HELEN danken für ihr nie nachlassendes Vertrauen in meine Fähigkeit, das „Japan-Projekt" zu vollenden. Ohne ihre Liebe hätte ich niemals den Mut gehabt, dieses Buch zu schreiben.

INHALTSVERZEICHNIS

Geleitwort des Herausgebers	IX
Vorwort	XI
Danksagungen	XV
TEIL I: Wettbewerb durch Konfrontation	**1**
Einführung	3
Kapitel 1 Die Konfrontationsstrategie	11
Kapitel 2 Warum japanische Unternehmen die Konfrontationsstrategie anwenden	41
Kapitel 3 Produktplanung und Verkaufsstrategie	59
Kapitel 4 Der Konfrontationswettbewerb	81
TEIL II: Grundlegende Umfeldfaktoren	**101**
Einführung	103
Kapitel 5 Die Rolle des Kostenmanagements	107
Kapitel 6 Die Integration effizienter organisatorischer Rahmenbedingungen	133

TEIL III: Management der Kosten zukünftiger Produkte   **155**

    Einführung   157

    Kapitel 7   Target Costing   161

    Kapitel 8   Value Engineering   197

    Kapitel 9   Organisationsübergreifende Kostenmanagementsysteme   219

TEIL IV: Management der Kosten existierender Produkte   **241**

    Einführung   243

    Kapitel 10   Produktkostenmanagement   247

    Kapitel 11   *Kaizen* Costing   279

    Kapitel 12   Operative Steuerungs- und Kontrollsysteme   297

TEIL V: Motivation des Unternehmergeistes durch Mikroprofit Center   **325**

    Einführung   327

    Kapitel 13   Pseudo-Mikroprofit Center   331

    Kapitel 14   Echte Mikroprofit Center   355

    Kapitel 15   Implikationen für westliche Manager   383

ANHANG   **397**

    Unternehmensbeschreibungen   397

    Glossar   407

    Literaturverzeichnis   417

    Index   429

Teil I

Wettbewerb durch Konfrontation

Competition has become a treadmill of exhaustion
from which there appears to be no escape.

Toshiro Shimoyama, Chairman and CEO
Olympus Optical Co., Ltd.

Teil 1

Wettbewerb durch Korroutation

EINFÜHRUNG

Während des zwanzigsten Jahrhunderts prägten zwei tiefgreifende Revolutionen die Entwicklung im Produktionsbereich. HENRY FORD setzte mit der Massenproduktion des T-Modells einen Meilenstein, Toyota verwirklichte die schlanke Produktion. Obwohl beide Innovationen innerhalb von nur zehn Jahren entstanden und ausreiften - die Massenproduktion von ungefähr 1915 bis 1925 und die schlanke Produktion von 1951 bis 1961 - verbreiteten sie sich in anderen Ländern und in anderen Wirtschaftszweigen nur langsam. Einzelne Unternehmen weisen zwar schon schlanke Strukturen und Abläufe auf, sie haben doch noch nicht alle Methoden der schlanken Produktion übernommen.

Die langsame Verbreitung dieser Innovationen verschleierte den Zusammenhang zwischen den veränderten Wettbewerbsumfeld und der neuen Produktionssphilosophie. Unternehmen, die eine oder andere Innovation übernahmen, bemerkten den Wettbewerbswandel erst dann, wenn andere Unternehmen ihrer Branche ihre Produktionsphilosophie veränderten. Die Verzögerung zwischen der Übernahme einer Innovation und dem Wettbewerbswandel verleitete viele Manager dazu, andere Gründe für die plötzlich verschärfte Konkurrenz zu finden. Neue Wettbewerbstheorien entstanden, um Wettbewerbsstrategien und -maßnahmen für das neue Umfeld abzuleiten. Dabei wurde aber übersehen, daß die neuausgerichtete Produktionsphilosophie die wichtigste treibende Kraft hinter der neuen Ordnung war. So blieb durch die schleppende Diffusion der Zusammenhang zwischen veränderten Wettbewerbsstrukturen und der Adaption innovativer Methoden unerkannt. Ebenso wie sich Massenproduzenten im Wettbewerbsverhalten von Handwerksbetrieben unterscheiden, agieren schlanke Unternehmen anders als Massenproduzenten.

Bevor HENRY FORD die Massenproduktion einführte, wurden die Automobilbranche durch Handwerksbetriebe dominiert, die Produkte von hoher Qualität und Funktionalität zu hohen Preisen verkauften, also von Natur aus Produktdifferenzierung betrieben. Jedes dieser Unternehmen gab seinem Produkt ein unverwechselbares Aussehen, und auf Grund des langen Entwicklungsprozesses informierten sich die Kunden üblicherweise nicht bei Konkurrenten. Mit der Massenproduktion ermöglichte Ford die Herstellung eines Autos zu einem weitaus geringeren Preis als die Handwerksbetriebe. Weil sie nicht auf dem Kostenniveau von Ford produzieren konnten, richteten die Handwerksbetriebe ihre Produkte auf die gehobenen Käuferschichten aus, während Fords massenproduzierte Fahrzeuge die Mittelklasse ansprechen sollte. Da die Produkte also auf verschiedene Marktsegmente ausgerichtet waren, gab es keinen Wettbewerb. Die Unternehmen, die später entstanden und mit Ford in Konkurrenz traten, insbesondere General Motors, waren gezwungen, ihr eigenes Konzept einer Massenproduktion aufzubauen. Aber trotzdem konnten sie Fords Kostenvorteile nicht egalisieren, und sie mußten andere Strategien verfolgen. Ein harter Wettbewerb entstand erst, als General Motors anfing, auf Basis der Funktionalität bei fast gleichem Preisniveau Fords Marktposition anzugreifen. Als sich immer mehr Unternehmen zu Massenproduzenten entwickelten, verlagerte sich der Wettbewerb in der Automobilindustrie von der Konkurrenz zwischen Handwerksbetrieben auf die Konkurrenz zwischen Massenproduzenten.

Einführung 5

Das Wettbewerbsumfeld der Massenproduzenten läßt die beiden generischen Strategien der Kostenführerschaft und der Produktdifferenzierung zu. Beide Strategien basieren auf der Annahme, daß ein Unternehmen Wettbewerbsvorteile aufbauen und längerfristig verteidigen kann und sich so dem Wettbewerb entzieht. Indem der Kostenführer einen langfristigen Kostenvorteil aufbaut, kann er Produkte zu niedrigen Preisen aber von geringer Funktionalität anbieten. Im Grunde hält sich der Kostenführer durch eine unausgesprochene Drohung Konkurrenz vom Leibe: „Falls ihr in meinen Markt eindringt, werde ich meine Preise noch mehr senken und euch das Geschäft verderben!" Im Gegensatz dazu entwickeln Produktdifferenzierer dauerhafte Wettbewerbsvorteile durch die Weiterentwicklung ihres Produktes. Sie bieten Produkte und Dienstleistungen mit höherer Funktionalität aber dafür auch höherem Preis an und richten ihr Leistungsspektrum sehr genau an den Kundenwünschen aus. Im Endeffekt fokussieren sie auf einen Teil des Hauptmarktes und behaupten: „Das ist mein Gebiet. Mein Produkt ist so gut am Markt plaziert, daß es sinnlos ist, mit mir zu konkurrieren."

Theoretisch schaffen die Strategien der Kostenführerschaft und der Produktdifferenzierung in ihrer reinen Form wettbewerbsfreie Zonen. Folglich kann man kaum beobachten, daß führende Unternehmen in einer von Massenproduzenten dominierten Branche untereinander im direkten Wettbewerb stehen. Nur Unternehmen, die sich im Mittelfeld zwischen Kostenführer und Qualitätsführer bewegen, unterliegen dem Wettbewerb, da sie keine nachhaltigen Wettbewerbsvorteile aufweisen und deshalb auch keine Wettbewerbsschranken aufgebaut haben. Lediglich ein Unternehmen, das einen Nutzen in der Veränderung des Status-quo des Marktes sieht, wird diese Regel brechen. Es wird die führenden Unternehmen dieser Branche angreifen und sich mit ihnen eine harten Wettbewerb liefern, um Marktanteile zu gewinnen. Sobald das Unternehmen sein Ziel erreicht hat oder aber gescheitert ist, wird es wieder den Status-quo zu halten versuchen. Direkte Konfrontation im Wettbewerb ist also in der Ära der Massenproduktion für die führenden Unternehmen einer Branche nur ein vorübergehender Zustand.

Die Entstehung und Verbreitung der schlanken Produktionsphilosophie veränderte das Wettbewerbsumfeld langsam aber stetig von einem Wettbewerb zwischen Massenproduzenten hin zum Wettbewerb zwischen schlanken Produzenten. Bevor sich Manager Gedanken über die Unternehmensentwicklung in den nächsten zehn Jahren machen, müssen sie verstanden haben, daß schlanke Unternehmen andere Wettbewerbsstrategien erfordern als Massenproduzenten. Während bei Massenproduzenten der direkte Wettbewerb nur einer Ausnahme darstellt, ist auf Märkten mit schlanken Unternehmen wettbewerbliche Konfrontation an der Tagesordnung. Dieser Wettbewerb begründet sich auf der Vermutung, daß die Herausbildung von dauerhaften, produktbezogenen Wettbewerbsvorteilen unwahrscheinlich ist. Da also aus der Sicht der Unternehmen der Wettbewerb unvermeidlich erscheint, greifen sie aktiv und aggressiv in das Wettbewerbsgeschehen ein. Diese Konfrontationsstrategie ist überlebensnotwendig, weil die Reaktionsgeschwindigkeit der schlanken Unternehmen so groß ist, daß produktbezogene Wettbewerbsvorteile sehr schnell egalisiert werden und somit dauerhaft nicht haltbar sind. Die verbleibende Zeitspanne, bevor Konkurrenten ein identisches Produkt auf den Markt bringen, ist zu kurz, um den Kunden auf die positiven Eigenschaften eines neuen Produktes einzuschwören. Diese neue Einstellung zum Wettbewerb führt dazu, daß viele Grundsätze und Regeln über Wettbewerb und Strategien aus der Ära der Massenproduzenten heute hinfällig sind.

Alle Beispiele in diesem Buch stammen aus Japan. Die japanischen Unternehmen dienen als Vorbild, da sie bereits umfassende Erfahrungen mit dem Wettbewerb der schlanken Unternehmen besitzen. Durch diese Erfahrungen haben sie die Zeit gewonnen, die Systeme für den Konfrontationswettbewerb zu entwickeln und zur Reife zu bringen. Wenn schlanke Unternehmen also eher die Konfrontation suchen als die wettbewerbsvermeidenden generischen Strategien anzuwenden, dann werden sich immer mehr westliche Unternehmen gezwungen sehen, sich dieser Wettbewerbsform anzupassen. Die Erkenntnisse aus der Beobachtung der japanischen Unternehmen können ihnen dabei helfen. Wie bereits im

Vorwort erwähnt, stammt das in diesem Buch verwendete Material aus einer eingehenden, mehrjährigen Studie in zwanzig japanischen produzierenden Unternehmen. Jedem wurde mehrfach Gelegenheit gegeben, seine Fallstudie zu redigieren. Von den zwanzig Unternehmen billigten neunzehn mindestens eine Fallstudie. Die zwanzigste befürchtete nach dem Lesen der ersten Version ihrer Studie, daß sie zuviel vertrauliches Material enthielt, und bat darum, sie nicht zu veröffentlichen. Die anderen neunzehn Unternehmen genehmigten insgesamt dreiundzwanzig Studien. Obwohl Fehler in den Fallstudien nicht auszuschließen sind, scheint es unwahrscheinlich, daß grobe Schnitzer im Überarbeitungsprozeß unerkannt blieben. Jedes Unternehmen erhielt die Möglichkeit, die entsprechenden Passagen dieses Buches vor der Veröffentlichung zu überprüfen. Es wurden jedoch keine größeren Fehler gefunden, und die kleineren wurden alle berichtigt. Alle Unternehmen genehmigten die Veröffentlichung. Dieses Buch entstand ausschließlich aus den gesammelten Materialien und den subjektiven Eindrücken bei den Studien. Alle Tatsachen, die auf Wunsch der Firmen oder auf unseren Wunsch nicht in den Studienberichten aufgenommen wurden, sind auch nicht in diesem Buch enthalten.

Die neunzehn Firmen, die die Veröffentlichung genehmigten, sind hier aufgeführt. Eine kurze Beschreibung jeder Firma findet sich im Anhang.

Citizen Watch Company, Ltd.

Higashimaru Shoyu Company, Ltd.

Isuzu Motors, Ltd.

Kamakura Iron Works Company, Ltd.

Kirin Brewery Company, Ltd.

Komatsu, Ltd.

Kyocera Corporation

Mitsubishi Kasei Corporation

Nippon Kayaku

Nissan Motor Company, Ltd.

Olympus Optical Company, Ltd.

Shionogi Pharmaceuticals

Sony Corporation

Sumitomo Electric Industries, Ltd.

Taiyo Kogyo Co., Ltd. (The Taiyo Group)

Topcon Corporation

Yamanouchi Pharmaceutical Co., Ltd.

Yamatake-Honeywell Company, Ltd.

Yokohama Corporation, Ltd.

Unternehmen, die nach der Konfrontationsstrategie vorgehen, müssen Experten im Entwickeln von kostengünstigen, qualitativ hochwertigen Produkten werden, die auf die vom Kunden geforderte Funktionalität abgestimmt sind. Dabei muß der gesamte Wissens- und Erfahrungsschatz des Unternehmens in eine einheitliche Produktions- und Marktstrategie einfließen, die darauf ausgerichtet ist, Produkte mit der richtigen Funktionalität der adäquaten Qualität zum vom Kunden akzeptierten Preis zu produzieren. Diese Konfrontationsstrategie erfordert folglich integrierte Qualitäts-, Funktionalitäts- und Kostenmanagementsysteme. Nur diese Integration ermöglicht vielen japanischen Unternehmen, so schnell auf Veränderungen der Marktbedingungen zu reagieren und mit den neuentwickelten Produkten ihrer Konkurrenten gleichzuziehen. Leider wurden die Systeme zur Qualitätssteuerung (typischer als Total Quality Management System bezeichnet) und zur Funktionalitätssteuerung (typischerweise als Time-to-Market System bezeichnet) in der westlichen Literatur isoliert dargestellt, während die in Japan entwickelten Kostenmanagementsysteme sogar fast völlig ignoriert wurden. In einer Welt ohne nachhaltige Wettbewerbsvorteile müssen die Kosten jedoch wirkungsvoll und intelligent gesteuert werden. Ein Unternehmen, das es nicht schafft, mit dem Kostensenkungstempo der Konkurrenten Schritt zu halten, wird Rentabilitätseinbußen hinnehmen und um seine Existenz bangen müssen. Es reicht nicht mehr aus zu sagen: „Wir müssen die Kosten um 10% senken." Kostenmanagement muß wie das Qualitätsbewußtsein zu einer unternehmensweiten Philosophie avancieren und jeden einzelnen im Unternehmen involvieren. Deshalb muß von den ineinandergreifenden Systemen ein starker Druck auf alle kostentreibenden Faktoren ausgehen.

KAPITEL 1

DIE KONFRONTATIONSSTRATEGIE

Stellen Sie sich eine Welt vor, in der Sie gezwungen sind, gegen vier bis sechs Konkurrenten mit ebenbürtiger Technologie anzutreten. Keines dieser Unternehmen - auch nicht Ihr eigenes - verfügt über einen nachhaltigen Wettbewerbsvorteil. Was würden Sie tun? Auf den heutigen wettbewerbsintensiven Märkten sind längerfristige Wettbewerbsvorteile genauso selten anzutreffen wie Nobelpreise. Um einen solchen Vorteil zu erringen, muß ein äußerst komplexes Zusammenwirken von Ereignissen eine unüberwindbare Markteintrittsbarriere für Nachahmer darstellen. Selbstverständlich werden Unternehmen jede sich bietende Chance zum Aufbau eines Wettbewerbsvorteil nutzen, ebenso wie jeder vernünftige Mensch einen Nobelpreis annimmt, wenn er ihm angeboten wird. Unglücklicherweise wird es zunehmend schwieriger in einem Umfeld, geprägt durch hohe Wettbewerbsintensität im Rahmen des Konkurrenzkampfes schlanker Unternehmen, einen solchen Vorteil aufrecht zu erhalten. Der zentrale Annahme dieses Buches ist, daß Unternehmen auf Märkten, die eine Verteidigung von dauerhaften Wettbewerbsvorteilen nicht zulassen, Wettbewerb nicht länger vermeiden dürfen, sondern sich ihm stellen müssen.

Kostenführerschaft, Produktdifferenzierung, geheime Absprachen und Konfrontation

Klassischerweise lassen sich zwei generische konkurrenzorientierte Strategieansätze unterscheiden, die darauf ausgerichtet sind, Wettbewerb durch die Schaffung längerfristiger Wettbewerbsvorteile zu vermeiden: Kostenführerschaft und Qualitätsführerschaft durch Differenzierung. Unternehmen verfolgen diese Strategien, da sie bei konsequenter und erfolgreicher Anwendung überdurchschnittliche Gewinne abwerfen.

Bei der Kostenführerschaft versucht ein Unternehmen, zu den niedrigsten Stückkosten innerhalb der Branche zu produzieren. Der entscheidende Vorteil dieser Strategie liegt in der Fähigkeit, aufgrund des umfassenden Kostenvorsprungs potentiellen Konkurrenten mit einem Preiskrieg zu drohen, falls sie Marktsegmente angreifen. Diese Vergeltungsdrohung schreckt Konkurrenten ab. Entschließen sich daher andere Unternehmen innerhalb der Branche zur Produktdifferenzierung überzugehen, so wird der Kostenführer überdurchschnittliche Gewinne realisieren, weil er seine Preispolitik so gestalten kann, daß er aus seiner Kosteneffizienz Kapital schlägt. Selbst wenn andere Unternehmen mit ihrer Produktdifferenzierung scheitern, schaffen sie doch einen Preisschirm, unter dem der Kostenführer Gewinne erzielen kann. So kann der Kostenführer auch in einer unrentablen Branche Gewinne einfahren.

Ein Unternehmen mit dem Ziele durch die Schaffung von Produkt- und/ oder Leistungsvorteilen überlegenden Kundennutzen zu erzeugen, strebt die Qualitätsführerschaft an. Für den Erfolg der Strategie ist es von immenser Bedeutung, daß der Kunde in dem höheren Qualitäts- und Funktionalitätsniveau der Produkte einen höheren Wert und Nutzen wahrnimmt, der den höheren Preis (aufgrund der zusätzlichen Kosten für die kundenindividuelle Produktanpassung) mehr als ausgleicht. Diese Strategie soll über hohe Kundenzufriedenheit den Kunden an das Unternehmen binden und einen Wechsel zu Konkurrenz ausschließen. Der Differenzierer realisiert überdurchschnittliche Gewinne, wenn die Kunden im Gegensatz zum Standardprodukt einen Preisaufschlag akzeptieren, der über den zusätzlichen Kosten der Differenzierung liegt.

Diese Strategien zu Erzielung einer konkurrenzlosen Marktposition dominieren so stark das strategische Denken, daß sich die strategische Portfolioplanung aus diesen Ansätzen herausbildete. Unternehmen, die dieses als Denkrahmen nutzen, versuchen jene Geschäftsbereiche und Tochtergesellschaften zu identifizieren, die eine erfolgreiche Differenzierungsstrategie betrieben haben oder die Kostenführerposition in ihrer Branche erringen konnten. Um neue „Stars" zu etablieren, unterstützen diese Unternehmen junge und wachstumsfähige Geschäftsbereiche und Tochtergesellschaften beim Aufbau ihrer eigenen dauerhaften Wettbewerbsvorteile. Gelingt ihnen dies nicht, werden diese „Dogs" verkauft oder aufgelöst. Einheiten, die ihre Wettbewerbsvorteile nicht länger halten können, werden als „Cash-Cows" eingestuft.

Absprachen mit Wettbewerbern bilden die dritte Strategie, um sich dem Wettbewerb zu entziehen. Solche Kollusionen sind nur dann erfolgreich, wenn alle Wettbewerber einer Branche bereit sind, sich irgendeiner Form von zentraler Kontrolle zu unterwerfen. Diese Wettbewerbsform - auch *Dango* genannt - dominiert in Japan mehrere Branchen, insbesondere das Baugewerbe. Diese Strategie erfordert die vollständige Aushebelung der Wettbewerbskräfte des freien Marktes. Größtenteils setzt sich die *Dango* Strategie daher nur auf Märkten ohne ausländische Konkurrenz durch. Jedoch sind Absprachen innovationshemmend und blockieren Lern- und Veränderungsprozesse. Unternehmen dieser Strategieausrichtung bleiben ineffizient und verlieren ihre globale Wettbewerbsfähigkeit.

Ein Ansatz ohne Fokus auf Wettbewerbsvermeidung basiert auf der Konfrontationsstrategie. Im Gegensatz zu den drei oben beschriebenen Strategien besteht die Wettbewerbsphilosophie im direkten Kampf um Marktanteile durch die Entwicklung und Ausbeutung nur *kurzfristig haltbarer* Wettbewerbsvorteile. Obwohl Unternehmen weiterhin versuchen, ihre Produkte durch neue Eigenschaften zu differenzieren oder eine Kostenführungsposition durch Preissenkungen zu erobern, so versprechen sie sich keine dauerhaften Wettbewerbsvorteile davon. Sie gehen ganz im Gegenteil davon aus, daß ihre Konkurrenten sehr schnell ihre Produkte imitieren und bei jeglicher Preisveränderung nachziehen werden. Die Erfahrungen von Topcon, einem Hersteller moderner optischer Instrumente, verdeutlicht die nur kurzfristige Natur von Wettbewerbsvorteilen:

> Die frühzeitigen Investitionen des Unternehmens in die Entwicklung einer neuen Gerätegeneration durch die Kombination dreier eigenständiger Technologien (moderne optische Geräte, Elektronik und Herstellung von Präzisionsgeräten) schlug sich 1978 in der Einführung von sechs äußerst erfolgreichen Produkten auf der Basis dieser „Optomechatronics"-Technologie nieder....
>
> Innerhalb der nächsten zwei Jahre... profitierte das Unternehmen weiterhin von seinem technologischen Vorsprung gegenüber den Konkurrenten, indem es stetig neue, verbesserte Produkte auf den Markt brachte....
>
> Nach wenigen Jahren drängten neue Konkurrenten auf den Markt; Nidek, Canon und Nikon.... Die Aktivitäten dieser drei Firmen verstärkte den Wettbewerb auf dem Markt für optische Instrumente enorm, wodurch das Preisniveau fiel und die Gewinnspannen schrumpften. 1992 war es bereits äußerst schwierig, eine zufriedenstellende Gewinnspanne zu erzielen, außer ein neues Instrument wies bedeutende technologische Innovationen auf. Obwohl alle Unternehmen um die technologische Führung kämpften, waren sie sich relativ ebenbürtig. Am Anfang der 90er Jahre hatte Nidek vielleicht einen geringen Vorsprung, bei Topcon hielt man diesen Vorsprung jedoch nicht für bedeutend. (COOPER,1993o, 2-3)

Obwohl Topcons neue Instrumente wirklich bahnbrechend waren, konnten sie diesen Wettbewerbsvorteil nicht länger als ein paar Jahre aufrecht halten. Der springende Punkt ist, daß die Unternehmen nicht die Fähigkeit verloren haben, ihre Produkte zu differenzieren, sondern die Fähigkeit, diese Unterschiede aufrecht zu erhalten. Eine Betrachtung von Top-

Die Konfrontationsstrategie 15

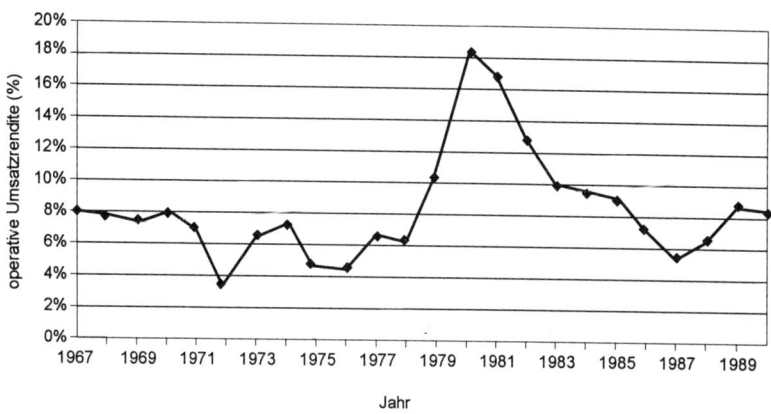

Abb. 1-1: Topcons Betriebsgewinn im Verhältnis zum Umsatz

cons Gewinnspannen belegt diese These durch das schnellen Absacken auf das frühere historische Niveau (vgl. Abb. 1-1).

Erkennt ein Unternehmen diese hohe Marktdynamik und das damit verbundene Unvermögen produktbezogene längerfristige Wettbewerbsvorteile zu schaffen, führt dies unweigerlich zur Akzeptanz der Konfrontationsstrategie. Leider zieht die Konfrontationsstrategie niedrigere Gewinne nach sich als herkömmliche erfolgreich durchgesetzte Strategien, die den Wettbewerb verringern oder konkurrenzlose Marktsituationen schaffen.

Natürlich kann sich die Konfrontationsstrategie auch nur auf ein Marktsegment beziehen, wenn das Unternehmen in der Bedienung des Gesamtmarktes keine Vorteile sieht. Ein Unternehmen kann sich beispielsweise nur auf Produkte unterhalb eines bestimmten Preisniveaus spezialisieren und anderen Unternehmen das High-End Produktsegment überlassen, wie es Canon fast zwei Jahrzehnte lang praktizierte. In den unteren und mittleren Preisklassen des Kopierermarktes verfolgte Canon eine Konfrontationsstrategie, während Xerox die oberen Preissegmente mit einer Differenzierungsstrategie bearbeitete. Canon vergrößerte seine

Marktanteile, indem es den vom Kunden wahrgenommenen Unterschied des Produktwertes im Vergleich zur oberen Preisklasse reduzieren konnte. Es ist jedoch nicht immer notwendig und sinnvoll, auf allen Absatzmärkten die Konfrontation zu suchen. Bei bedeutenden technologischen oder anders gearteten längerfristigen Marktvorteilen kann eine Differenzierungs- oder Kostenführerstrategie gewinnbringender sein. Zum Beispiel verfügt Canon über einen bedeutenden Vorsprung bei den Lasermotoren für Drucker und Sony bei dem Lasereinsatz in CD-Playern.

Eine Konfrontationsstrategie bietet Nischenanbietern (Unternehmen, die sich auf Marktsegmente und spezifische Zielgruppen spezialisieren) jeglicher Größe keine Überlebenschance. Sobald diese akzeptable Gewinne erzielen, locken sie auf Konfrontationskurs befindliche Unternehmen an. Die anschließende Markteinführung von Konkurrenzprodukten bedroht den Nischenproduzenten lebensgefährlich aufgrund der Skalenvorteile der größeren Anbieter. Die Konfrontationsstrategie untergräbt nicht nur die Marktstellung von Nischenanbietern, sie verhindert von vornherein ihr Entstehen. Dieser Zusammenhang erschwert den Unternehmen (westlichen oder japanischen) den Markteintritt in Japan. Coca-Cola konnte z.B. mit seinem „Nischen"-Produkt (Coca-Cola) nur aufgrund seiner enormen finanziellen Stärke auf den hart umkämpften japanischen Soft-Drink Markt vordringen. Trotzdem mußte Coca-Cola, um auf dem japanischen Markt zu bestehen, die Konfrontationsstrategie aufgreifen und alle damit verbundenen Instrumente einsetzen - insbesondere eine schnelle Produkteinführung und das Angebot einer nahezu lückenlosen Produktpalette.

Strategie und die Bedeutung des Erfolgsdreiecks

Drei produktbezogene Merkmale, deren Dimensionen ein Erfolgsdreieck aufspannen, beeinflussen entscheidend den Erfolg eines nach der Konfrontationsstrategie agierenden Unternehmens. Dabei kann eine interne und externe Perspektive unterschieden werden. Intern spiegelt das Er-

Die Konfrontationsstrategie 17

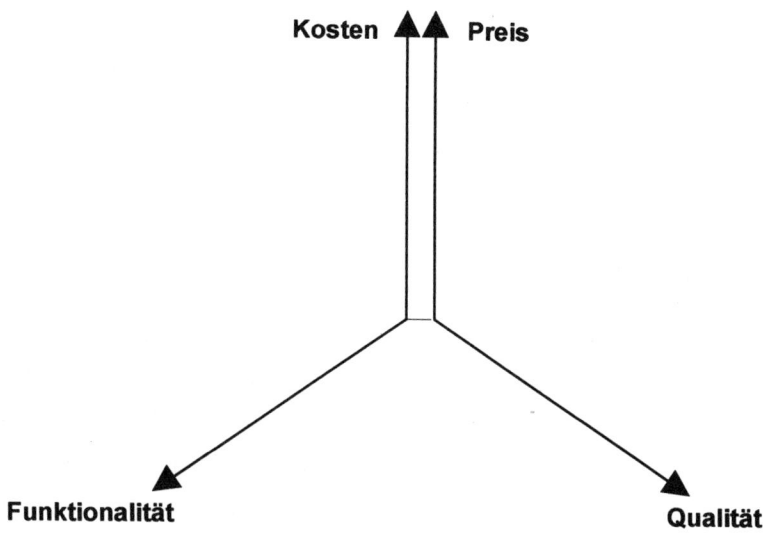

Abb. 1-2: Das Erfolgsdreieck

folgsdreieck die Perspektive des Produzenten auf Basis der Merkmale Produktkosten, Qualität und Funktionalität wieder. Bei der externen Perspektive aus Sicht des Kunden repräsentieren der Verkaufspreis, die wahrgenommene Qualität und die wahrgenommene Funktionalität die drei Dimensionen. (Im Folgenden wird aus Vereinfachungsgründen zur Unterscheidung zwischen interner und externer Perspektive die Preis/Kostendimension herangezogen: Preis-Qualität-Funktionalität oder Kosten-Qualität-Funktionalität.) Obwohl kurzfristig der Verkaufspreis eines Produktes unabhängig von seinen Kosten festgesetzt werden kann, muß zur Sicherung der langfristigen Rentabilität der Preis über den Kosten liegen. Dementsprechend läßt sich das Erfolgsdreieck besser als ein Zusammenwirken von Kosten/Preis, Qualität und Funktionalität darstellen (vgl. Abb. 1-2). Die Bezeichnung Kosten-Preis bringt die langfristige Beziehung zwischen Kosten und Preis zum Ausdruck.

Im Erfolgsdreieck ist der Preis definiert als der Betrag, zu dem ein Produkt auf dem freien Markt verkauft wird. Auf den äußerst wettbewerbsintensiven japanischen Märkten leiten sich die Absatzpreise aus dem Markt ab, während die Kosten der bewertete Ressourceneinsatz sind, um das Produkt in den Besitz des Kunden zu bringen. Dieser Kostenbegriff berücksichtigt alle Investitionskosten (z.B. für Forschung und Entwicklung), alle Produktions-, Marketing- und Absatzkosten. Anders als der Preis sind sie nicht vom Markt determiniert, sondern müssen genauso wie die Qualität und die Funktionalität wirkungsvoll gesteuert werden.

Qualität definiert sich als die Leistungsqualität der Produkteigenschaften, und Funktionalität bezeichnet die Eigenschaften eines Produkts. Diese Definition von Qualität ist enger als die sonst oft in der Literatur verwendete, in der Qualität die Fähigkeit einschließt, ein Produkt genau auf die Kundenbedürfnisse abzustimmen (Qualität des Designs). Die engere Definition erlaubt es, Qualität und Funktionalität als zwei eigenständige Merkmale zu behandeln.

Funktionalität ist mehrdimensional. Bei gleichem Preisniveau und identischer Qualität können Produkte über die Funktionalität differenziert werden, wobei dem Unternehmen drei Wege offen stehen: Eine vertikale Produktdifferenzierung beschleunigt die Zeit, nach der eine erhöhte Funktionalität angeboten werden kann. Olympus reduzierte die Entwicklungszeit einer Kamera von zehn Jahren für die OM10 auf achtzehn Monate für eine Kompaktkamera. Alternativ dazu kann ein Unternehmen seine Produkte horizontal differenzieren, indem es sich den Bedürfnissen oder Wünschen der Kunden anpaßt, ohne die Funktionalität zu steigern und den Preis zu erhöhen. Zum Beispiel besitzt eine Kamera ein 200 mm Zoomobjektiv ohne einen Vorblitz gegen den Rote-Augen-Effekt, während ein anderes Modell über ein 100 mm Zoomobjektiv mit eben diesen Vorblitz verfügt. Beide Produkte werden zum selben Preis verkauft, sprechen aber unterschiedliche Kunden an. Schließlich kann ein Unternehmen die Funktionalität an sich verändern. Caterpillar sieht Funktionalität als ganzheitlichen Lösungsansatz für Probleme im Bereich Erdarbeiten, während Komatsu unter Funktionalität die funktionellen Fähigkeit ihrer Bulldozer versteht. Aufgrund dieser unterschiedlichen Auffassung konnte Caterpillar in den letzten Jahren Komatsu überrunden.

Wenn ein Unternehmen auf Basis des Erfolgsdreiecks agiert, könnte es die Aufspaltung der Funktionalität in verschiedene Merkmale einen Vorteil sehen. Zum Beispiel ließe sich zwischen der Basisfunktionalität eines Produkts (z.B. die Fähigkeit eines Bulldozers, Erde zu bewegen) und der Servicefunktionalität (z.B. die Fähigkeit, eine Lieferung von Ersatzteilen innerhalb von 48 Stunden weltweit zu garantieren) differenzieren. Diese Unterscheidung zwischen den beiden Dimensionen im Sinne einer Produktfokussierung und einer Kundenfokussierung erlaubt eine genauere Abbildung des Wettbewerbsumfelds und offenbart dem Management ein besseres Verständnis der Marktzusammenhänge.

Die Darstellung des sich so ergebenen Erfolgs-Polygon soll in diesem Buch möglichst einfach gehalten werden (nämlich als Dreieck). Die mehrdimensionale Abbildung der Funktionalität ist bei der Erläuterung der grundlegenden Zusammenhänge weniger hilfreich als es zunächst erscheinen mag. Zum einen würden Anzahl und Ausprägung der Funktionalitätsdimensionen bei jedem Unternehmen variieren und von einer Vielzahl verschiedener Faktoren abhängen, wie die Produktart oder die Unternehmensstrategie. Andererseits erschweren mehr als drei Dimensionen die graphische Darstellung und das Verständnis dieses Ansatzes. Im Endeffekt ist das Erfolgsdreieck nur ein geistiges Konstrukt ohne den Anspruch, eine realitätsgetreues Modell darzustellen. Seine Einfachheit steigert die Aussagekraft.

Der Begriff *Produkt* wird im Erfolgsdreieck in zweifacher Hinsicht verwendet. Die Gegenwart betreffende Darstellungen zielen auf den physisch zu verkaufenden Gegenstand ab, wohingegen zukunftsorientierte Darstellungen sich auf Produktgenerationen beziehen, die im Laufe der Zeit am Markt noch angeboten werden. Bei Nissan z.B. kann es sich um das gegenwärtig verkaufte Modell Nissan Sentra handeln oder aber um die zukünftig offerierten Modelle der Sentra-Reihe. Letztere Begrifflichkeit ermöglicht eine zeitabhängige Betrachtung des Erfolgsdreiecks. Angenommen, die zweite Produktgeneration weist denselben Absatzpreis und ein identisches Qualitätsniveau auf, bietet dem Kunden aber eine höhere Funktionalität (vgl. Abb. 1-3). Häufig ist die Darstellung der zeitlichen Entwicklung eines Produktmerkmals anschaulicher (vgl. Abb. 1-4).

Die Bereitschaft des Kunden, Trade-offs zwischen den einzelnen Produktmerkmalen des Erfolgsdreiecks hinzunehmen, definiert die Erfolgszone eines Produkts. Zum Beispiel akzeptiert ein Kunde bei gestiegener Qualität und Funktionalität einen höheren Preis. Ein Produkt liegt innerhalb seiner Erfolgszone, wenn die Anzahl der potentiellen Nachfrager seine Weiterproduktion rechtfertigen. Sind nicht genügend Kunden bereit, es zu kaufen, befindet es sich außerhalb seiner Erfolgszone. Obwohl jedes Produkt seine individuelle Erfolgszone besitzt, sind doch die Erfolgszonen von Produkten einer Produktlinie und oft sogar von Produktlinien innerhalb einer Produktfamilie ähnlich gelagert. Diese Ähnlichkeit erlaubt die Entwicklung von kohärenten Strategien für diese Produkte. Innerhalb des Strategiefindungsprozesses gibt die Lage der Erfolgszone Aufschluß über den geeignete Strategieansatz: herkömmlich wettbewerbsvermeidend oder eine aggressive Konfrontation. Die Erfolgszone eines Produkts ist durch die **Erfolgsbereiche** der drei Produktmerkmale definiert. Die minimale und maximale Ausprägung eines Produktmerkmals, bei denen das Produkt gerade noch erfolgreich ist, determiniert den Erfolgsbereich. Für Qualität und Funktionalität läßt sich das **minimal tragbare Niveau** als diejenige Merkmalsausprägung darstellen, die der Kunde unabhängig von den Werten der beiden anderen Merkmale akzeptiert. Unterhalb eines bestimmten Funktionalitätsniveaus wird der Markt das Produkt nicht aufnehmen - egal wie niedrig der Preis oder wie hoch die Qualität ist.

Die maximal möglichen Werte für die Qualität und Funktionalität leiten sich aus der Leistungsfähigkeit des Unternehmens ab. Sie können als das

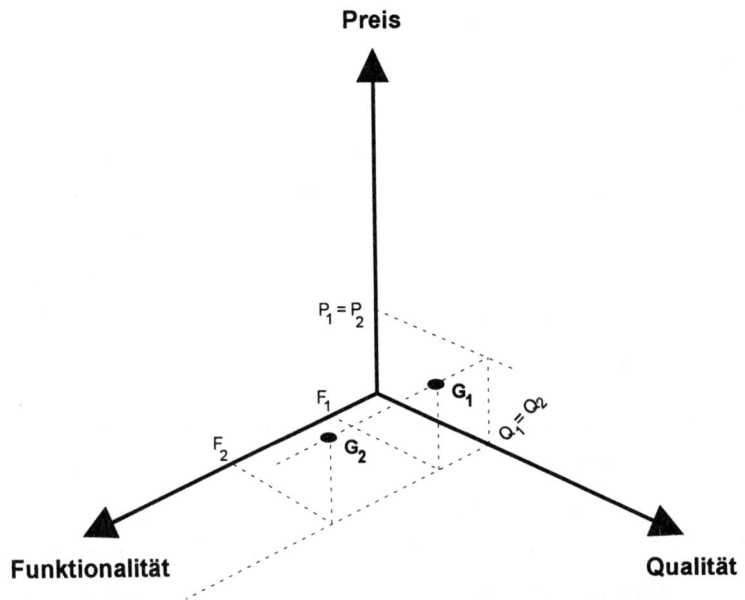

Abb. 1-3: Das Erfolgsdreieck in dynamischer Betrachtung

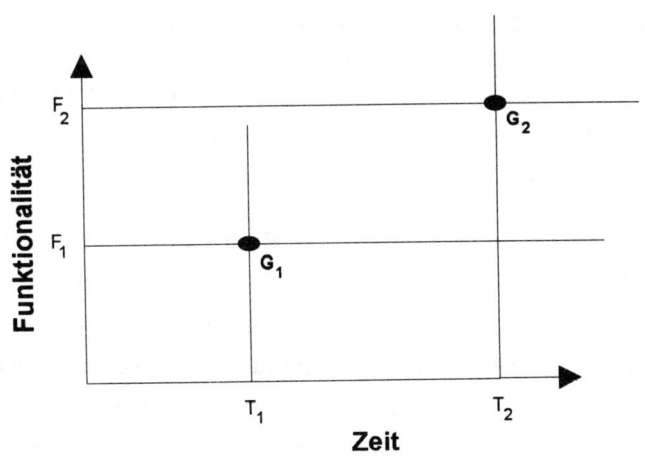

Abb. 1-4: Funktionalität im Zeitablauf

Niveau definiert werden, das ein Unternehmen maximal erreichen kann, ohne daß dies erhebliche Nachteile bei den anderen Merkmalen nach sich zieht. Beispielsweise werden Produkte oberhalb eines bestimmten Funktionalitätsniveaus Qualitätsprobleme aufweisen und extrem hohe Absatzpreise erfordern. Niedrige Qualität und hohe Preise werden aber nur wenige Kunden zum Kauf bewegen. Der **maximal erzielbare Wert** beschreibt also den höchsten Wert, den ein Merkmal in Relation zu den beiden anderen Merkmalen annehmen kann, wenn das Produkt noch verkaufsfähig sein soll.

Der Preis unterscheidet sich insofern von den beiden anderen Merkmalen, da der Markt bzw. der Kunde den maximal möglichen Preis festlegt, während aus der Unternehmenssituation der minimal akzeptable Preis hervorgeht. Zum maximalen Preisniveau wird der Kunde unabhängig von Qualität und Funktionalität das Produkt gerade noch kaufen. Der Preis, zu dem ein Unternehmen ein Produkt auf minimalen Qualitäts- und Funktionalitätsniveau noch rentabel am Markt anbieten kann, bestimmt den minimal akzeptablen Preis. Während aus Kundenperspektive der Preis das entscheidende Merkmal ist, spiegelt sich dies aus Unternehmenssicht in den Kosten wider. Der **minimal akzeptable Gewinn** verknüpft beide Perspektiven und verbindet Kosten- und Preisniveau.

In einer dreidimensionalen Darstellung der drei Produktmerkmale ergibt sich die Erfolgszone durch Verbindung der drei Minimalwerte sowie der drei Maximalwerte (vgl. Abb. 1-5).

Die klassischen Strategieansätze der Kostenführerschaft und der Produktdifferenzierung versprechen nur bei großen Erfolgszonen für das Produkt Erfolg. Große Erfolgszonen entstehen dann, wenn mindestens zwei der Produktmerkmale einen eminenten Erfolgsbereich aufweisen (= großer Abstand zwischen dem minimalen und dem maximalen Niveau, vgl. Abb. 1-6). Konfrontationsstrategien entfalten ihre Stärke bei schmalen Erfolgszonen (vgl. Abb.1-7).

Die Konfrontationsstrategie

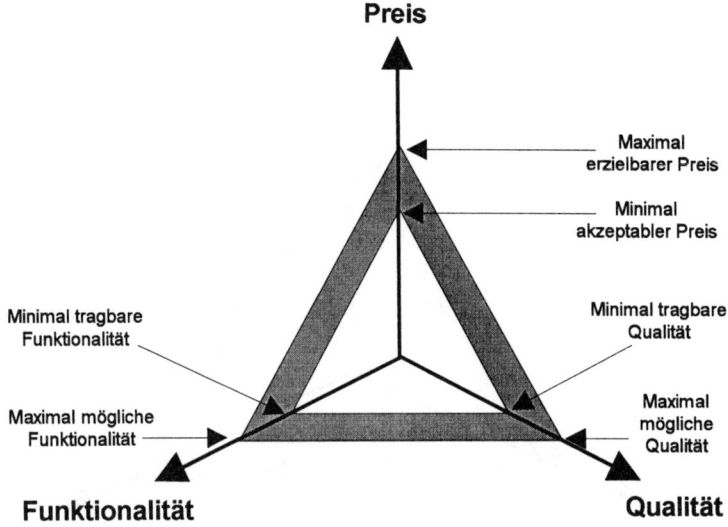

Abb. 1-5: Die Erfolgszone

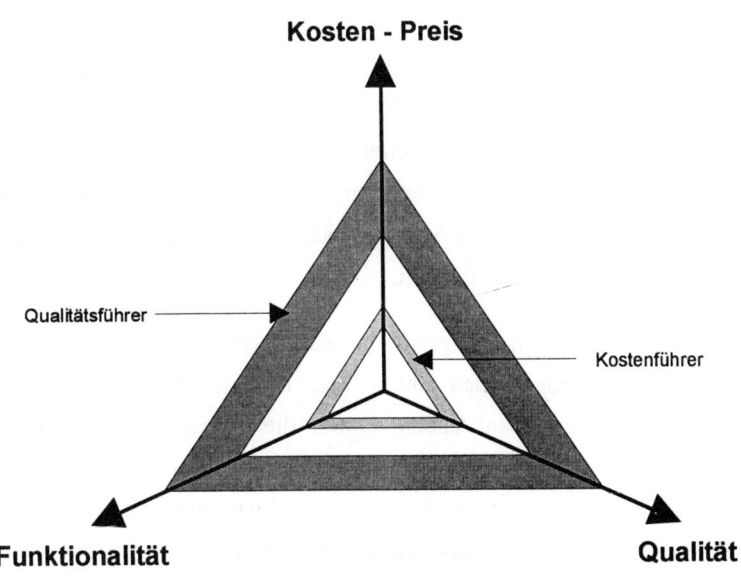

Abb. 1-6: Die Erfolgszone eines Kostenführers und eines Qualitätsführers

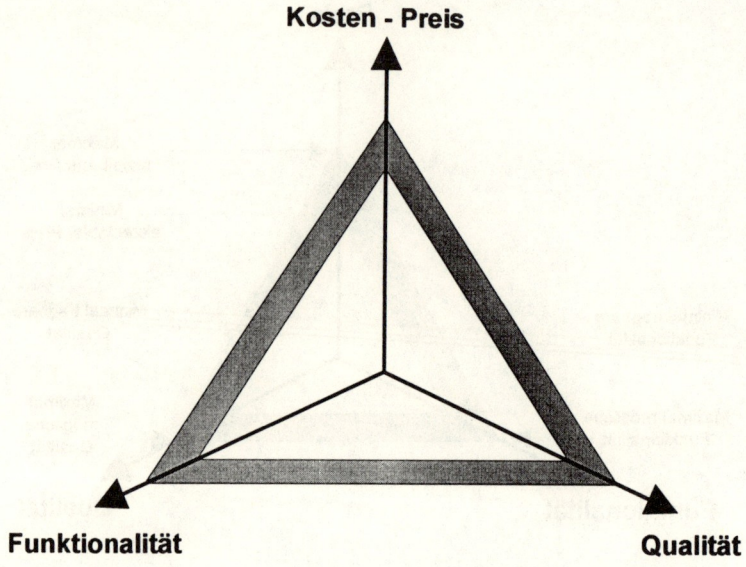

Abb. 1-7: Die Erfolgszone bei der Konfrontationsstrategie

In dem Maße, wie sich der Abstand zwischen Minimal- und Maximalniveau vergrößert, eröffnen sich dem Unternehmen Möglichkeiten, unterschiedliche Produkte zu kreieren. Wenn die Abstände groß genug werden, müssen sich die Unternehmen entscheiden, entweder auf Basis des Preises (Kostenführer) oder auf Basis der anderen beiden Merkmale (Differenzierer) zu konkurrieren.

Unternehmen agieren erfolgreich mit den klassischen Strategien, sobald sie für einen bedeutenden Anteil ihrer Produkte nachhaltige Wettbewerbsvorteile aufgebaut haben. Durch die effiziente Produktion nur eines Produktes kann man kaum Kostenführer werden, und genauso wird eine Differenzierungsstrategie bei nur wenigen einzigartigen Produkten nicht tragfähig sein. Da das Erfolgsdreieck nur die Produktebene abbildet, konkretisiert sich die generische Unternehmensstrategie ausschließlich in der Marktpositionierung des gesamten Produktportfolios. Sobald genügend Produkte zum Kostenführer avancieren bzw. erfolgreich differenziert worden sind, kann das Unternehmen dem Kunden seine Marktausrichtung verdeutlichen.

Auf wettbewerbsintensiven Märkten sind die Erfolgszonen bei allen drei Produktmerkmalen zu klein, um eine ausreichende Basis für die Strategien der Kostenführerschaft und der Produktdifferenzierung zu bilden. Unternehmen auf dem Wege zur Kostenführerschaft werden entdecken, daß sie die akzeptablen Minimalwerte für Qualität und Funktionalität unterschreiten müßten, während Unternehmen bei ihren Differenzierungsversuchen durch Qualitäts- und Funktionalitätssteigerungen bemerken, daß das maximale Preis- (Kosten-) niveau überschritten wird. Geheime Absprachen werden nur dann getroffen, wenn die Erfolgszone groß ist und Konkurrenten daran gehindert werden können, sie durch eigenmächtige Handlungen zu verkleinern.

Zeit ist eine entscheidende Komponente des Erfolgsdreiecks. Obwohl alle drei Merkmale einen zeitabhängigen Faktor unterliegen (die Geschwindigkeit, mit der sie im Vergleich zu anderen Konkurrenten verbessert werden können), wird nur der zeitabhängige Funktionalitätsaspekt einzeln betont und oft als Zeitwettbewerb bezeichnet. Im Sinne des Erfolgsdreiecks beschleunigt der Zeitwettbewerb die Innovationsgeschwindigkeit neuer Funktionalität - eine wichtige Voraussetzung für den Wettbewerb auf Basis der Funktionalität. Im Gegensatz dazu fokussiert der Time-to-market Ansatz auf die Fähigkeit, ein Produkt schnell am Markt einzuführen. Zeitwettbewerb und Time-to-market sind daher nicht dasselbe, stehen aber doch in enger Beziehung zueinander.

Die Innovationsgeschwindigkeiten der drei Merkmale können sich gegenseitig beeinflussen. Wenn beispielsweise die Funktionalität extrem schnell gesteigert wird, lassen sich unter Umständen Preissenkungen hinauszögern. Umgekehrt kann eine schnellere Preissenkung eine notwendige Funktionalitätssteigerung kompensieren. Bei der Konfrontationsstrategie liegt die Herausforderung darin, die Geschwindigkeit, mit der sich die drei Produktmerkmale verändern, zu steuern und zu steigern (in der Hoffnung, dadurch mindestens einen Konkurrenten abzuhängen), ohne jedoch über die Bedürfnisse des Kunden hinauszuschießen oder unrentabel zu werden.

Erfolgszonen in der Automobilindustrie

Anhand des Erfolgsdreiecks läßt sich aufzeigen, wie die Veränderungen hinsichtlich Position und Form der Erfolgszonen einzelner Produkte die Wettbewerbsstruktur und das Marktgeschehen in der Automobilindustrie prägten. Vor der Massenproduktion überwogen in dieser Branche die Handwerksbetriebe, die Autos entsprechend den Kundenbedürfnissen konstruierten, um eine hohe Kundenzufriedenheit zu erzielen. Diese Unternehmen betrieben von Natur aus Produktdifferenzierung, in dem sie ihren Produkten ein unverwechselbares Aussehen gaben, und ihre Kunden holten selten Konkurrenzangebote ein. Die Erfolgszonen dieser Produkte waren relativ groß; sie erfüllten dem Kunden jeden Wunsch. Während die Preisgestaltung einen gewissen Freiheitsgrad ließ, waren das Qualitäts- und Funktionalitätsniveau ziemlich genau festgelegt (vgl. Abb. 1-8). Keine Firma verfügte über die Marktstellung, um ein Fahrzeug mit angemessener Qualität und Funktionalität zu einem solch niedrigen Preis anzubieten, daß der Kunde Abstriche bei seinen Produktvorstellungen - also Trade-offs im Erfolgsdreiecks - in Kauf nimmt. Mit anderen Worten, es gab keinen Kostenführer.

Mit der Einführung der Massenproduktion machte es HENRY FORD möglich, ein Fahrzeug mit einem akzeptablen Qualitäts- und Funktionalitätsniveau zu sehr viel niedrigeren Kosten als die Handwerksbetriebe zu produzieren. Jedoch zielten seine massenproduzierten Autos nicht auf das gleiche Marktsegment wie die der Handwerksbetriebe. Ford drang auf einen völlig neuen Markt vor. Während die Handwerksbetriebe für die gehobenen Käuferschichten produzierten, baute Ford Autos für die Kunden der Mittelschicht. Da die Autos für unterschiedliche Marktsegmente konzipiert waren, kam es zu keinem wirklichen Wettbewerb

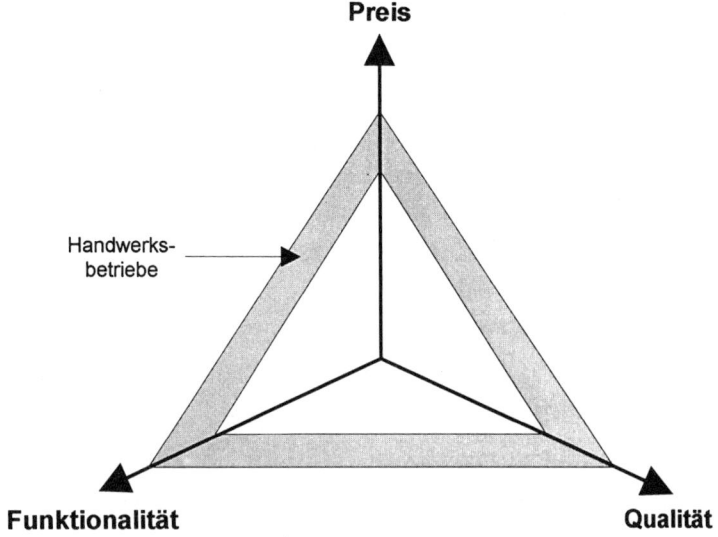

Abb. 1-8: Die Erfolgszone eines handwerklichen Fahrzeugproduzenten

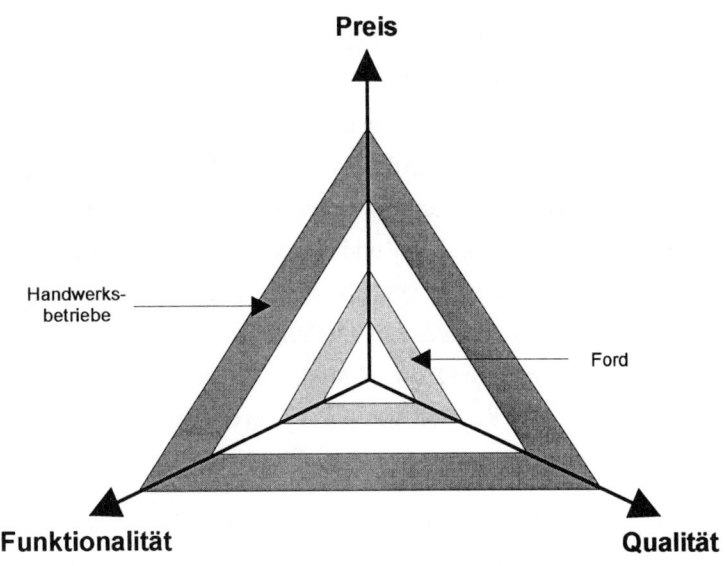

Abb. 1-9: Die Erfolgszone eines handwerklichen Fahrzeugproduzenten und von Ford

zwischen Ford und den Handwerksbetrieben. Trägt man beide Erfolgszonen in ein Diagramm ein, so überschneiden sie sich an keinem Punkt (vgl. Abb. 1-9), so daß keine Konkurrenzsituation zwischen Ford und den Handwerksbetrieben entstand.

Ein harter Konkurrenzkampf entbrannte mit der Gründung von General Motors (GM). ALFRED P. SLOAN als Präsident von GM erkannte, daß er sich mit Ford auf keinen direkten Preis- bzw. Kostenwettbewerb einlassen konnte und ging deshalb zur Produktdifferenzierung auf Basis der Funktionalität über (vgl. Abb. 1-10). SLOANS Strategie setzte bei der vertikalen Produktdifferenzierung an - er konzipierte ein Produktsortiment mit „Produkten für jeden Geldbeutel" (SLOAN 1963, 63). Zwei Folgeerscheinungen zog diese Strategie nach sich: Zum einen wurde das Auto zu einem Statussymbol - diese Eigenschaft konnte Ford mit seinem T-Modell nicht anbieten. Zum anderen lagen GM's Preise nahe an dem Preisniveau des T-Modells und eröffneten dadurch dem Kunden Alternativen zur Bedürfnisbefriedigung.

Theoretisch hätte Ford Kostenführer bleiben und GM zwingen können, seine Produktdifferenzierung fortzusetzen, wenn er die Funktionalität des T-Modells in einem angemessenen Tempo gesteigert hätte. Dies zu unterlassen war Fords entscheidender Fehler. Mit der Zeit vergrößerte sich der Funktionalitätsabstand zwischen dem günstigsten GM Modell und dem T-Modell zu sehr. Die Kunden waren nicht länger bereit nur um etwas Geld zu sparen, auf die von GM angebotene Funktionalität zu verzichten. Oder anders ausgedrückt, die Erfolgszone des Kostenführers Ford brach zusammen, und das T-Modell fiel aus seiner Erfolgszone (vgl. Abb. 1-11). Das Resultat war ein massiver Marktanteilsverlust für Ford, den das Unternehmen nie wieder völlig zurückerobern konnte.

Als GM, Ford und andere große Hersteller verstärkt auf die vertikale Produktdifferenzierung umschwenkten, um ihr Image zu heben und ihre Marktanteile zu vergrößern, wurden die Kundenbedürfnisse durch die Einführung von Luxusmodellen zu immer höheren Preisen befriedigt.

Die Konfrontationsstrategie 29

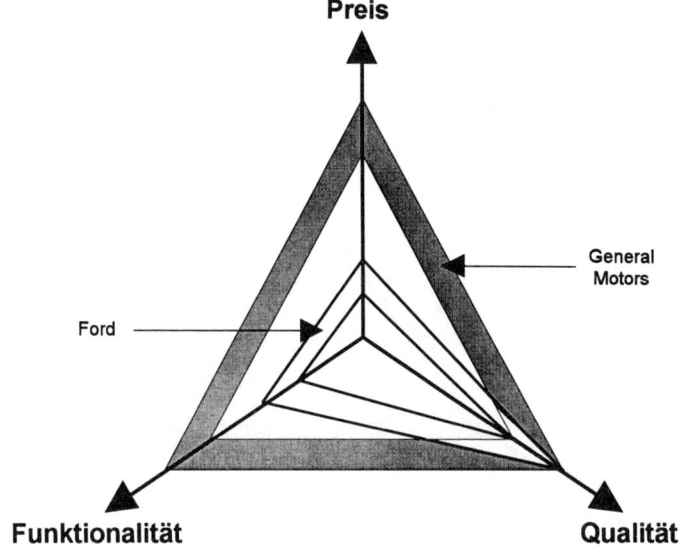

Abb. 1-10: Die Erfolgszonen von Ford und General Motors

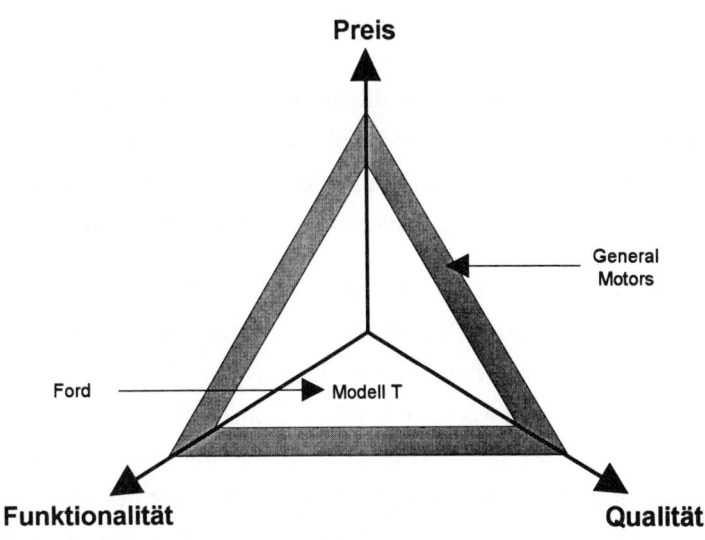

Abb. 1-11: Der Untergang des T-Modells

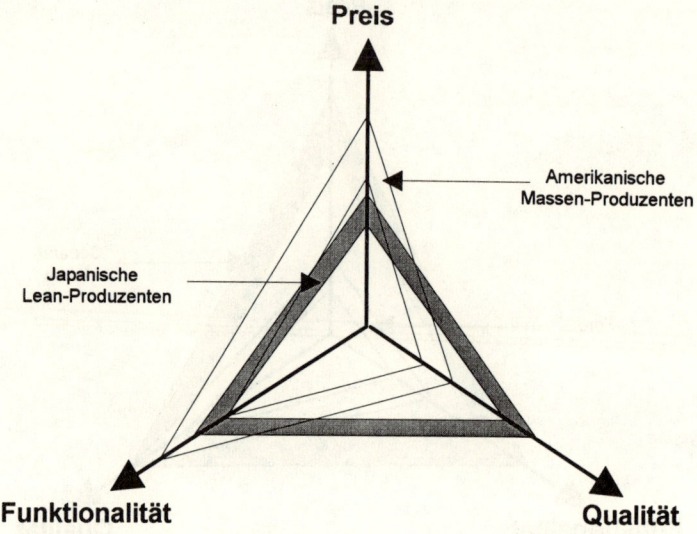

Abb. 1-12: Die Erfolgszonen von Massenproduzenten und Lean-Produzenten

Dieser Schritt zwang die übriggebliebenen Handwerksbetriebe in immer höhere Preisnischen auszuweichen, in denen sie dann gefangen waren. Während das Marktpotential in diesen Nischen für Massenproduzenten zu gering war, konnten Handwerksbetriebe, die ihre Produktion mit verschiedenen Methoden der Massenproduktion so effizient wie möglich gestalteten, diese Nischenmärkte noch immer rentabel bedienen.

Der geschilderte Wettbewerb zwischen GM, Ford und anderen großen amerikanischen Automobilherstellern, vor allem Chrysler, setzte sich auf diese Weise mehr als fünfzig Jahre lang fort. GM etablierte sich als dominantester Wettbewerber mit zahlreichen namhaften Produktlinien (Chevrolet, Pontiac und Oldsmobile) in verschiedenen Preisklassen. Ford war das zweit- und Chrysler das drittgrößte Unternehmen auf dem Markt. Andere erheblich kleinere Unternehmen hatten Schwierigkeiten, am Markt zu bestehen, denn neben den finanziellen Ressourcen, um einen Verkaufsflop zu überstehen, fehlten ihnen ein breitgefächertes Sortiment, das das Risiko eines Produktmißerfolgs streut, sowie die Degressions- und Synergieeffekte aufgrund der hochvolumigen breiten Produktpalette. Viele dieser Firmen gingen entweder bankrott, oder sie schlossen sich in der American Motors Corporation (AMC) zusammen, die jedoch ebenfalls der Marktsituation nicht gewachsen war und schließlich auch in Konkurs ging.

Die Markt- und Wettbewerbsverhältnisse veränderten sich gravierend, als japanische schlanke Unternehmen mit Fahrzeugen in höherer Qualität aber zu geringeren Preisen bei gleichwertiger Funktionalität auf die Märkte drängten (vgl. Abb. 1-12). Schlanke Produzenten lieferten sich nun einen erbitterten Konkurrenzkampf.

Wie schon erwähnt, ist Funktionalität ein mehrdimensionales Merkmal; Unternehmen können Produkte auf den Markt bringen, die vom Kunden hinsichtlich Funktionalität als gleichwertig eingeschätzt werden, diese wahrgenommene Funktionalität aber auf unterschiedliche Weise verwirklichen. Zum Beispiel hatten die ersten japanischen Modelle Probleme mit Rost und Sicherheit aufgrund des eingesetzten dünneren Stahls, andererseits wiesen sie aber durch ihre geringere Größe und das geringere Gewicht einen günstigeren Treibstoffverbrauch auf. Dieser Vorteil fiel erheblich ins Gewicht, als die OPEC die Kontrolle über den größten Teil der weltweiten Erdölversorgung gewann. Die Unsicherheit über die Benzinverfügbarkeit und den Benzinpreis brachte die Kunden dazu, mehr Wert auf einen geringen Treibstoffverbrauch zu legen, so daß die Funktionalität der japanischen Autos zunahm (ohne daß die Japaner irgend etwas hierfür getan hätten).

Innerhalb der nächsten paar Jahre verwandten die amerikanischen Unternehmen viel Energie darauf, diese Qualitätslücke zu schließen, während die Japaner ihre Ressourcen auf eine Funktionalitätssteigerung fokussierten (vgl. Abb. 1-13). Nachdem japanische Fahrzeuge hinsichtlich Funktionalität ebenfalls eine Spitzenposition einnahmen und gleichzeitig den

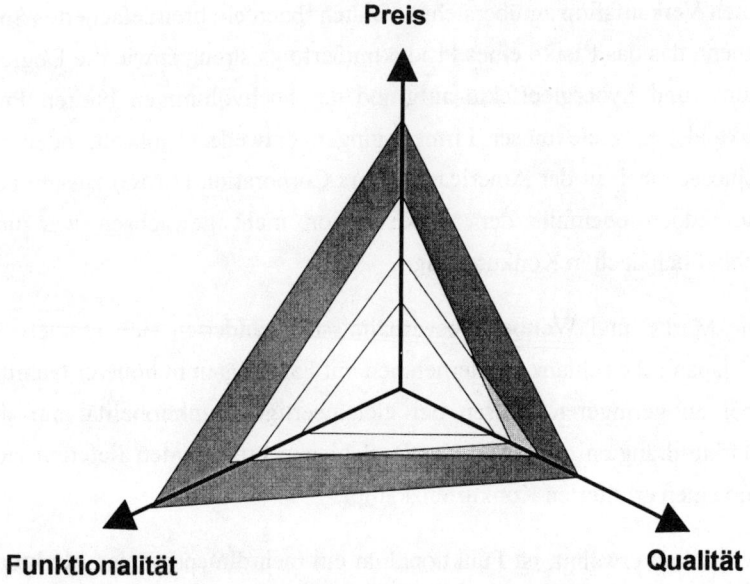

Abb. 1-13: Die Veränderung der Erfolgszonen japanischer Automobilherstellern

Preis- und Qualitätsvorsprung verteidigen konnten, dominierten sie den amerikanischen Markt.

Kundenloyalität und unterschiedliche Produktpaletten bewahrten die Massenproduzenten vor dem sicheren Untergang, obwohl ihre Produkte in jeglicher Hinsicht den japanischen unterlegen waren. Die Kundentreue schafft also einen gewissen Puffer für die Erfolgszone eines Produkts (vgl. Abb. 1-14). Aufgrund dieses zusätzlichen Spielraumes konnten die Unternehmen Produkte anbieten, die theoretisch außerhalb ihrer Erfolgszone lagen, und dennoch die Rentabilität sichern. Diesen Puffer betrachtet man aber am besten nur als eine Art vorübergehendes Sicherheitsnetz, da es typischerweise genau dann reißt, sobald ein Unternehmen ständig darauf spekuliert.

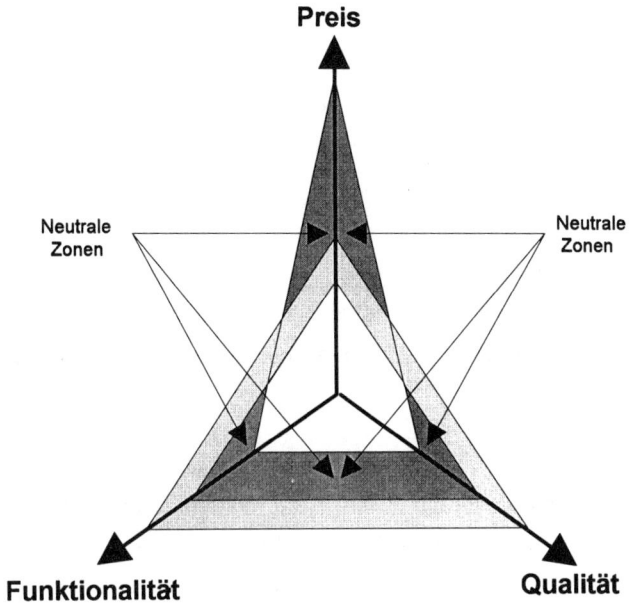

Abb. 1-14: Die Bedeutung von Markentreue

Das breite Produktsortiment der amerikanischen Massenproduzenten bot einen gewissen Schutz, da die Japaner nur Kleinwagen herstellten und nicht in das Mittel- und Limosinensegment eindrangen. Ausgehend von dem durch Kleinwagen dominierten japanischen Automarkt mußten die japanischen Unternehmen auf dem amerikanischen Markt zunächst eine gewisse Marktdurchdringung erreichen und ein positives Image aufbauen, bevor sie ihr Angebot vom Kleinwagensegment auf größere Fahrzeugklassen ausdehnen konnten. Sobald sie ihre Marktstellung gefestigt hatten, brachten sie Modelle der gehobenen Klasse heraus und konkurrierten auf dem gesamten amerikanischen Automarkt. Amerikanische Unternehmen unterwarfen sich „Schlankheitskuren" und konnten bis zu diesem Zeitpunkt ihre Strukturen und Abläufe ausreichend verschlanken, so daß ihre Fahrzeuge mit den japanischen Konkurrenzprodukten wettbewerbsfähig waren.

Das letzte Kapitel in der Entwicklung des Automobilwettbewerbs betrifft die Handwerksbetriebe, die sich bisher noch in diesem Industriezweig behaupten konnten. Da schlanke Unternehmen Produkte mit geringeren Absatzmengen effizienter und wirtschaftlicher herstellen als Massenproduzenten, blieben die Marktnischen der Handwerksbetriebe auch nicht vor den japanischen Angriffen verschont. Unternehmen wie Daimler-Benz und BMW müssen sich jetzt mit der Lexus- und der Infiniti-Klasse messen. Obwohl etablierte Markennamen eine Zeitlang einen gewissen Schutz bieten, so bilden sie doch keinen dauerhaften Wettbewerbsvorteil.

Die Entwicklung der Markt- und Wettbewerbssituation in der Automobilbranche offenbart einige wichtige Implikationen für Wettbewerbsstrategien auf Basis des Erfolgsdreiecks. Erstens: Wenn die Erfolgszonen zweier Produkte sich nicht überlagern, stehen diese beiden Produkte nicht im direkten Wettbewerb miteinander, da sie für unterschiedliche Marktsegmente konzipiert sind. Zweitens: Wenn die Erfolgszonen sich nur bei einem Merkmal überschneiden, werden die Produkte nicht miteinander konkurrieren, so lange sie dem anderen Produkt hinsichtlich eines anderen Merkmals des Erfolgsdreiecks überlegen sind. Auch hier sprechen die Produkte unterschiedliche Marktsegmente an. Überlappen sich die Erfolgszonen jedoch bei zwei Merkmalen, müssen komplexere Überlegungen angestellt werden. Wenn jenes Produkt, das beim dritten Merkmal überlegen ist, sich in mindestens einem der beiden anderen Merkmale in den Augen des Kunden deutlich genug vom zweiten Produkt unterscheidet, dann stehen diese beiden Produkte in keinem Konkurrenzverhältnis. Nimmt der Kunde jedoch bei den kritischen Merkmalen keinen Unterschied wahr, so werden die beiden Erfolgszonen ihre Gültigkeit verlieren und zusammenbrechen, wobei eine einzige neue Zone aus ihnen entsteht. Dies ist ein Indikator dafür, daß bislang nicht konkurrierende Produkte jetzt in Wettbewerb stehen. Zum Beispiel konkurrieren der Kostenführer und Produktdifferenzierer zwar nicht direkt, sie stehen jedoch in einem indirekten Konkurrenzverhältnis. Wenn der Kostenführer entweder seinen Preisvorteil ausbauen oder den Qualitäts-

bzw. den Funktionalitätsunterschied verringern kann, dann werden die Erfolgszonen der Produktdifferenzierer zusammenstürzen, und ohne Gegenmaßnahmen werden sie aus dem Markt gedrängt. Können umgekehrt ein oder mehrere Produktdifferenzierer entweder den Qualitäts- oder Funktionalitätsvorsprung weiter vergrößern oder den Preisnachteil einzelner Produkte kompensieren, dann wird die Erfolgszone des Kostenführers sich verflüchtigen. Die neue Erfolgszone wird zunächst durch die Summe des Erfolgsbereiche bei den sich überlappenden Merkmalen und durch den Erfolgsbereich des beim dritten Merkmal überlegenen Produkts definiert. Folglich bleibt das überlegene Produkt innerhalb der Erfolgszone, während das unterlegene außerhalb liegt. Genau das geschah mit dem T-Modell.

Indirekter Wettbewerb spielt eine wichtige Rolle für die Lagebestimmung der individuellen Erfolgszone jedes Produktes. Wie wir später sehen werden, definieren viele japanische Firmen ihre Konkurrenzprodukte sehr umfassend (z.B. betrachtet Olympus tragbare CD-Player als Konkurrenzprodukte, weil sie um dasselbe Geld in den Taschen der Käufer konkurrieren). Es sind also fünf Hauptfaktoren, die die Position der Erfolgszone eines Produktes festlegen: Kundenpräferenzen, unterschiedliche Kompetenz im Umgang mit der Erfolgszone des Unternehmens, Konkurrenten, potentielle Konkurrenten in derselben Branche und schließlich Konkurrenten um die Kaufkraft der Konsumenten. Unternehmen müssen ständig für die Veränderungen der Erfolgszonen von Produkten aufmerksam bleiben, die direkt oder indirekt mit ihnen konkurrieren.

Management des Erfolgsdreiecks auf der Basis der Konfrontationsstrategie

Die Anwendung der Konfrontationsstrategie erfordert nicht einen gleich hohen Ressourceneinsatz bei der Verbesserung jedes der drei Merkmale des Erfolgsdreiecks. Vielmehr ist es sinnvoller, den Schwerpunkt der Verbesserungsmaßnahmen auf das dominierende Merkmal auszurichten, wobei hier die Kundenpräferenzen entscheidend sind. Natürlich unterliegt die Priorisierung einem ständigen Wandel. Als die japanische Wirtschaft Anfang der 90er Jahre in eine schwere Rezession geriet, verlagerten viele japanische Unternehmen ihren Fokus von der Funktionalität auf die Kosten. Der Jahresbericht von Toyota für 1992 enthält z.B. diesen Kommentar:

> Wenn Toyota etwas besser macht als andere Automobilproduzenten, dann ist dies das Kostenmanagement. Nachdem wir uns ein starkes Marktimage für die Qualität und den geringen Treibstoffverbrauch unserer „Economy Modelle" aufgebaut hatten, erweiterten wir unser Fahrzeugangebot - unter anderem mit der Lexus-Reihe - erfolgreich auf das Segment der gehobenen Fahrzeugklasse. Aber wir können auch weiterhin stolz sein auf die Wettbewerbsfähigkeit aller unserer Produkte über alle Preisklassen - insbesondere im Bereich der Kosten. Die Geschichte von Toyota ist durch fortwährende, permanente Bestrebungen zur Kostenreduzierung geprägt. (TOYOTA MOTOR CORPORATION 1992, 5-6)

Der Schlüssel zum Erfolg liegt folglich darin, für jedes einzelne Merkmal das marktadäquate Ausmaß für Verbesserungen zu finden. Beispielsweise kommt auf einem Markt, auf dem der Kunde eine hohe Funktionalität fordert und diese entsprechend zu honorieren bereit ist, dem Funktionalitätsmerkmal eine entscheidende Bedeutung zu. Durch die Fähigkeit, die Funktionalität im Vergleich zu den Konkurrenten schneller zu erhöhen (unter Berücksichtigung eines akzeptablen Kosten/ Preis Verhältnisses und der Qualitätsanforderungen), kann ein Unternehmen einen vorübergehenden Wettbewerbsvorteil entwickeln.

Leider haben viele westliche Manager die Rolle des Erfolgsdreiecks in der Konfrontationsstrategie nicht verstanden und folgen dem Schlachtruf „Höchste Qualität, geringste Kosten und als erster auf dem Markt". Es wäre unrealistisch, wollte ein Unternehmen in allen drei Merkmalen des Erfolgsdreiecks führend sein. Jedes Unternehmen, das diesen hohen Anspruch erfüllt, hätte eine konkurrenzlose Marktstellung, deren Aufrechterhaltung zu einem Monopol führt, da alle Konkurrenten mangels Nachfrage in Konkurs gehen würden. Westliche Firmen verfolgen den Ansatz „Best in all three", da sie sich mit japanischen Konkurrenten konfrontiert sahen, die ihnen in allen drei Dimensionen überlegen waren. Um überleben zu können, mußten sie also alle drei Produkteigenschaften gleichzeitig verbessern. Der sich daraus ergebende Überlebenskampf verschleierte vielen westlichen Managern den Blick für die wichtige Tatsache, daß auf den meisten Märkten ein Merkmal des Erfolgsdreiecks eine höhere Relevanz aufweist als die anderen zwei. Sobald ein Produkt innerhalb seiner Erfolgszone liegt, muß das Unternehmen nicht mehr seine Leistung in allen drei Bereichen steigern. Statt dessen muß es mit intelligenten Wettbewerbsstrategien und Maßnahmenbündel zeitlich genau aufeinander abgestimmte Veränderungen der einzelnen Bereiche des Erfolgsdreiecks bewirken.

Mißlingt die Unterstützung des Unternehmensentwicklungsprozesses mit dem Erfolgsdreieck, so besteht die Gefahr, sich bei einem Merkmal zu verzetteln, während die anderen beiden Dimensionen vernachlässigt werden. Letztendlich wird dann die Firma das Produkt nicht mehr in der Erfolgszone halten können, da es Overengineering betrieben hat und der Kunde keinen zusätzlichen wahrgenommenen Nutzen aus den Verbesserungen zieht. Liegt das Produkt bei einer Dimension über den Marktanforderungen, so wird es meistens bei einem der anderen Merkmale aus der Erfolgszone kippen. Der springende Punkt ist, daß zu gut zu sein häufig genauso schlecht ist, wie nicht gut genug zu sein. In diese Falle sind offensichtlich auch japanische Unternehmen geraten. Nissan z.B. verkleinert seine Produktvielfalt, weil nicht alle Varianten einen angemessenen Gewinn erzielten.

Es ist schwer festzulegen, wann ein Unternehmen die Marktanforderungen einer Dimension des Dreiecks übertrifft. Beispielsweise ist auf dem Kameramarkt die Funktionalität das zentrale Merkmal im Erfolgsdreieck. Im Zuge der Strategie, seine Produkte zurück in die Erfolgszone zu manövrieren, steigerte Olympus die Anzahl seiner Produkte und Varianten, um seinen Marktanteil zu vergrößern. Wenn ein Unternehmen aber eine so große Produkt- und Variantenvielfalt offeriert, so daß der Kunde kaum noch Unterschiede wahrnimmt oder die mit der zunehmenden Vielfalt einhergehenden Komplexitätskosten nicht vergütet, dann hat diese Angebotsausweitung keinen Wettbewerbsvorteil geschaffen.

Um die geschilderten Gefahren zu vermeiden und die Unternehmensprozesse erfolgreich mit dem Erfolgsdreieck auf Basis der Konfrontationsstrategie zu planen und zu steuern, bedarf es integrierter Systeme für Qualitäts-, Funktionalitäts- und Kostenmanagement. Diese Systeme müssen eine so hohe Flexibilität besitzen, daß bei marktinduzierten Verschiebungen der Merkmalsbedeutung nur der Ressourceneinsatz in den Systemen variiert wird, nicht aber das System selbst. Als z.B. Isuzu gleichzeitig mit der Rezession und einer Aufwertung des Yens gegenüber dem Dollar konfrontiert war, wurde die Anzahl der zuständigen Ingenieure für Kostensenkungen drastisch erhöht, während das Vorgehen in bezug auf Funktionalitäts- und Qualitätsmanagement jedoch unverändert blieb.

Zusammenfassung

In der heutigen Geschäftswelt versuchen viele Unternehmen, langfristige, nachhaltige Wettbewerbsvorteile aufzubauen, um sich dadurch dem Wettbewerb zu entziehen, wobei bisher zwei Grundstrategien vorherrschten: Kostenführerschaft und Produktdifferenzierung. Der Kostenführer errichtet eine Preisbarriere, indem er zu den niedrigsten Kosten produziert. Der Produktdifferenzierer schafft eine Marktbarriere über hohe Kundenzufriedenheit, indem er die Kundenwünsche durch die Entwicklung spezieller Produkte befriedigt. Leider vertrauen diese beiden Strategieansätze auf die Schaffung dauerhafter Wettbewerbsvorteile. Lassen sich solche Vorteile am Markt nicht realisieren, müssen die Unternehmen auf eine dritte Basisstrategie ausweichen - die Konfrontation - bei der sie sich im direkten Kampf mit ihren Konkurrenten auseinandersetzen, indem sie - bildlich gesprochen - einen Strom von nur kurzfristig verteidigbaren Wettbewerbsvorteilen initiieren.

Den Ausgangspunkt bilden drei produktbezogene Merkmale als Dimension des Erfolgsdreiecks (Kosten/Preis, Qualität, Funktionalität). Jedes Merkmal hat zulässige Minimal- und Maximalwerte, und der Bereich zwischen diesen definiert die Erfolgszone eines Produkts. Ein erfolgreiches Produkt liegt innerhalb der Erfolgszone, also bei allen drei Dimensionen innerhalb der zulässigen Grenzen. Produkte außerhalb dieser Erfolgszone verkaufen sich einfach nicht. Nur wenige Kunden werden z.B. ein Produkt von sehr geringer Qualität und niedriger Funktionalität ohne Berücksichtigung seines Preises kaufen. Zunehmender Wettbewerbsdruck läßt die Erfolgszonen schrumpfen, wobei sie schließlich zu klein sein werden, um sowohl Kostenführerschaft als auch Produktdifferenzierung zu ermöglichen. Die Erfolgszonen des Kostenführers und des Produktdifferenzierers fallen zusammen in eine gemeinsame Erfolgszone, in der Konfrontation unvermeidbar wird.

Wettbewerb entwickelt sich so zu einem Kampf darum, entweder die Erfolgszone der eigenen Produkte zu verlagern und dadurch kurzfristige Wettbewerbsvorteile zu gewinnen oder die Produkte innerhalb ihrer Erfolgszonen zu halten, indem eine vorteilhafte Marktstellung der Konkurrenten verhindert wird. Ein Unternehmen kann die Lage der Erfolgszone beeinflussen, indem es die Geschwindigkeit erhöht, mit der ein oder mehrere Produktmerkmale des Erfolgsdreiecks verbessert werden. Wenn es die Lage schnell genug verändert, werden die vergleichbaren Produkte der Konkurrenten aus der Erfolgszone fallen und Erfolgseinbußen hinnehmen müssen. Die Konkurrenten werden gezwungen, Produktanpassungen oder -veränderungen vorzunehmen oder aber aus dem Geschäft auszusteigen. Da alle am Markt agierenden Unternehmen versuchen, die Erfolgszone zu ihren eigenen Gunsten zu gestalten, muß ein Unternehmen diese Aktionen ständig aufmerksam verfolgen, um keines seiner Produkte aus der Erfolgszone gleiten zu lassen.

Konfrontationsorientierte Unternehmen müssen herausfinden, welches Merkmal sie als entscheidend für ihren Wettbewerbserfolg ansehen. Der pauschale Ansatz, bei allen drei Dimensionen die Führungsposition zu erreichen, genügt nicht - sondern ist im Gegenteil eher schädlich. Ratsamer ist die Profilierung hinsichtlich eines Produktmerkmals, während bei den beiden anderen Dimensionen die Mindestwerte eingehalten werden und das Produkt die Erfolgszone somit nicht verläßt.

KAPITEL 2

WARUM JAPANISCHE UNTERNEHMEN DIE KONFRONTATIONSSTRATEGIE ANWENDEN

Die frühzeitige Anwendung der Konfrontationsstrategie in Japan läßt sich auf zwei Faktoren zurückführen: Die Philosophie des schlanken Unternehmertums in Verbindung mit seinen Auswirkungen auf die Wettbewerbsbedingungen in der japanischen Wirtschaft einerseits und die Existenz von Mechanismen für eine schnelle Technologiediffusion andererseits, die es einem Unternehmen praktisch unmöglich macht, einen dauerhaften technologischen Wettbewerbsvorteil gegenüber seinen Konkurrenten aufzubauen (vgl. Abb. 2-1).

Die Entstehung des schlanken Unternehmertums und neuer Wettbewerbsbedingungen

Die Ursprünge des schlanken Unternehmens finden sich in der japanischen Automobilindustrie, die in den frühen 50er Jahren unter einer enormen Kapitalknappheit litt und zu klein war, um eine Massenproduktion zu betreiben. Während die amerikanische und die europäische Automobilindustrie über große Kapitalressourcen verfügten und

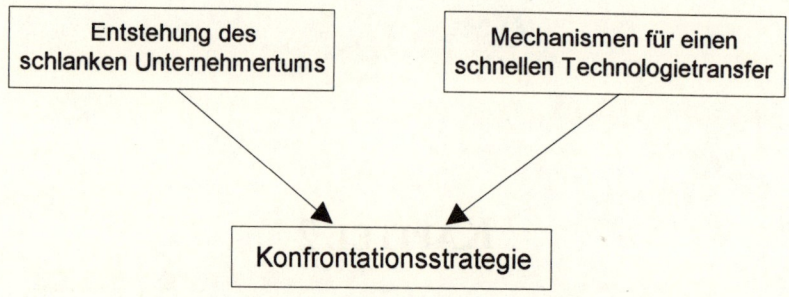

Abb. 2-1: Entstehungsgründe der Konfrontationsstrategie

dementsprechend mit kapitalintensiven Anlagen großvolumige Serien herstellen konnten, waren die Japaner gezwungen, Fahrzeuge in kleinen Stückzahlen mit einem viel geringeren Automationsgrad zu produzieren. Toyota löste als eines der ersten Unternehmen das Problem der Kapitalknappheit, indem es Rüstzeiten von Tagen auf Minuten verkürzte. Hierdurch konnte die Massenproduktion von Fahrzeugen auf einer begrenzten Anzahl von Maschinen realisiert werden. Sobald sich Rüstzeiten in Minuten messen ließen, war auch eine wirtschaftliche Kleinserienfertigung keine Utopie mehr. Aber bei der Kleinserienproduktion ergaben sich neue Probleme oder, wie sich herausstellte, auch Chancen.

Kleinere Losgrößen führten automatisch zu kleineren Lagerbeständen an Fertigungsteilen, woraus sich zwei weitere Innovationen entwickelten. Zum einen konnte Toyota nicht wie die westlichen Unternehmen ein fehlerhaftes Los einfach verschrotten und auf ein großes Teilelager zurückgreifen, sondern mußte zunächst ein neues Los auflegen. Wiederholt auftretende Qualitätsmängel legten öfters das Montageband still. Dies zwang das Unternehmen, die Qualität zu verbessern und die Ausschußquote zu reduzieren. Somit entwickelte sich das für schlanke Unternehmen typische hohe Qualitätsbewußtsein aus den Tagesproblemen heraus bis hin zum perfektionierten Total Quality Management und Null-Fehler-Programm.

Natürlich erforderte die Reduzierung der Fehlerquote auf das gewünschte Niveau eine qualifizierte und hochmotivierte Belegschaft. Die japanische Tradition der lebenslangen Arbeitsverträge verdeutlicht die hohe Bereitschaft Toyotas, in die Ausbildung der Arbeitskräfte zu investieren. In Verbindung mit einem zentralen Aspekt der japanischen Kultur - der Ablehnung des japanischen Arbeiters „etwas ohne Gegenleistung anzunehmen" - führte dies zu der zweiten Innovation, den zielorientierten Programmen zur Mitarbeiterfortbildung. Weil die Gewerkschaften bei höheren Lohnforderungen das Gefühl hatte, Toyota etwas „zurückgeben" zu müssen, konnte das Unternehmen ein leistungsabhängiges Vergütungssystem implementieren. Die inszenierten Nullfehlerprogramme boten den Angestellten die Möglichkeit, für die höheren Löhne dem Unternehmen eine Gegenleistung zu erbringen. Die erfolgreiche Schulung und Höherqualifizierung der Belegschaft war eine Grundvoraussetzung für das Gelingen von TQM-, Null-Fehler- und anderen Programmen, die das Entstehen des schlanken Unternehmens ermöglichten.

Da das neue Produktionssystem nicht auf große Schwankungen der Gesamtnachfrage bzw. auf plötzliche Nachfrageverlagerungen zwischen Produkten, die auf unterschiedlichen Maschinen gefertigt wurden, ausgerichtet war, wurden die Händler (und schließlich auch die Kunden) in die Organisationsabläufe eingebunden. Hieraus entstand das primäre Kennzeichen der schlanken Unternehmen, die Kundenorientierung. Die Verantwortung der Händler erweiterte sich auf eine aktive Steuerung der Absatzmengen, wobei sie in Zeiten eines Nachfragetiefs zu einer aggressiven Verkaufspolitik übergingen. Um Nachfrageschwankungen entgegenzuwirken, kam der Erfüllung des Kundenwunsches eine entscheidende Bedeutung zu. Die Kenntnis der genauen Kundenbedürfnisse stellt somit einen kritischen Erfolgsfaktor dar. Der springende Punkt dabei ist, daß die Kundenorientierung nicht der Auslöser für die Entstehung des schlanken Unternehmertums war. Vielmehr entstand der Druck, die Kunden zufriedenzustellen, automatisch als ein Teil des schlanken Unternehmertums.

Andere Elemente der schlanken Produktion entstanden entweder durch die Einschränkungen, denen die japanische Automobilindustrie unterworfen war, oder resultieren aus der Realisierung einer JIT-Produktion und der Integration von TQM-Systemen. Die Evolution des schlanken Unternehmertums vollzog in sich rasanter Geschwindigkeit; innerhalb von zehn Jahren behauptete es sich als dominante Organisationsform der japanischen Automobilindustrie. Als andere Hersteller erkannten, daß schlanke Unternehmen Produkte in kleineren Mengen schneller und in höherer Qualität herstellen konnten als Massenproduzenten und dann auch noch ihre Einsparungen in Form niedrigerer Preise an die Kunden weitergaben, verbreitete sich die schlanke Unternehmensphilosphie auch in anderen Bereichen der japanischen Wirtschaft, einschließlich des Dienstleistungssektors. Die fortschreitende internationale Verbreitung dieser Organisationsform deutet darauf hin, daß das schlanke Unternehmertum in vielen Wirtschaftsbereichen zur vorherrschenden Organisationsform avancierte und wahrscheinlich die Massenproduktion in dem gleichen Ausmaß ersetzen wird, wie einst die Massenproduktion die Handwerksbetriebe verdrängte.

Die neue Wettbewerbsphilosophie prägt die Marktverhältnisse in Japan. Anstatt einer Qualität, die in Fehlern pro hundert Teile ausgedrückt wurde, wetteiferten die Unternehmen mit sich gegenseitig unterbietenden Qualitätsniveaus - meßbar in fehlerhaften Teilen je 1.000 und später je 1.000.000 produzierter Teile. Nachdem JIT- und Qualitätsprogramme die Kosten drückten, begannen die Preise zu fallen und wurden so zu einem Wettbewerbsschwerpunkt. Kunden, die bisher mit teuren, qualitativ minderwertigen Standardprodukten vorlieb nehmen mußten, wurden plötzlich Produkte auf geringem Preisniveau mit höherer Qualität und zusätzlichen Extras offeriert.

Die japanischen Kunden reagierten auf diese Produktwertsteigerung mit einer enormen Nachfragesteigerung, wodurch die japanischen Unternehmen in eine intensive Wettbewerbsschlacht verwickelt wurden. Die Existenz von vier bis sechs ebenbürtigen Anbietern stärkte die Marktmacht der Konsumenten. Um ihre Kunden zufriedenzustellen, mußten japanische Unternehmen jede Bewegung ihrer Konkurrenten beobachten und mit Gegenmaßnahmen reagieren, so daß die Konfrontationsstrategie zu einer anstrengenden Tretmühle im Hinblick auf eine ständige Produktentwicklung und -verbesserung wurde.

Mechanismen für eine schnelle Technologiediffusion

Sechs Mechanismen (vgl. Abb. 2-2) innerhalb des Marktsystems, basierend auf der schlanken Wettbewerbsphilosophie und der japanischen Kultur, ermöglichen einen effizienten Technologietransfer zwischen Konkurrenten und erschweren oder verhindern gar die Schaffung eines dauerhaften Wettbewerbsvorteils durch einen Technologievorsprung. Einige dieser Mechanismen funktionieren nur, wenn sich die japanische Industrie weiterentwickelt und die ausländische Konkurrenz als größere Bedrohung empfunden wird als die einheimische. Sie basieren auf dem Informationsaustausch zwischen den japanischen Wettbewerbern, aber

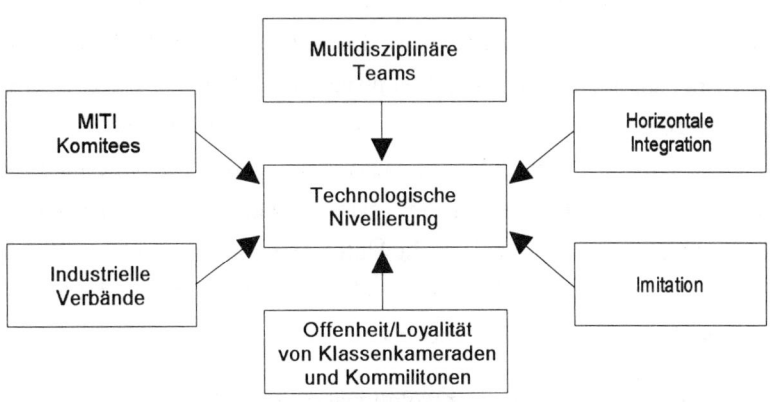

Abb. 2-2:Mechanismen, die die Aufrechterhaltung eines technologischen Vorteils verhindern

verlieren gewöhnlich ihre Wirksamkeit, sobald japanische Unternehmen eine international führende Stellung erlangen.

Interdisziplinäre Teams

Im schlanken Unternehmen wird die Produktentwicklung von großen interdisziplinären Teams getragen. Diese Teams setzten sich aus unternehmensinternen Vertretern der Konstruktions-, der Produktions-, und der Marketingabteilung sowie aus externen Vertretern der Zulieferer und Subunternehmer zusammen. Obwohl sie bei der Konzeption von kundenorientierten Produkten eine wichtige Rolle spielen, neigen diese Teams doch dazu, gegenüber extremen Innovationen zurückhaltend zu sein. Bevor ein neues Produktkonzept implementiert werden kann, muß es erst von dem Entwicklungsteam befürwortet werden. Ein natürlicher Konservativismus erschwert die Akzeptanz von extremen Innovationen, weshalb tendenziell nur geringe Produktveränderungen dominieren. Vier Faktoren bewirken, daß diese Änderungen bei allen Konkurrenten ähnlich sind.

Erstens versucht jedes Unternehmen einer Branche, dieselben Kundensegmente zufriedenzustellen. Zweitens verfügen die im Entwicklungsprozeß verantwortlichen Ingenieure über eine ähnliche Ausbildung und tendieren somit zu gleichen Problemlösungsansätzen. Drittens nutzen die Teams Teardown-Techniken und andere Value Engineering Methoden, um die Konkurrenzprodukte zu analysieren und Ideen von ihnen zu übernehmen. Viertens haben die Teams Zugang zu denselben technischen Quellen. Folglich neigen die Unternehmen tendenziell zu Produktentwicklungen, die auf derselben Technologie basieren und die folglich eine ähnliche Funktionalität aufweisen.

Wenn ein Unternehmen ein „revolutionäres" Produkt am Markt einführt, haben seine Konkurrenten schon ein ähnliches in der Entwicklungspipeline. Durch eine Beschleunigung des Markteintritts ihrer neuen Produktversion gelingt den Konkurrenten meistens in relativ kurzer Zeit nach Markteinführung des „revolutionären" Produktes die Präsentation eines Mee-too Produktes. Nur die plötzliche Überraschung aller Konkurrenten mit einem neuartigen Produkt sichert einen ausreichenden Abstand zwischen der Einführung des neuen Produktes und den Nachahmerprodukten. Sony's Walkman traf die Konkurrenten völlig unvorbereitet, so daß es mehr als zwölf Monate dauerte, bis das erste Konkurrenzprodukt auf den Markt kam, was normalerweise in der japanischen Unterhaltungselektronikindustrie innerhalb weniger Monate geschieht.

Horizontale Integration

Japanische Unternehmen bauten intensive Beziehungen zu ihren Zulieferern auf, um den ständigen Neuentwicklungsprozeß voranzutreiben und eine beschleunigte Anpassung an Nachfrageveränderung zu ermöglichen. Die Zusammenarbeit von horizontal verflochtenen Unternehmen verstärkt die Technologiediffusion begünstigt durch kooperative Vereinbarungen, die einen ungehemmten Informationsfluß über die Unternehmensgrenzen erfordern.

Der Informationsaustausch schließt auch Forschung, Entwicklung und Produktneuerungen ein. Bei Nissan wurden z.B. „Teilelieferer aufgefordert, Kostensenkungsvorschläge abzugeben. Ein Anreizsystem sollte die Zulieferer motivieren. Wenn eine ihrer Ideen verwirklicht wurde, erhielt der entsprechende Zulieferer einen bedeutenden Prozentsatz der ausgeschriebenen Bedarfsmenge für diese Komponente über einen bestimmten Zeitraum, etwa 50 % für 12 Monate" (COOPER 1994i, 6). Nissan gibt dann die Verbesserungen dieses Lieferanten an dessen Konkurrenten weiter, die diese Innovationen übernehmen und sie ebenfalls ihren Kunden und Lieferanten mitteilen. Da viele der Zulieferer Nissans auch andere große Automobilhersteller beliefern, verbreitet sich die Innovation schnell innerhalb und außerhalb der Industrie.

Imitation

Die ausgeprägte Neigung japanischer Unternehmen, ihre Zulieferer und Konkurrenten nachzuahmen, verstärkt ebenfalls den schnellen Technologietransfer. Nach der konfuzianischen Philosophie gilt es als ehrenvoll, jemanden nachzueifern, und als Ehre, imitiert zu werden. In Japans traditioneller Lehrform unterrichtet der Sensei - der Meister - seine Schüler durch Demonstration und gilt als Vorbild. Die Schüler kopieren die Verhaltens- und Denkweisen ihres Meister so lange, bis sie sich die nötigen Fähigkeiten angeeignet haben, um selbst Meister zu werden. Diese Art des Unterrichtens hat immer noch einen Einfluß auf die japanische Gesellschaft, und mit der Hilfe der Massenmedien können sich bedeutende Innovationen sehr schnell verbreiten. Zum Beispiel wurde das Preissteuerungssystem der Higashimaru Shoyu Co. Ltd. unter anderem von der Kirin Brewery Co. Ltd. dokumentiert und übernommen. Auf ähnliche Weise wurden auch das Taiyo-System und die Teardown-Methoden von Isuzu publiziert und überall in Japan verbreitet.

Loyalität gegenüber Schulkameraden und Kommilitonen

Ein anderer gesellschaftlicher Mechanismus, der zu Technologietransfer führt, ist die starke Loyalität und Verbundenheit der Ingenieure gegenüber ihren ehemaligen Klassenkameraden und Kommilitonen. In der konfuzianischen Philosophie ist die Loyalität gegenüber Klassenkameraden (die fast mit Brüdern gleichgesetzt werden) genauso stark wie die Loyalität zur eigenen Firma. Klassen- und Studientreffen (die sehr häufig stattfinden) sind durch einen regen Erfahrungsaustausch geprägt. Es wird offen über die aktuellen Forschungs- und Arbeitsinhalte sowie die wichtigsten Errungenschaften und Leistungen ihres Unternehmen gesprochen. Dieser Erfahrungsaustausch verhindert, daß ein einzelnes Unternehmen einen technologischen Vorsprung gewinnt und ihn aufrechthält. Der Chef der Entwicklungsabteilung von Olympus verneint, daß dieser Mechanismus für den japanischen Kameramarkt heute noch von Bedeutung sei, gibt aber zu, daß er eine wesentliche Rolle beim Aufbau der japanischen Industrie gespielt habe.

Industrieverbände

Industrieverbände stellen einen weiteren Mechanismus zum Technologietransfer zwischen den Firmen dar. Während einige dieser Verbände finanziell vom Ministry of International Trade and Industry (MITI) gefördert werden, bildeten sich andere als private Interessengemeinschaften verschiedener Firmen. Ein Hauptzweck dieser Verbände ist die Ausrichtung von Arbeitskreisen und Tagungen, bei denen Informationen offen ausgetauscht werden. Verbände wie das Japan Productivity Center organisieren Touren in andere Länder, z.B. in die USA, während derer Konkurrenten gemeinsam reisen und über ihre Beobachtungen Berichte verfassen. Über den Austausch und die Diskussion dieser Erfahrungen und Eindrücke wirken die Verbände und Reisen ebenfalls als Mechanismus für die Technologiediffusion.

MITI Komitees

Oft erkennt das MITI schon frühzeitig Technologien, die für eine Branche zum entscheidenden Erfolgsfaktor werden können. Ist das MITI der Auffassung, daß die Ressourcen für die Weiterentwicklung einer Technologie nicht von einem einzelnen Unternehmen aufgebracht werden können, dann bewirkt es die Gründung eines Komitees mit den größten Wettbewerbern der Branche. Die Bildung eines solchen Komitees signalisiert die Bedeutung der Technologie und die Richtung, in die sie möglicherweise weiterentwickelt werden sollte. Die Komitees des MITI bringen das beste technische Know-How einer Branche zusammen, wobei der technologische Wissensaustausch verhindert, daß Wettbewerber in keinen zu großen Rückstand geraten, selbst wenn einem Unternehmen ein technologischer Durchbruch gelingt. Die Entwicklung des

VLSI Chip (very large scale integration chip) ist auf ein MITI Komitee aus fünf der sechs größten japanischen Computerchipproduzenten zurückzuführen (BORRUS, 1988, 97).

Die Wirksamkeit des Technologieaustausches auf der Basis der MITI Komitees, der Industrieverbände und der Loyalität unter den Klassenkameraden und Kommilitonen wurde durch die zunehmende Führungsstellung japanischer Unternehmen im internationalen Wettbewerb beeinträchtigt. Diese Unternehmen sind an einem Informationsaustausch nicht mehr interessiert. Industrieverbände beispielsweise agieren nicht länger als Mittler für den Technologietransfer, sondern kümmern sich um Koordination, Bildung und Schulung. Die gemeinsamen Projekte in den MITI Komitees führen nicht mehr zum Technologietransfer, sondern sind nur noch richtungsweisend für zukünftige Entwicklungen. Folglich ziehen sie auch nicht mehr die „hellsten Köpfe" der teilnehmenden Unternehmen an. Diese verbleiben vielmehr innerhalb ihres Unternehmens und leiten dort die Forschungsprojekte zur Anwendung der neuen Technologien.

Wie die beiden Entstehungsgründe der Konfrontationsstrategie den Wettbewerb beeinflußten

Die Rolle der beiden Faktoren, die zur Anwendung der Konfrontationsstrategie führten, soll nachfolgend im Rahmen des Erfolgsdreiecks erörtert werden. Das schlanke Unternehmertum verschob die **minimal tragbaren Werte und die maximal erzielbaren Werte** für die Qualität und Funktionalität nach außen. Gleichzeitig sanken die minimal erreichbaren Kosten, was mit einer Abnahme des **minimal akzeptablen und des maximal erzielbaren** Verkaufspreises einher ging (vgl. Abb. 2-3). Schließlich sorgte der schnelle Technologietransfer dafür, daß die Funktionalität von Konkurrenzprodukten relativ ähnlich war, wodurch die

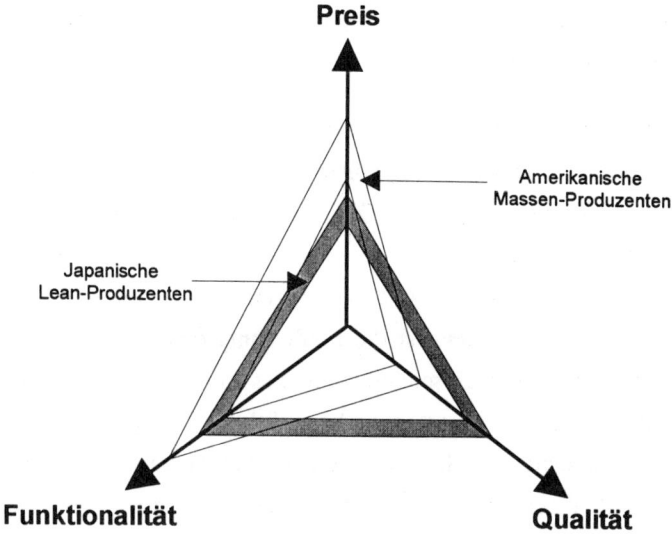

Abb. 2-3: Auswirkungen von Lean Production

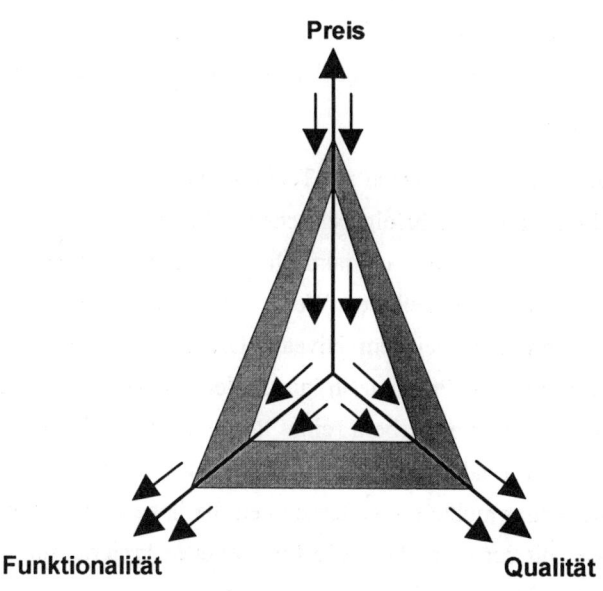

Abb. 2-4: Die Auswirkungen eines schnellen Technologietransfers

Erfolgsbereiche der Merkmale Kosten/Preis, Qualität und Funktionalität noch weiter verkleinert wurden (vgl. Abb. 2-4).

Diese Faktoren wirkten auf jedes einzelne Merkmal des Erfolgsdreiecks und beeinflußten so die Erfolgszonen verschiedener Produkte. In vielen japanischen Firmen steigerten TQM-Programme das maximal erzielbare Qualitätsniveau, so daß jede weitere Verbesserung kaum noch einen höheren Kundennutzen bewirkt hätte. Wenn Fehlerquoten in Parts per Million gemessen werden, ist die Entdeckung eines Fehlers durch den einzelnen Kunden unwahrscheinlich, und es ist noch viel abwegiger, daß der Kunde Qualitätsverbesserung bemerkt! Die Forderung der japanischen Konsumenten nach einem hohen Qualitätsniveau schraubte den gerade noch akzeptierten Wert in die Höhe. Folglich war der Erfolgsbereich des Qualitätsmerkmals bei den meisten Produkten sehr klein, und Qualität entwickelte sich zu einem Hygienefaktor, der vernachlässigt werden konnte, solange man ihn unter Kontrolle hatte. Das bedeutet jedoch nicht, daß die Unternehmen ihre TQM-Programme aufgegeben hätten. Qualitätsverbesserungen erschlossen interne Nutzenpotentiale, wie z.B. eine Verringerung der Anzahl der Arbeiter am Montageband, die schnellere Einführung der nächsten Technologiegeneration und Kostensenkungen.

Die skizzierten Mechanismen zur Technologiediffusion hatten eine ähnliche Schrumpfung des Erfolgsbereichs der Funktionalität zur Folge. Ein technologischer Vorteil war praktisch unmöglich aufzubauen. Deshalb lagen die maximal erzielbaren Werte für die Funktionalität bei allen Wettbewerbern auf gleichem Niveau. Die Fähigkeit eines schlanken Unternehmens, neue Produkte in kurzer Zeit am Markt einzuführen, erschwerte den Wettbewerbern eine Produktdifferenzierung. Dennoch blieb die Funktionalität ein bedeutender Wettbewerbsfaktor. Zur Rentabilitätssicherung mußte ein Unternehmen die hohe Geschwindigkeit beherrschen, mit der es funktionelle Innovationen kreierte, um seine Produkte innerhalb der Erfolgszonen zu halten.

Die Entwicklung des schlanken Unternehmertums und die daraus resultierenden verschärften Wettbewerbsbedingungen, die einen dauerhaften technologischen Vorsprung unmöglich machten, ließen den Preisspielraum des Erfolgsbereichs schrumpfen. Während die Unternehmen ihre Effizienz steigerten, führte die Forderung nach der Losgröße Eins und der Nullfehlerproduktion dazu, daß alle Unternehmen dieselbe Produktionstechnologie bei weitgehend gleichem Kostenniveau einsetzten.

Da ein technologischer Vorsprung auf Dauer nicht zu verteidigen war, konnten die Unternehmen funktionell gleichwertige Produkte kaum zu geringeren Kosten herstellen. Als Resultat dieser beiden Faktoren schrumpfte der Erfolgsbereich des Preismerkmals.

Mit dem Rückgang der Erfolgsbereiche aller drei Merkmale wurde auch die Erfolgszone kleiner. Schließlich dominierte die Konfrontationsstrategie. Wenn die Unternehmen mit ihren neuen Produkte die Erwartungen der Kunden nicht erfüllten (d.h. die Produkte außerhalb der Erfolgszone lagen), so führte dies zum Verlust von Marktanteilen, wie der Kamerahersteller Olympus Optical feststellte:

> Mitte der 80er Jahre rutschte Olympus beim Geschäft mit Fotokameras in die Verlustzone. 1987 waren diese Verluste beträchtlich. Das Top Management führte diese Einbußen auf eine Reihe von internen und externen Gründen zurück. Die wichtigsten internen Ursachen lagen in einer schlechten Produktplanung, dem Ausbleiben von Verkaufsschlagern und Qualitätsproblemen. (COOPER, 1994j, 23)

Um das Kamerageschäft zu retten, ergriff das Management von Olympus im Hinblick auf alle drei Merkmale des Erfolgsdreiecks Maßnahmen:

> Das Top Management von Olympus reagierte auf die Verluste, indem sie ein ehrgeiziges Dreijahresprogramm aufstellte, um das marode Geschäft mit den Fotoapparaten zu sanieren. Das Herzstück dieses Programms bestand aus drei Zielen: Erstens: Die verlorenen Marktanteile durch die Einführung neuer Produkte zurückgewinnen. Zweitens: Die Produktqualität drastisch verbessern. Und drittens: Die Produktionsko-

sten mit einem umfassenden Paket von Kostensenkungsprogrammen reduzieren. (COOPER 1994j, 23)

Um die Konfrontationsstrategie zu umgehen, hätten die japanischen Unternehmen alternativ - dem Beispiel der europäischen Kartelle folgend - den Markt in verschiedene Segmente aufteilen können, die von den einzelnen Firmen beherrscht worden wären. Hätten sich trotzdem Konkurrenzsituationen nicht vermeiden lassen, so wären doch durch hohe Preise angemessene Gewinne für alle gesichert gewesen. Warum sind die japanischen Unternehmen nicht nach diesem Prinzip vorgegangen? Die Hauptgründe bestanden in der Anwesenheit von ausländischen Konkurrenten auf dem japanischen Markt, so daß die *Dango*-Strategie nicht durchsetzbar war, und in der Einstellung der japanischen Arbeiter zu ihrem Unternehmen. Der Erfolg ihrer Firma steht für japanische Arbeiter in viel engerem Zusammenhang mit ihrem Selbstwertgefühl als das bei ihren westlichen Kollegen der Fall ist. Für japanische Arbeiter ist es wichtig, zum „besten" Unternehmen zu gehören, und das „beste" Unternehmen zeichnet sich durch konkurrenzüberlegene Produkte, Technologieüberlegenheit und durch eindrucksvolles langfristiges Wachstum aus. Lebenslange Arbeitsverträge stärken diese Beziehung zwischen dem Selbstwertgefühl und dem Erfolg der Firma noch mehr. Vergütungssysteme bevorzugen lange Betriebszugehörigkeit und unterstützen diese Beziehung ebenfalls. Die Angestellten sind sich dessen bewußt, daß sie bei Erfolg der Firma ebenfalls begünstigt werden. Berufseinsteiger erhalten niedrigere Gehälter, sie wissen aber, daß sie im Laufe der Zeit in den Genuß von Gehaltserhöhungen kommen und schließlich gut bezahlt sein werden, wenn ihre Firma die „Beste" ist.

Auf dem extrem wettbewerbsintensiven japanischen Markt hängt die Führungsposition eines Unternehmens davon ab, ob ihr erfolgreiche Neuprodukteinführungen gelingen. Nicht der „Beste" zu sein, läßt die Angestellten ihr Gesicht verlieren und sie an der Fähigkeit des Unternehmens zweifeln, langfristig sichere Arbeitsplätze zu bieten. Dieser Wunsch, an der Spitze zu stehen bzw. als Bester angesehen zu werden, erschwert die Entstehung von Kartellen und Nischenunternehmen. Um ein Kartell am Leben zu halten, müssen die Mitglieder gegenseitig ihren Erfolg akzeptieren; doch dies wird durch das Streben nach Überlegenheit vereitelt. Nischenanbieter werden als potentiell gefährliche Konkurrenten eingestuft aufgrund der Gefahr, daß sie in der Zukunft plötzlich aus ihrer Nische den Markt angreifen. Das Verlangen nach Spitzenleistungen wirkt als ständiger Antriebsmotor für neue Technologien. Unter der Konfrontationsstrategie hält kein Unternehmen lange die Führungsposition, so daß ein natürlicher Anreiz zur Leistungssteigerung des Unternehmens erhalten bleibt.

Zusammenfassung

Vielfältige Kräfte bewegten die japanischen Unternehmen zur Anwendung der Konfrontationsstrategie, doch sind insbesondere drei Faktoren hervorzuheben:

- Die Entstehung des schlanken Unternehmertums.

- Die Existenz von Mechanismen für einen intensiven Technologietransfer zwischen den Konkurrenten, so daß faktisch die Entwicklung und Verteidigung eines dauerhaften Wettbewerbsvorteils verhindert wurde.

- Die hohe Loyalität und Verbundenheit der japanischen Angestellten gegenüber ihrem Unternehmen und seinem Erfolg.

Kurze Reaktionszeiten eines schlanken Unternehmens machen produktbezogene Wettbewerbsvorteile zu kurzlebig, als daß man sie dauerhaft aufrechterhalten könnte. Jeder gewonnene Vorsprung wird so schnell eingeholt - Nachfolgeprodukte erscheinen schon nach wenigen Monaten auf den Markt - so daß sich eine Firma in den Augen der Kunden kaum von der Konkurrenz hervorheben kann. Dieses schnelle Nachziehen der Konkurrenz kann den Vorteil des Pioniers fast völlig zunichte machen.

Da schlanke Unternehmen effizienter und in kleineren Losgrößen Produkte herstellen als die Massenproduzenten, werden viele Nischen nun dem Wettbewerb ausgesetzt. Erfolgreiche Nischenstrategien auf der Basis dauerhafter Wettbewerbsvorteile sind daher unwahrscheinlich. Die kurzen Reaktionszeiten und eine wirtschaftliche Kleinserienfertigung schränken die Möglichkeiten der Unternehmen zur Schaffung und Verteidigung langfristiger Konkurrenzvorteile ein.

Daneben existieren einige Mechanismen für den schnellen Technologietransfer, die einen dauerhaften technologischen Vorsprung eines Unternehmens verhindern. Multidisziplinäre Teams, horizontale Integration, Imitationsfreude, die Loyalität gegenüber Klassenkameraden und Kommilitonen sowie die Existenz von Industrieverbänden und von MITI-Komitees unterstützen den unternehmensübergreifenden Technologietransfer. Da alle Produkte unter technologischen Gesichtspunkten praktisch ebenbürtig sind, müssen sich Firmen der Konfrontationsstrategie zuwenden.

Des Rätsels Lösung, warum japanische Unternehmen die Konfrontation bevorzugen, liegt in der extremen Loyalität der japanischen Arbeiter gegenüber ihren Betrieben und in der Verbindung ihres persönlichen Selbstwertgefühls mit dem Erfolg der Firma begründet. Dies erschwert es den japanische Unternehmen, sich mit einem zweiten Platz zufrieden zu geben, woraus das Streben nach Spitzenleistungen in jeglicher Hinsicht erwächst. Dies steigert die Wettbewerbsintensität und zwingt die Unternehmen zur Konfrontation.

In bezug auf das Erfolgsdreieck verringerte das schlanke Unternehmertum die Bedeutung des Preismerkmals, das im Zuge der Massenproduktion tendenziell die anderen beiden Merkmale dominierte. Die Fähigkeit des schlanken Unternehmens, Produkte von hoher Qualität und Funktionalität zu niedrigen Kosten zu produzieren, veranlaßte die Unternehmen zu einem aggressiven Wettbewerb auf Basis aller drei Merkmale des Erfolgsdreiecks. Deshalb müssen Unternehmen, die sich die Konfrontationsstrategie zu eigen machen, die Ausprägungen der drei Merkmale sehr sorgfältig steuern und überwachen. Wenn das Produkt den Kundenanforderungen hinsichtlich Preis, Qualität oder Funktionalität nicht entspricht, fällt es aus seiner Erfolgszone und wird zum Mißerfolg. Deshalb ist das Management des Erfolgsdreiecks, dem sich das nächste Kapitel widmet, von zentraler Bedeutung für den Erfolg beim Wettbewerb durch Konfrontation.

KAPITEL 3

PRODUKTPLANUNG UND VERKAUFSSTRATEGIEN

Zur Sicherung der Unternehmensrentabilität müssen genügend Produkte innerhalb der Erfolgszone liegen und ausreichende Gewinne abwerfen, um sowohl die Kosten für am Markt gescheiterte Produkte zu decken als auch die Gewinnziele des Unternehmens zu erfüllen. Dementsprechend sollten Manager in der Lage sein, die Veränderungen der Produkterfolgszonen vorauszuahnen, wobei in den meisten japanischen Firmen Marktforschungen und Konsumentenanalysen den Manager unterstützen. Die meisten dieser Unternehmen führen zwei Arten von Analysen durch, kurzfristige und langfristige. Die kurzfristige Analyse liefert Informationen für das Management des aktuellen Produktsortiments, indem sie das Kaufverhalten untersucht und aktuelle Konsumentenwünsche aufzeigt sowie die Konkurrenz und deren Ansätze zur Marktbearbeitung beobachtet. Die langfristige Analyse richtet sich auf die zukünftigen Veränderungen der Erwartungshaltung und Einstellungen der Konsumenten, auf deren Basis potentielle Märkte und Produkte aufgespürt werden sollen. Mit diesen Informationen kann das Unternehmen den zukünftigen Produktmix managen. Es ist jedoch nicht die Durchführung einer Konsumentenanalyse oder langfristigen Planung, in der sich ein nach der Konfrontationsstrategie agierendes Unternehmen von anderen unterscheidet, sondern die Intensität und die Sorgfalt, mit der bei diesen Prozessen vorgegangen wird.

Die Integration des Erfolgsdreiecks in den Produktplanungsprozeß

Kurzfristige Marktanalysen geben dem Unternehmen Auskunft über die momentanen Kundenwünsche und gewährleisten soweit wie möglich, daß die vorhandenen Produkte innerhalb ihrer Erfolgszone bleiben. Größtenteils sind die Kunden heutzutage gut über das aktuelle Produktangebot informiert und präferieren gewöhnlich nur Produkte, die auf dem neuesten Stand der Technik sind. Sie sind einem Unternehmen gegenüber nicht besonders loyal eingestellt und wechseln ohne Zögern die Marke, wenn das Unternehmen nicht das geforderte Produkt anbietet oder wenn das offerierte Produkt in der gewünschten Preisklasse nicht das beste ist. Um die Kunden an das Unternehmen zu binden und zufriedenzustellen, müssen eine Vielzahl von Produkten auf für den Kunden akzeptable Preisniveaus angeboten werden. Aus eben diesem Grund sah sich Olympus dazu veranlaßt, eine komplette Produktlinie anzubieten:

> Die Entscheidung für eine vollständige Produktlinie basierte auf zwei grundlegenden Annahmen: Erstens, daß die japanischen Verbraucher im Laufe der Zeit zu hochwertigeren Produkte wechseln, und zweitens, daß nur ein lückenloses Produktlinienangebot dem Unternehmen eine ausgeglichene Stellung auf dem Gesamtmarkt verschafft. Spezialisiert sich ein Unternehmen auf das unteren Preissegment, so hätte es keinen Zugang zu der High-End Technologie, die sehr bald den Standard für die untere Preislage setzt. Bei einer Konzentration auf die obere Preisklasse besäße es nicht die Loyalität der Kunden, die sich aus den unteren Preisklassen heraufkaufen. (COOPER 1994j, 6)

Eine komplette Produktlinie gibt dem Kunden kaum noch einen Anlaß, Konkurrenzangebote einzuholen und eliminiert praktisch die Nischenkonkurrenten. Wenn jedoch im Produktangebot eine Lücke klafft, werden die Konsumenten abwandern, und das Unternehmen wird erst dann wieder eine Gelegenheit haben, sie zurückzugewinnen, wenn die Kunden mit dem neuen Anbieter nicht mehr zufrieden sind. Folglich lassen die meisten Unternehmen keine Lücke im Produktsortiment zu, nur weil einfach ein Produkt unrentabel ist. Da Kunden bei einem fehlenden Produktangebot einfach zu einem anderen Anbieter gehen werden, muß in jeder Profitabilitätsberechnung auch der zukünftige Gewinn berücksichtigt werden, der aus nachfolgenden Käufen des zufriedenen Konsumenten des scheinbar unrentablen Produktes resultiert.

Um eine optimale Produktvielfalt vorzuhalten, d.h. so wenige Varianten wie möglich und so viele wie nötig anzubieten, segmentieren die meisten Unternehmen ihre Märkte. Für jedes Segment ist eine bestimmte Hauptfunktion oder ein Funktionalitätsbündel kaufentscheidend. Bei Sony beispielsweise war

> die Produktpalette so konzipiert, daß sich ein Gleichgewicht zwischen Rentabilität und Kundenorientierung ergab. Auf der einen Seite hätten viele Modelle hohe Produktions- und Vertriebskosten nach sich gezogen, während andererseits bei zu wenigen Produkten ein hoher Anteil der Nachfrage an die Konkurrenz verlorengegangen wären.... Die Verantwortlichen der Produktgruppe Walkman war überzeugt, daß die Eliminierung eines beliebigen Modells eine deutliche Lücke in die Produktpalette der Abspielgeräte reißen und Sony dabei Marktanteile verlieren würde. Es gab z.B. fünf Abspielgeräte, von denen jedes ein ganz bestimmtes Marktsegment abdeckte. Die beiden günstigsten Modelle schufen den Markt für das beliebteste Modell. Die beiden anderen Modelle wiesen jeweils besondere Kaufeigenschaften auf und focussierten auf ein bestimmtes Marktsegment: Das wasserfeste Modell wurde vor allem von Sportlern gekauft, und das Gerät mit Auto Reverse war bei Sprachstudenten sehr beliebt wegen der Möglichkeit zum fortlaufenden Abspielen ihrer Sprachkassetten. (COOPER 1994l, 5-6)

Die Anzahl der bedienten Marktsegmente wird auf zwei Arten gesteuert. Zum einen gibt das Unternehmen das unterste und oberste Segment im Hinblick auf den Preis vor, d.h. es wird vermieden, sehr billige oder sehr teure Produkte anzubieten. Olympus verkauft z.B. keine Kameras unter einem bestimmten Preisniveau und hat sich aus dem Markt der hochwertigen Spiegelreflexkameras zurückgezogen. Statt dessen erhöhte Olympus die Funktionalität der Kameras ihrer untersten Preisklasse und brachte eine hochinnovative Modellreihe basierend auf der Spiegelreflextechnik auf den Markt, anstatt in der gehobenen Klasse des Spiegelreflex-Segments weiterzukonkurrieren. Zum anderen kann das Unternehmen seine Produkte einem Redesign unterziehen, um eine größere Zahl von Kunden anzusprechen. Bei dieser Strategie können mit weniger Produkte derselbe Kundenkreis bedient werden - jedoch mußte hier mit einer größeren Sorgfalt vorgegangen werden, denn normalerweise verringert sich hierbei die Kundenzufriedenheit insgesamt.

Marktveränderungen führen zu Segmentverschiebungen und zwingen das Unternehmen zum Überdenken ihrer Segementierungsstrategie. Für manche Unternehmen wird sich die optimale Anzahl der Segmente (und damit auch der Produkte) möglicherweise verringern. Gezielte Produktmodifikationen erlauben hier die Bedienung größerer Segmente. Zum Beispiel hat Nissan versucht, seine Produktvielfalt zu verkleinern, während es gleichzeitig durch eine Neupositionierung der Produkte eine angemessene Segmentabdeckung anstrebte:

> Die tendenzielle Homogenisierung der Verbrauchernachfrage auf den drei Hauptmärkten (Japan, Nordamerika und Europa) schwächte die Forderung nach Entwicklung von speziellen Modellen für die einzelnen Märkte ab. Die mit der gestiegenen Produktvielfalt verbundenen höheren Differenzierungskosten erschwerten die Realisierung eines akzeptablen Gewinniveaus, wenn die Anzahl der Neueinführungen pro Jahr zu groß war. Dieser Zusammenhang ließ Nissans Geschäftsführung vermuten, daß ihre Unternehmensrentabilität durch eine Straffung der Produktpalette bei gleichzeitig unverminderten Forschungsaufwand und Marketingengagement erhöht werden könnte. (COOPER 1994i, 2)

Im Gegensatz dazu hat Olympus seine Produktvielfalt ausgeweitet und versucht, durch eine größere Modellanzahl Marktanteile zu gewinnen. Diesem Vorgehen liegt die Annahme zugrunde, daß mit einer größeren Auswahl besser auf die Kundenwünsche eingegangen werden kann.

Die Entscheidung von Olympus, in einigen Preiskategorien mehrere Modelle anzubieten, stützte sich auf die Beobachtung, daß der Marktanteil in diesen Preisklassen erheblich größer war als in den anderen. Bei den hohen Absatzzahlen ließen sich aufgrund unterschiedlicher Kundenwünsche neue Marktcluster bilden, so daß diese gewinnsteigernd mit speziellen, auf diese Vorlieben ausgerichteten Kameras bedient werden konnten. Bei dieser neuen Strategie verhielt sich die Anzahl der neueingeführten Modelle in jeder Preisklasse ungefähr proportional zur Größe des Marktes. (COOPER 1994j, 6)

Auf diese Weise setzt Olympus sowohl die horizontale als auch die vertikale Produktdifferenzierung zur Marktanteilsausdehnung ein. Vertikale Produktdifferenzierung bedeutet, daß Produkte mit einem wesentlich höheren Funktionalitätstandard konzipiert werden als es bisher möglich war, z.B. eine Kompaktkamera mit einem Weitwinkelzoomobjektiv. Mit der erhöhten Funktionalität kann das Unternehmen neue Preise setzen. Horizontale Differenzierung bezeichnet die Entwicklung von Kameras mit unterschiedlichen Funktionalität (-sbündeln), aber auf einheitlichem Preisniveau. Der eigentliche Vorteil dieser Produktvermehrung besteht in der Erhöhung der Kundenzufriedenheit aufgrund der Übereinstimmung der Kundenwünsche mit der Produktfunktionalität bei einer größeren Anzahl von potentiellen Käufern. Diese Strategie ist in Abb. 3-1 dargestellt.

Die Entscheidung hinsichtlich der Veränderung des Sortiments ist ein komplexer Prozeß. Innerhalb der Firma können unterschiedliche Ansichten über die Notwendigkeit zur Vergrößerung, Verkleinerung oder Beibehaltung der Produktpalette existieren. Zu viele Produkte können auch Kundenunzufriedenheit entstehen lassen, da eine zu große Auswahl die Transparenz vermindert und den Kunden vor das Problem stellt, das für ihn „beste" Produkt auszusuchen. Sony gibt dafür ein Beispiel:

In den frühen 90er Jahren zwang der weltweite Wachstumseinbruch auf dem Unterhaltungselektronikmarkt die Unternehmen, ihr gesamtes Produktangebot zu restrukturieren und zu verringern. Besonders der Vorstandsvorsitzende von Sony kündigte an, daß Sony die Anzahl der Produktvariationen verringern und statt dessen die Produktlebensdauer

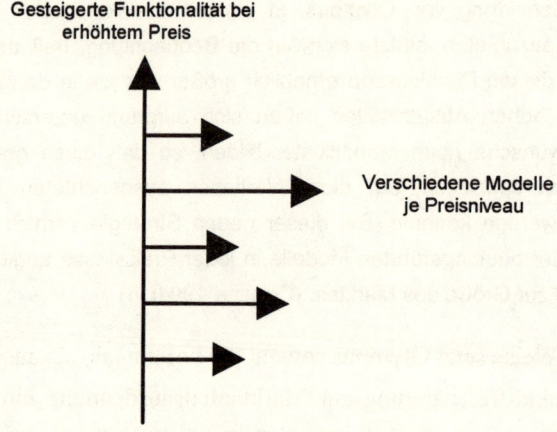

Abb. 3-1: Die horizontale und vertikale Differenzierungsstrategie für Kameras bei Olympus

erhöhen wolle. Dieser Druck stellte das Geschäftsfeld für Walkmans vor Probleme, denn man war der Überzeugung, daß das laufende Produktangebot nicht sinnvoll verringert werden könnte. (COOPER 1994l, 5)

Es ist die Aufgabe der strategischen Produktplanung, Veränderungen in der Konsumenteneinstellung und Nachfrageverschiebungen zu antizipieren sowie sicherzustellen, daß zukünftige Produkte zum Zeitpunkt des Markteintritts den Kundenbedürfnissen entsprechen. Diese Planung muß Veränderungen in der Lage der Erfolgszone des Produktes voraussehen und diese Information in den Gestaltungsprozeß zukünftiger Produkte einfließen lassen. Da die Produktfunktionalität entsprechend dem Bedürfniswandel angepaßt werden muß, bildet die Beurteilung des Produktangebotes vom Kunden den Ausgangspunkt des Produktplans und somit der Unternehmensstrategie.

In der Automobilindustrie verändern sich die Präferenzen der Konsumenten gegenüber dem Auto ungefähr jedes Jahrzehnt. Wie ein Geschäftsführer von Nissan es beschrieb:

In den 50ern betrachtete der amerikanische Konsument das Auto als Statussymbol. Das Auto spiegelte seinen wirtschaftlichen Erfolg wider. Bei Nissan charakterisierte man diese Konsumenteneinstellung mit „es den Jones von nebenan nachmachen". Als sich immer mehr Leute ein eigenes Auto leisten konnten, verkörperte es die Lebenseinstellung und den Individualismus des Besitzers. Bei Nissan nannte man das „sein eigenes Ding durchziehen". Der Markt in den 60ern forderte eine größere Vielfalt und eine breitere Produktpalette als in den 50ern. Als Ende der 60er Jahre der Trend zur Individualität abebbte, drückte der Konsument mit seinem Fahrzeug aus, zu welcher Gesellschaftsklasse er gehörte. Der Wagen sollte „mit dem Lifestyle übereinstimmen", d.h. Banker wollten Autos, die ihrem Lebensstil entsprachen. Dieser Wandel bedingte noch mehr Modelle und mehr Variationsmöglichkeiten als bisher. In den 80ern verlangten die Kunden dann Autos, die einem vielfältigen Lebensstil gerecht würden, wie ein Verantwortlicher von Nissan beschrieb: „Die alte Segmentierung entsprechend eines einzigen Lifestyles ist nicht mehr zeitgerecht. Jetzt müssen wir Autos bauen, mit denen die Leute tagsüber Banker und abends Punkrocker sein können."
(COOPER 1994i, 1-2)

Bis vor kurzem veranlaßte dieser Trend Nissan dazu, seine Produktpalette zu erweitern und durch die Kundenorientierung wettbewerbsfähig zu bleiben. In den letzten Jahren jedoch schraubte Nissan die Anzahl der verschiedenen Modelle aufgrund der hohen Kosten bei Produkteinführung zurück. Als unvermeidliche Folge dieser Entscheidung wandern mit dem Angebot unzufriedene Kunden zu Konkurrenten ab. Für Nissan liegt die Herausforderung nun darin, den Verlust an Marktanteilen zu minimieren, indem es ein zukünftiges Produktprogramm konzipiert, das eine maximale Anzahl von Kunden anspricht. Sorgfältige Analysen der zukünftigen Kundenwünsche legen den Grundstein für die erfolgreiche Durchführung dieser Strategie:

Die konzeptionelle Entwicklung neuer Modelle basiert auf dieser Meinungsforschung bei den Kunden. Diese Umfragen gaben ein Bild von der Einstellung der Konsumenten gegenüber ihrem Auto. Auf dieser Grundlage konnten die relevanten Eigenschaften, die beim Kauf eines neuen Autos für den Kunden ausschlaggebend sind, identifiziert werden.... Durch ein geschicktes Clustern der Konsumentenpräferenzen lassen sich Segmente bilden, die einen ausreichenden Prozentsatz der Autokäufer enthalten, so daß die Einführung eines speziell auf diesen Kundenkreis zugeschnittenen Modells gerechtfertigt wurde.... Einer der führenden Angestellten von Nissans Marketingabteilung kommentierte dies: „Wenn wir überzeugt sind, daß in vier oder fünf Jahren ein tragfähiger Markt existieren wird, dann werden wir ein Modell konzipieren, daß für diesen Markt genau richtig ist." Somit war jedes Fahrzeugmodell und seine verschiedenen Varianten wie Limousine, Coupé, Kombi oder Lieferwagen auf ein spezielles Kundensegment zugeschnitten. (COOPER 1994i,3)

Die Meinungsumfragen konzentrieren sich auf die Merkmale Preis und Funktionalität des Erfolgsdreiecks. Für Nissan liegt das Qualitätsniveau seiner Fahrzeuge auf einem ausreichend hohen Level, so daß weitere Qualitätsverbesserungen den Produkterfolg kaum beeinflussen. Solange Nissan diesen hohen Qualitätsstandard aufrecht hält, kann das Qualitätsmerkmal aus den Marktanalysen ausgeklammert werden.

Um mit den zukünftigen Produktangeboten eine möglichst große Kundengruppe zu erreichen, unterzieht Nissan im Entwicklungsendstadium alle Fahrzeuge einer sorgfältigen Prüfung:

Zuerst stellen die Entwickler den Produktmix zusammen, den Nissan in den nächsten zehn Jahren zu verkaufen plant. Dieser Mix wurde in einer zweidimensionalen Fahrzeugmatrix mit den Dimensionen Zielmarktsegment und Fahrzeugtyp (d.h. z.B. Limousine oder Coupé) visualisiert. Die Matrix enthielt qualitative Informationen über jedes Modell, wie z.B. seine Preisklasse, über die Zielkunden und ihre Einkommensverhältnisse sowie über verschiedene Spektren von Fahrzeugvarianten. (COOPER 1994i, 3)

Anhand der Produktmatrix, die die Basis für den langfristigen Produktplan bei Nissan bildet, wird die grobe Entwicklungsrichtung neuer Produkte festgelegt. Der Produktplan orientiert sich an der langfristigen Produktstrategie des Unternehmens und erstreckt sich normalerweise über einen Zeitraum von fünf bis zehn Jahren, wobei zwei bis drei Produktgenerationen in die Planung eingeschlossen sind.

Olympus verfolgt einen ähnlichen Planungsansatz, hat ihn jedoch den Erfordernissen seines Wettbewerbsumfelds angepaßt. Das Unternehmen konkretisiert seinen Produktplan nur für fünf Jahre (im Gegensatz zu 10 Jahren), um sein langfristiges Gewinnziel zu erreichen. Der eingeschränkte Planungshorizont bei Olympus ist den kürzeren Entwicklungs- und Produktlebenszyklen in dieser Branche (9 Monate gegenüber 18 Monaten bei Nissan) angepaßt. Ebenso wie bei Nissan sind auch bei Olympus im Vorfeld der Produktplanentwicklung ein vielfältiges Spektrum an Informationen zu erheben und breit angelegte Konsumentenanalysen durchzuführen: „Die Informationen für den Planungsprozeß stammen aus sechs Quellen: dem Unternehmensplan von Olympus, einem Technologiebericht, einer Analyse des gesamten Geschäftsumfelds, quantitative Informationen über den Kameraabverkauf, qualitative Informationen über Konsumtrends und einer Konkurrenzanalyse" (COOPER 1994j, 3) Diese Vielzahl von Informationsquellen unterstreicht die Bedeutung, die Olympus der Produktplanung zumißt (vgl. Abb. 3-2). Der kürzliche Turnaround des Unternehmens war auf eine bessere Produktplanung zurückzuführen. Um die Planungseffizienz zu verbessern, hat das Unternehmen sowohl die Breite als auch die Quantität der erhobenen und ausgewerteten Informationen vergrößert. Der Unternehmensplan spielt eine klar umrissene, zentrale Rolle bei der Gestaltung der Produktplanung: „Der von Olympus Führung entwickelte Unternehmensplan setzt den Rahmen für die zukünftige Geschäftsgestaltung durch die Vorgabe von Hauptproduktlinien, gibt die gewünschte Rentabilität des Unternehmens und seiner Divisionen vor sowie definiert den Beitrag jeder Hauptproduktlinie zum Aufbau des Unternehmensimages." (COOPER 1994j, 3).

Ständige technologische Neuerungen, insbesondere Technologiepatente, sind für Olympus zur Erhaltung eines Funktionalitätsvorsprungs entscheidend. Zum Beispiel etablierte Olympus den Trend zum Bau immer kleinerer Kameras als Kernkompetenz und konnte die Stylus - eine äußerst erfolgreiche kleine Kompaktkamera - auf den Markt bringen. Unternehmen wie Olympus, die hauptsächlich in funktionalitätsorientier

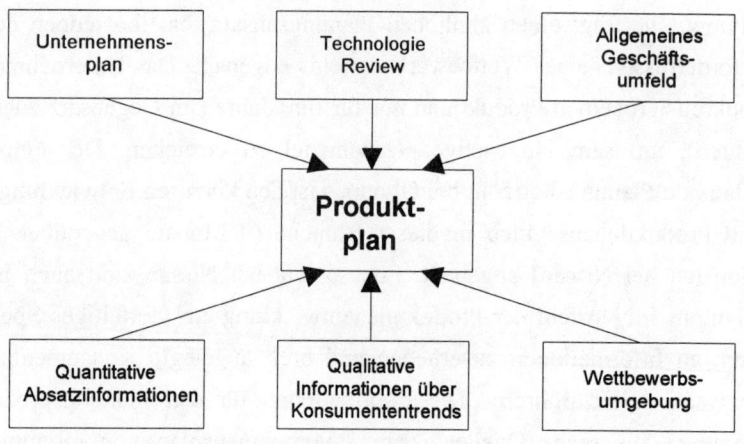

Abb. 3-2: Das Produktplanungssystem von Olympus

ten Märkten agieren, müssen sich durch Produkte mit unverwechselbaren Eigenschaften von der Konkurrenz abheben. Obwohl diese Eigenschaften keine dauerhafte Produktdifferenzierung sichern, erzeugen sie doch zumindest zeitweise Pioniervorteile. Um Ansatzpunkte für die Realisierung eines Technologievorteils zu finden, betreibt Olympus deshalb beträchtlichen Aufwand für Technologiereviews, deren Ergebnisse dann in den Produktplan eingehen:

> Der Technologiebericht bestand aus zwei Teilen. Der erste enthielt eine Abschätzung über die Beeinflussung des Kameramarktes durch momentane und zukünftige technologische Entwicklungen. Die digitale Bildaufnahme z. B. befand sich in einem Stadium, in dem elektronische Kameras sehr bald sowohl technisch als auch wirtschaftlich eine sinnvolle Alternative für die herkömmlichen Kameras darstellen, deren Bilderstellung auf einer chemischen Reaktion beruht. Olympus war einer der Vorreiter bei dieser Technologie und hatte 1990 die erste elektronische Kamera auf den Markt gebracht. Der zweite Teil des Berichts analysierte, ob Olympus eine eigene Technologie entwickelt hatte, die für einen Wettbewerbsvorteil zu nutzen war. Beispielsweise hatte Olympus eine fortschrittliche elektronische Verschlußeinheit kreiert, die die Autofokussteuerung und das Linsensystem integriert, wodurch erheblich

Produktplanung und Verkaufsstrategien 69

kleinere Kameras gebaut werden konnten. Diese Verschlußeinheit ermöglichte es dem Unternehmen, die Eigenschaft „klein und handlich" als besonderes Image seiner Kameras herauszustellen. (COOPER 1994j, 3-4)

Zusätzlich zu diesen Technologiereviews führt das Unternehmen umfassende Marktanalysen zur Abschätzung der Entwicklung des allgemeinen Unternehmensumfeldes und des 35 mm-Kameramarktes durch:

Die Analyse des allgemeinen Unternehmensumfelds versuchte, die Auswirkungen von Umfeldveränderungen auf die Absatzzahlen der Kameras und auf die Geschäftsrentabilität zu beurteilen. Dabei wurden Faktoren wie Wechselkurse, Absatzkanäle der Kameras und der Einfluß anderer Konsumartikel berücksichtigt. Insbesondere die Verkaufswege waren von besonderer Bedeutung, da in den 80er Jahren der Anteil von über Fachgeschäften abgesetzten Kameras von 70% auf 40% gefallen war.... Die Betrachtung anderer Konsumartikel war deshalb wichtig, da aus Konsumentensicht einige von ihnen als Alternative für die Anschaffung von Kameras in Frage kamen...

Quantitative Informationen über den weltweiten Absatzmarkt für 35 mm-Kameras wurden primär aus drei Quellen bezogen: Die Inlands- und Exportverkaufsstatistiken des japanischen Wirtschaftsministeriums (Ministry of International Trade and Industry), die Statistik über den Kameraversand zu den größten Überseemärkten (z.B. USA und Europa), die die Mengeneinheiten und den Wert in Dollar aufgeschlüsselt nach Kameratypen enthält und schließlich extern in Auftrag gegebene Umfragen über die Einzelhandelsumsätze der verschiedenen Kameratypen auf jedem Hauptmarkt. (COOPER 1994j, 4)

Auf der Grundlage dieser Analysen des allgemeinen Unternehmensumfeldes und des Marktes für 35 mm-Kameras lassen sich veränderte Konsumentenbedürfnisse erfassen und bewerten. Um den Wandel der Kundenpräferenzen besser zu erkennen und den Einfluß dieser Veränderungen auf die Erfolgszonen der Produkte beurteilen zu können, führt Olympus verschiedene Arten von Konsumentenanalysen durch:

Erstens sammelte Olympus Fragebogen von Käufern, die gerade eine Olympus Kamera erworben hatten.... Zweitens arrangierten Marktforschungsinstitute zwei- bis dreimal im Jahr Gruppeninterviews

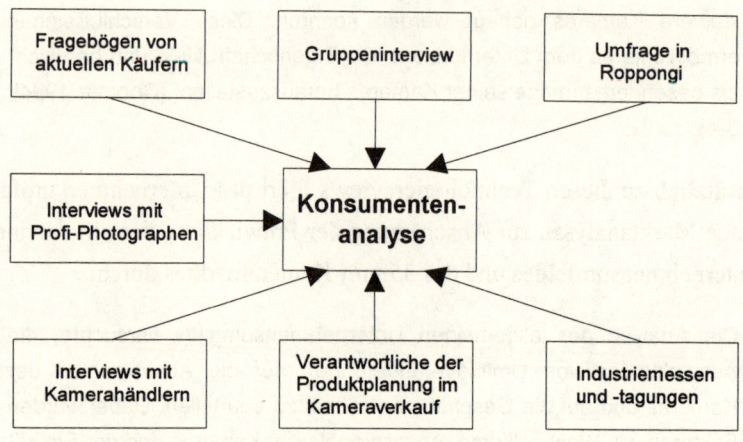

Abb. 3-3: Die Konsumentenanalyse bei Olympus

auf jedem der Hauptmärkte, um Veränderungen der Kundenwünsche zu erfassen. Drittens wurden in Roppongi, dem tonangebenden Modezentrum Tokios, Umfragen durchgeführt. Erfahrungsgemäß galten diese Umfrageergebnisse als eine relativ gute Prognose für zukünftige Veränderungen im Lebensstil der gesamten japanischen Bevölkerung. Viertens wurden Berufsfotografen interviewt, um Informationen über bevorzugte Kameradesigns und über Möglichkeiten zur kundenfreundlicheren Gestaltung von Kompaktkameras zu gewinnen. Fünftens wurden Kameraverkäufer vom Vertriebspersonal von Olympus befragt. Außerdem bezahlte Olympus einen Teil des Gehalts von hochqualifizierten Verkäufern, die in sehr großen Kamerageschäften arbeiteten. Diese Einzelpersonen gaben Olympus ein Feedback darüber, wie ihre Kameras von den Kunden im Vergleich zu den Konkurrenzprodukten angenommen wurden. Sechstens verbrachten Mitglieder des Produktplanungsstabs einen Teil des Jahres im Verkauf, wo sie sich ein Bild von der Einstellung der Kunden und Verkäufer machen konnten. Schließlich besuchten Mitglieder des Planungsstabs Industriemessen und Tagungen, um von dort ein zusätzliches Feedback über Branchentrends zu erhalten. (COOPER 1994j, 4)

Abbildung 3-3 gibt einen Überblick über die einzelnen Informationsquellen der Konsumentenanalyse von Olympus. Diese umfassenden, qualitativen Analysen sind für Olympus wichtig, um Veränderungen der Form bzw. Lage der Erfolgszonen einzelner Produkte einschätzen zu können. Nur wenn nach dem Erkennen eines Wandlungsprozesses auch rechtzeitig auf die Signale reagiert wird, kann Olympus im Konfrontationswettbewerb bestehen.

Da neu eingeführte Konkurrenzprodukte die Erfolgszone von Olympus-Produkten im besonderen Maße beeinflussen, bemüht sich das Unternehmen verstärkt darum, Informationen über die Produktpläne ihrer Konkurrenten zu erhalten:

> Die Wettbewerbsanalyse stützt sich auf alle Informationen, die Olympus über die aktuellen und zukünftigen Produktpläne seiner Konkurrenten sammeln konnte. Die relevanten Informationsquellen umfaßten Presseerklärungen und Ankündigungen der Konkurrenten sowie Patentanträge und Artikel in Patentveröffentlichungen. Diese Informationen nutzte Olympus, um kurz- und langfristige Produkteinführungen der Konkurrenz zu prognostizieren und ihre Marketingstrategie aufzudecken. (COOPER 1994j, 4)

Eine Abteilung des Verkaufs- und Marketingbereichs trägt alle Informationen zusammen, wertet sie aus und erstellt den Produktplan. Dieser integrierte Planungsprozeß richtet das Unternehmen verstärkt auf die Kundenanforderungen aus, wobei eine ausgewogene Mischung von intensiven innovativen Technologieeinsatz und einer Modifikation der vorhandenen Technologie angestrebt wird. Ein zu starker Technologiefokus ist eines der Risiken für Unternehmen, die sich nur auf das Funktionalitätsmerkmal des Erfolgsdreiecks konzentrieren. Für diese Unternehmen ist ein Gleichgewicht zwischen Vertrieb und Marketing, Forschung und Entwicklung sowie Produktion besonders entscheidend. Olympus überarbeitet daher seinen Produktplan sehr sorgfältig:

> Der Produktplanreview sollte die Forderungen des Marktes und die Ressourcen von Forschung und Entwicklung sowie der Produktion ausbalancieren... Zweimal im Jahr treffen sich die Verantwortlichen für das weltweite Marketing mit den Produktplanern, um den erfolgreichen

Absatz der vorgeschlagenen Produktinnovationen auf allen zentralen Märkten der Welt zu sichern. (COOPER 1994j, 5)

Es wird deutlich, daß sowohl Nissan als auch Olympus ausgeklügelte Mechanismen entwickelt haben, um die Bewegungen und Veränderungen des Erfolgsdreiecks zu überwachen und um die Informationen dieser Mechanismen in ihre Produktplanung zu integrieren.

Der Einfluß der Planung auf die Unternehmensstrategie

Da der Produktplan das zukünftige Produktsortiment determiniert, spielt er eine zentrale Rolle bei der Verkettung der Unternehmensstrategie mit dem Erfolgsdreieck. Beispielsweise spiegeln die angesetzten Produktpreise im langfristigen Verkaufsplan - als Teil des Produktplans - die Bemühungen des Unternehmens, die Preis-/Kostendimension zu managen. Der Forschungs- und Entwicklungsaufwand sowie die Höhe der übrigen Kosten, die im Zusammenhang mit der Neuprodukteinführung stehen, verdeutlichen den Intensitätsgrad, mit dem sich ein Unternehmen der Funktionalitätsdimension widmet. Der Grad der beabsichtigten Qualitätsverbesserungen deckt sich mit den Gesamtkosten von TQM-Programmen und dem Anteil der Produktionskosten, der durch Reduzierung von Fehlerquoten und Produktionsunterbrechungen entsteht.

Die Vorgehensweise von Komatsu bei der Gewinnplanung illustriert, wie langfristige Unternehmenspläne eine strategische Stoßrichtung forcieren:

> Der Prozeß der Gewinnplanung begann mit der Entwicklung des langfristigen Unternehmensplanes, der aus den Umsatz-, den Produktions- und Produktentwicklungsplänen besteht. Dieser langfristige Plan legte die Unternehmensstrategie für die nächsten fünf bis zehn Jahre fest. In gewissen Zeitabständen wurde er überarbeitet, um die momentane Entwicklung und jegliche Veränderungen bei den prognostizierten Umfeldbedingungen mit einzubeziehen. (COOPER 1994f, 2)

Produktplanung und Verkaufsstrategien

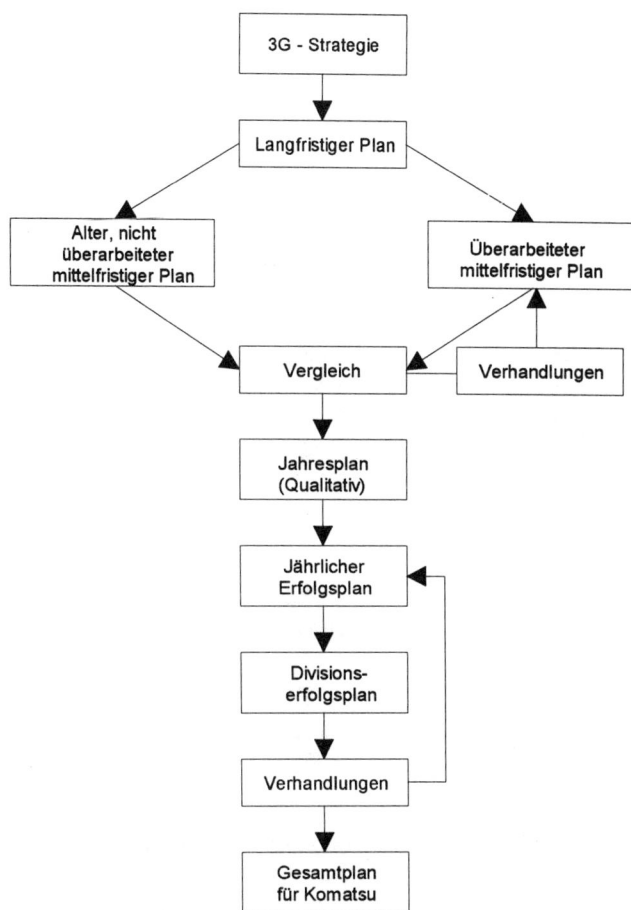

Abb. 3-4a: Das Planungssystem von Komatsu

Abbildung 3-4a und 3-4b stellen den Ablauf des Planungsprozesses bei Komatsu dar. Die strategische langfristige Planung wird durch die zentrale Unternehmensplanung initiiert, indem sie dem Board of Directors einen Planungsentwurf zur Genehmigung vorlegt: „Die Entwicklung des langfristigen Plans begann mit der Vorbereitung eines vorläufigen Plans durch die zentrale Unternehmensplanung. Anschließend wurde dieser

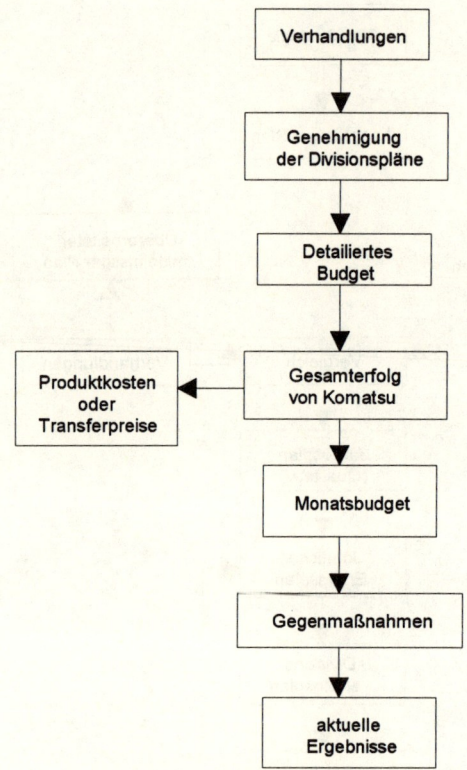

Abb. 3-4b: Das Planungssystem von Komatsu

Plan dem Board of Directors zur Genehmigung vorgelegt" (COOPER 1994f, 2). Nach Annahme des Planungsentwurfes erstellt jeder Unternehmensbereich seinen eigenen langfristigen Gewinnplan. Die zentrale Unternehmensplanung unterstützt die Bereiche und koordiniert diese Teilpläne, damit sie nicht im Widerspruch zum langfristigen Unternehmensplan stehen. Verhandlungen zwischen dem Board of Directors und der zentralen Unternehmensplanung einerseits sowie zwischen Unternehmensplanung und den einzelnen Divisionen andererseits garantieren, daß die Divisionspläne die Unternehmensstrategie unterstützen. Diese Verhandlungen sind notwendig, um die Realisierbarkeit des

Unternehmensplans zu prüfen und seine Gültigkeit zu bestätigen sowie um die einzelnen Divisionspläne verbindlich festzuschreiben.

Da eine detaillierte und verläßliche Planung über einen Zeitraum von fünf oder zehn Jahren erhebliche Schwierigkeiten bereitet, konkretisieren und unterstützen die Unternehmen ihre langfristigen Pläne durch mittel- bzw. kurzfristige Pläne. Zum Beispiel legt Komatsu langfristige strategische Ziele für das Wachstum, die Globalisierung und die Gruppendiversifikation fest, die in die 3G-Strategie (growth, globalization, group diversification) des Unternehmens münden. Das Wachstumsziel erfordert von allen Divisionen eine aggressive Expansion. Für 1995 wird ein Umsatz von 1,4 Billionen Yen erwartet. Das Globalisierungsziel ist darauf ausgerichtet, im Jahr 2000 weltweit mit Produktionsstandorten vertreten zu sein. Das Ziel der Gruppendiversifikation setzt den Schwerpunkt auf die intensive Entwicklung von drei neuen Geschäftsbereichen: Elektronik, Kunststoffe und Robotertechnologie. Der Anteil aller nicht zum Bausegment gehörenden Produkte - einschließlich dieser drei neuen Bereiche - soll im Jahr 2000 50 % des Unternehmensumsatzes ausmachen.

Aus der mittelfristigen Strategie abgeleitete Pläne decken einen Zeitraum von drei bis fünf Jahren ab. Die mittelfristige Strategie dient als Motivationsmittel, um die gesamte Belegschaft auf bestimmte strategische Ziele auszurichten. Komatsu unterscheidet zwei Pläne mit unterschiedlichen, aber sich ergänzenden Funktionen. Im ersten Plan ist die verabschiedete mittelfristige Strategie fixiert. Dieser Plan wird nicht überarbeitet und an die Veränderungen im Wettbewerbsumfeld angepaßt. Statt dessen dient er als Benchmark für die aktuelle Unternehmensperformance. Je näher die Unternehmensperformance an den Planvorgaben liegt, desto besser wird die mittelfristige Strategie verwirklicht. Der zweite Plan wird ständig überarbeitet unter Berücksichtigung der veränderten Markt- und Wettbewerbsbedingungen, um die Erfolgs- und Rentabilitätssituation des Unternehmens möglichst präzise zu prognostizieren und um jeder Division realisierbare Ziele vorzugeben. Aus dem Auseinanderdriften dieser beiden Pläne wird ersichtlich, wie weit sich das Unternehmen von seinem ursprünglichen mittelfristigen Dreijahresplan entfernt hat. Nach Ablauf des dreijährigen, durch die mittelfristige Strategie erfaßten Zeitraumes werden im Zuge einer neuen Strategieentwicklung zwei neue mittelfristige Pläne aufgestellt, und der gesamte Prozeß wiederholt sich. Obwohl mittelfristige Strategien sich normalerweise auf einen bestimmten Dreijahreszeitraum beziehen, unterliegen sie doch oft einem rollierenden Planungsmodus, so daß die Zielvorgaben für die nächsten drei Jahre fortwährend aktualisiert werden.

Kurzfristige Pläne konkretisieren und detaillieren das erste Jahr eines mittelfristigen Plans. Sie beinhalten jährliche oder halbjährliche Budgets und orientieren sich an den kurzfristigen Ziele des Unternehmens. Kurz- und mittelfristige Pläne werden so miteinander verzahnt, daß die Erfüllung des kurzfristigen Plans die mittelfristige Zielrichtung unterstützt und einen ersten Schritt zur Verwirklichung der mittelfristigen Planziele darstellt. Bei Komatsu werden die jährlichen Zielvorstellungen und die Unternehmenstaktik ausgehend von der 3G-Strategie verbal formuliert. Die zentrale Unternehmensplanung setzt diese qualitativen Vorgaben dann in Zahlen um:

> Nachdem die Konsequenzen der Unternehmenstaktik für das nächste Jahr diskutiert wurden, arbeitete die zentrale Unternehmensplanung den jährlichen Unternehmensgewinnplan aus, um Komatsus Gewinnziel für das Jahr zu fixieren. Nach der Genehmigung des Jahresplans durch das Board of Directors wurde der Plan auf die Divisionen heruntergebrochen. Die Divisionen erstellten ihre Jahrespläne und Budgets durch die Vorgabe von Umsatz- und Kostenziele in Abstimmung mit den Marketing- und Produktionsabteilungen. (COOPER 1994f, 2)

Der Prozeß verläuft iterativer als hier beschrieben. So führen z.B. die zentrale Unternehmensplanung und die einzelnen Divisionen „heiße" Diskussionen über die Abschätzung des in den Gewinnplan eingehenden Zahlenmaterials. Die Genehmigung des jährlichen Gewinnplans ist der erste Schritt zur Erstellung der endgültigen Divisionspläne. Dies bedingt eine Harmonisierung der vorläufigen Divisionspläne, die primär aufgrund des qualitativen und quantitativen Informationsbedarfes der zentralen Unternehmensplanung erstellt wurden, mit dem genehmigten jährlichen Gewinnplan des Gesamtunternehmens:

> Die Divisionspläne waren die Basis für die Verhandlungen zwischen der Zentrale und den Divisionen im bezug auf das Produktions- und Umsatzvolumen. Am Ende dieser Verhandlungen lagen die Umsatz- und Produktionspläne für jede Division fest.... Die Pläne wurden zum vorläufigen Kostenplan Division kombiniert. Die anschließende Aggregation der Umsatzpläne und der vorläufigen Kostenpläne aller Divisionen mündete in den Gesamtumsatzplan für Komatsu und einer vorläufige Gewinnprognose. Diese Prognose wurde mit dem Gewinnziel des Jahresplans verglichen und abgestimmt. Nach mehreren Verhandlungsrunden genehmigte das Board of Directors die Divisionspläne. (COOPER 1994f, 2)

Die Verhandlungen während des Planungsprozesses bewirken eine Feinabstimmung des Gewinnplans und der anderen Pläne des Gesamtunternehmens mit denen der einzelnen Divisionen. Außerdem sollen über die verstärkte Bindung der Divisionsmanager an die Pläne ihr Engagement zur Planerfüllung erhöht werden.

Wenn die kurzfristige Planung vor ihrem Abschluß steht, wird der Plan bzw. das Budget detaillierter und beschäftigt sich mit immer kleineren Einheiten des Unternehmens. Die Divisionspläne bewegen sich von der Jahresbetrachtung zur monatlichen Detailplanung und von dem Abteilungsfokus zur Produktorientierung: „Die geplanten monatlichen Gewinn- und Verlustrechnungen dienten als operative Ausführungspläne und als Benchmark für die Bewertung der Divisionsperformance." (COOPER 1994f, 2) Die Planzahlen müssen in diesem Stadium nur geringfügig verändert werden, da sie nur auf kleinere Korrekturen der Divisionspläne zurückgehen, die aufgrund der Entwicklung detaillierterer Monatspläne und Budgets entstanden oder durch die Veränderungen des Wettbewerbsumfelds seit Genehmigung des Plans notwendig wurden:

Tatsächliche Umsatzerlöse, Absatzmengen und Kosten wurden jeden Monat mit dem operativen Plan verglichen. Für den Vorstand wurden zwei Berichte erstellt. Der erste berichtete über Abweichungen von Gewinnzielen, während der zweite detailliert die Gründe für den Unterschied zwischen der erwarteten und der tatsächlichen Performance analysiert. Wenn große Abweichungen auftraten, so lösten sie die Entwicklung von zusätzlichen Plänen oder Gegenmaßnahmen aus. Diese Gegenmaßnahmen sollten die Gewinn- und Umsatzeinbußen auf ein Minimum senken. (COOPER 1994e, 3)

Die Gegenmaßnahmen leiten sich aus speziellen Strategieempfehlungen ab, die Gewinne durch ein Ankurbeln des Umsatzes zu steigern. Ihr Ziel ist es, Gewinn- und Umsatzausfälle so klein wie möglich zu halten. Da Gewinne ohne die ihnen zugrunde liegenden Umsätze nur schwer aufrechtzuerhalten sind, wird das Umsatzniveau für fast genauso wichtig gehalten wie der Gewinn selbst.

Zusammenfassung

Um rentabel zu bleiben, muß ein Unternehmen seine Produkte in den Erfolgszonen halten. Aufgrund der zentralen Bedeutung der Erfolgszonen für die Festlegung des Produkterfolges ist es nicht überraschend, daß die Unternehmen mit einem immensen Ressourceneinsatz Konsumentenanalysen betreiben. Viele Unternehmen führen zwei Arten von Konsumentenanalysen durch: kurzfristige und langfristige Analysen. Mit den kurzfristigen Analysen kann das Unternehmen herauszufinden, was der Kunde im Augenblick verlangt und wie die Konkurrenz versucht, die Nachfrage zu befriedigen. Diese Art von Analyse hilft dem Unternehmen, den richtigen Kurs zu halten. Langfristige Analysen konzentrieren sich auf die Veränderungen der Konsumentenbedürfnisse. Mit ihnen sollen potentielle Märkte und Produkte identifiziert werden; es soll der richtige Kurs des Unternehmens eingeschlagen werden.

Die Ausgestaltung der konkreten Konsumentenanalyse hängt von der Produktart und von der Geschwindigkeit ab, mit der sich die Verbraucherpräferenzen ändern. Für Unternehmen wie Nissan und Olympus ist die Veränderungsrate hoch. Dementsprechend fokussieren beide Unternehmen ihre Anstrengungen darauf, zukünftige Trends einzuschätzen. Bei Komatsu dagegen ist die Veränderungsrate niedrig, so daß weniger Ressourcen für eine Konsumentenanalysen und mehr auf interne Projekte eingesetzt werden.

Langfristige Planung ist wichtig, wenn das gesamte Produktsortiment erfolgreich sein soll. Der Produktplan, der zukünftige Produkte des Unternehmens charakterisiert, spielt eine zentrale Rolle bei der Verbindung der Unternehmensstrategie mit dem Erfolgsdreieck. Es ist nicht die langfristige Planung an sich, sondern die Intensität und die Sorgfalt, mit der die langfristige Planung durchgeführt wird, die ein nach der Konfrontationsstrategie agierendes Unternehmen von anderen unterscheidet. Die in die Produktplanung eingehende Datenmenge ist beträchtlich und enthält Informationen über Zielgruppen, Umfragen und Zusammenhänge, die es den Produktentwicklern ermöglichen, direkt auf den Konsumenten zu reagieren und dadurch ein besseres Verständnis dafür zu entwickeln, wie sich die Kundenpräferenzen verändern. Dabei werden Konkurrenzprodukte und auch solche Produkte, die um dasselbe verfügbare Einkommen der Kunden konkurrieren, berücksichtigt.

Typische langfristige Planungshorizonte betragen oft das dreifache des Produktlebenszyklus eines Unternehmens. Diese Pläne schließen deshalb bestehende Produkte ebenso wie ihre Nachfolgeprodukte ein. Da es schwierig ist, für einen so langen Zeitraum genau zu planen, entwickeln viele Unternehmen mittel- und kurzfristige Pläne, um die langfristigen zu ergänzen. Diese Pläne sind darauf ausgerichtet, die in den langfristigen Plänen festgelegte Strategie zu konkretisieren.

Mittelfristige Pläne werden gewöhnlich für drei bis fünf Jahre aufgestellt und sind besonders wichtig für die Übermittlung strategischer Botschaften, um das Wachstum des Unternehmens zu fördern und die Aufmerksamkeit auf spezielle Ziele zu lenken. Kurzfristige Pläne beziehen sich gewöhnlich auf ein halbes oder ein ganzes Jahr und setzen Ziele, die jeder Unternehmensbereich und jede Unternehmensgruppe zu erreichen versuchen muß. Obwohl normalerweise ein Top-Down-Managementprozeß dominiert, werden alle Pläne erst nach intensiven Verhandlungen festgesetzt. Mit diesen Verhandlungen sollen Alternativen zur Realisierung der lang- und kurzfristigen Planungsziele entwickelt werden. Um sicherzustellen, daß der Jahresplan erfüllt wird, werden monatliche Analysen vorgenommen. Bei inakzeptablen Planabweichungen werden Gegenmaßnahmen eingeleitet, um zu gewährleisten, daß der Plan dennoch erfüllt wird. Die ineinandergreifenden Pläne unterstützen das Unternehmen, seine Rentabilität auf einem äußerst wettbewerbsintensiven Markt zu erhalten. Da vom langfristigen Plan ausgehend die kurzfristigen Planungsziele abgeleitet werden, können kurzfristige Maßnahmen im Rahmen einer langfristigeren Perspektive beurteilt werden.

KAPITEL 4

DER KONFRONTATIONSWETTBEWERB

Unternehmen agieren dann nach der Konfrontationsstrategie, wenn sie auf Märkten konkurrieren, auf denen die Erfolgszonen für die Produkte klein sind. Kleine Erfolgszonen verhindern den Einsatz der generischen Strategien der Kostenführerschaft und der Produktdifferenzierung zur Wettbewerbsvermeidung. Sobald ein Unternehmen die generische Strategie der Konfrontation verfolgt, muß es entscheiden, wie es sie operationalisieren will.

Die konkrete Strategieumsetzung hängt davon ab, wie sich die Erfolgszonen der Produkte im Lauf der Zeit verändern. Wenn die Kunden Produkte mit ständig steigender Funktionalität verlangen, dann steigt das Mindestniveau der Funktionalität kontinuierlich. Unternehmen auf diesem Markt müssen die Produktfunktionalität ständig steigern oder sie riskieren, daß die Produkte aus ihren Erfolgszonen fallen. Wenn die Kunden dagegen niedrigere Preise, aber kein höheres Funktionalitätsniveau verlangen, dann muß das Unternehmen seine Kräfte auf eine Kostensenkung konzentrieren, anstatt die Funktionalität zu erweitern, denn ohne Kosteneinsparungen werden die Produkte und damit das Unternehmen unrentabel. Durch die Untersuchung des Wettbewerbsverhaltens der Unternehmen, die die Konfrontationsstrategie einsetzen, können wir einen Einblick gewinnen, wie die Veränderungen der Form des Erfolgsdreiecks die Strategie des Unternehmens bestimmen, und wir erkennen den Einfluß des Erfolgsdreiecks bei der Strategieformulierung.

Operationalisierung der Strategie

Die genaue Form der Erfolgszone jedes Produktes wird durch die Wechselwirkungen zwischen Konkurrenzdruck und Kundenerwartung beeinflußt. Kohärente Strategien ergeben sich, wenn sich die Erfolgszonen für alle Produkte einer Gruppe auf ähnliche Weise verändern. So weist z.B. eine Kamera von Olympus zu jedem Zeitpunkt keinen Handlungsspielraum hinsichtlich des Preises auf, während bei den Merkmalen Funktionalität und Qualität ein schmaler Erfolgsbereich zu beobachten ist (vgl. Abb. 4-1). Beim Preis bestehen keine Freiheitsgrade, da die Kameras in fixierten, vom Markt determinierten Preisklassen verkauft werden. 1991 wurden z.B. „die einfachsten Kompaktkameras in den Vereinigten Staaten in der Preisklasse zu 100 Dollar verkauft. Der tatsächliche Verkaufspreis für eine solche Kamera variierte dann abhängig vom Absatzkanal (Massenvertrieb oder Fachgeschäft), so daß ein und dieselbe Kamera der 100 Dollar-Preisklasse zwischen ca. 85 und 125 Dollar verkauft wurde." (COOPER 1994j, 5) Die Plazierung einer Kamera in der falschen Preisklasse führt praktisch zu einem Absatzeinbruch oder zu Verlusten aufgrund zu hoher Produktionskosten.

Während des gesamten Entwicklungszyklus eines neuen Produktes besteht ein gewisser Freiheitsgrad im Hinblick auf die Funktionalität, weil sich die Preisklasse der Kamera aus einzelnen besonderen charakteristischen Eigenschaften ableitet, wie etwa der Zoombereich eines Objektives oder die kleine handliche Form einer Kamera. Deshalb können andere Eigenschaften der Kamera in gewissen Grenzen verändert werden, falls die Kosten der neuen Kamera für das gewünschte Rentabilitätsniveau noch zu hoch sind (COOPER 1994j).

Der Konfrontationswettbewerb

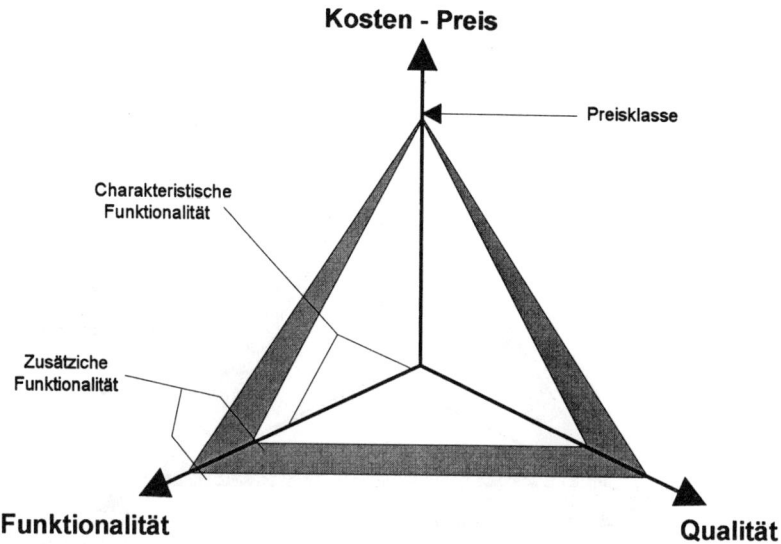

Abb. 4-1: Die Erfolgszone einer Kamera

Das Unternehmen legt seine langfristige Strategie entsprechend den Veränderungen der Erfolgszonen fest. Aufgrund intensiver Marktanalysen erkennt Olympus, daß die Kunden für ihr Geld ein höheres Funktionalitätsniveau bei gleicher Qualität verlangen. So könnte man die zeitabhängige Veränderung des Erfolgsbereichs als eine Steigerung der Funktionalität bei sinkenden Preisen beschreiben (vgl. Abb. 4-2). Bei Olympus dominiert somit das Funktionalitätsmerkmal die Qualitäts- und Preisdimension des Erfolgsdreiecks, und die Strategie richtet sich an einer kontinuierlichen Funktionalitätssteigerung der Produkte aus. Um dies zu erreichen, erhöhte Olympus 1991 die Zahl seiner Modelle. Hierdurch konnten die differenzierten Kundenwünschen besser erfüllt werden und außerdem die Zeit, in der ein neues Produkt auf den Markt gebracht werden kann, verkürzt werden.

Wenn eine Produktlinie um weitere Modelle erweitert wird, beeinflußt dies den Erfolgsbereich in der Funktionalitätsdimension und damit auch

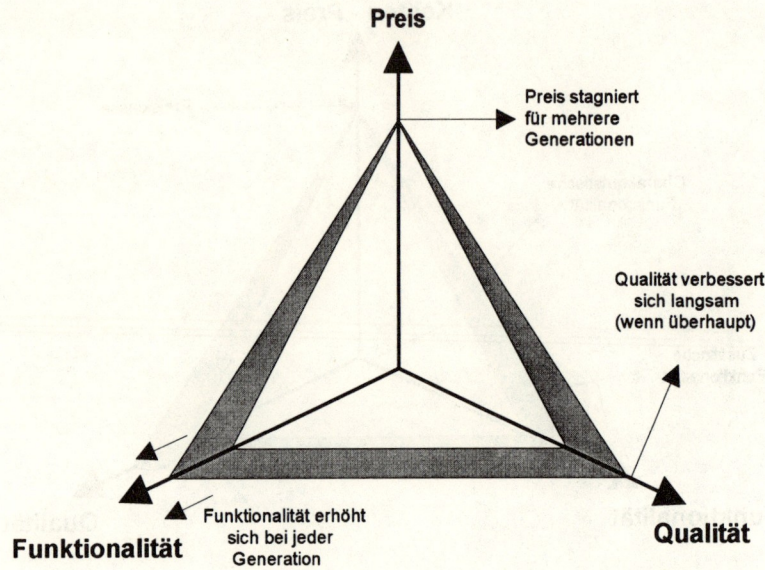

Abb. 4-2: Die Erfolgszone einer Kamera im Zeitablauf

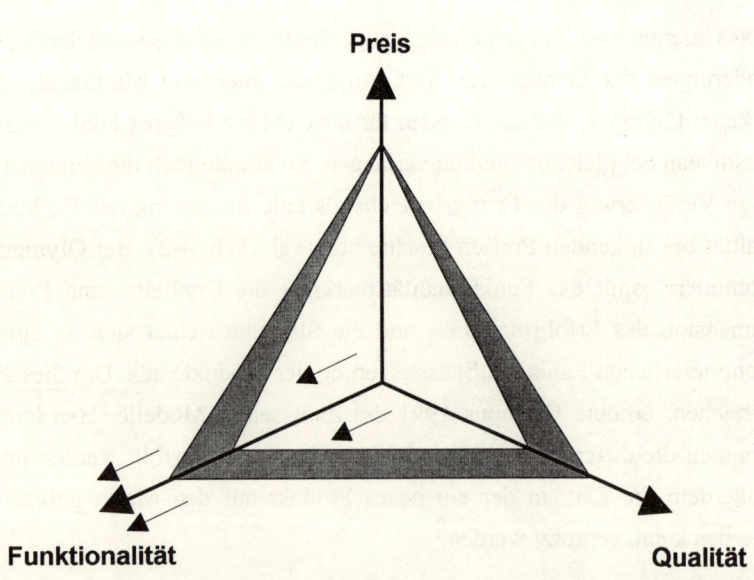

Abb. 4-3: Veränderung der Erfolgszone bei einer wachsenden Modellzahl

die Form der Erfolgszone. Sowohl die minimal tragbare Funktionalität als auch die maximal erzielbare Funktionalität werden erhöht, da mit einer höheren Anzahl an Modellen die einzelne Kamera auf die Wünsche einer kleineren Kundengruppe zugeschnitten ist. Da die Zielgruppe kleiner ist, erfüllt das Design besser die Kundenerwartungen. Dies bedeutet, daß eine größere Anzahl verschiedener Modelle die Erfolgszone jeder Kamera bei der Funktionalitätsdimension nach außen verschiebt (vgl. Abb. 4-3).

Wenn die Zeit von der Konzeption bis zur Marktreife des Produktes reduziert wird, kann die Funktionalität gesteigert werden, da das Unternehmen nun fähig ist, die Innovationszyklen zu beschleunigen. Die Verkürzung der Zeit bis zur Markteinführung ist auch deshalb entscheidend, da sich dadurch das Risiko verringert, daß das Unternehmen den Anschluß zur Konkurrenz verliert. Gelingt einem Konkurrenten unerwartet eine sehr erfolgreiche Innovation, kann das Unternehmen sehr schnell ein gleichwertiges Produkt anbieten. Diese Fähigkeit war für Olympus 1991 erfolgsentscheidend.

Da es aus strategischer Sicht für das Unternehmens wichtig war, die Preisklasse für ein bestimmtes Bündel von charakteristischen Eigenschaften so lange wie möglich zu erhalten, erhöhte Olympus die Funktionalität der nicht charakteristischen Eigenschaften seiner Produkte:

Normalerweise wurden Preisklassen durch Funktionalitätssteigerungen so lange wie möglich aufrechterhalten. Eine bestimmte Kamera wurde in einer Preisklasse eingeführt und blieb auch für mehrere Jahre dort, wobei die Funktionalität kontinuierlich gesteigert wurde, und wenn dann das Funktionalitätsniveau der nächsthöheren Preisklasse erreicht war, fiel sie in die nächst tiefere Preisklasse. (COOPER 1994j, 6)

Natürlich konnte eine Funktionalitätssteigerung manchmal eine Preissenkung nicht verhindern (vgl. Abb. 4-4). Um die Kameras nicht mit zu geringen Preisen abzusetzen, wurden Kameras auf dem einfachsten Funktionalitätslevel aus dem Sortiment genommen, wenn ihr Preis fiel. Durch die Entwicklung von zusätzlichen hochklassigen Produkteigen-

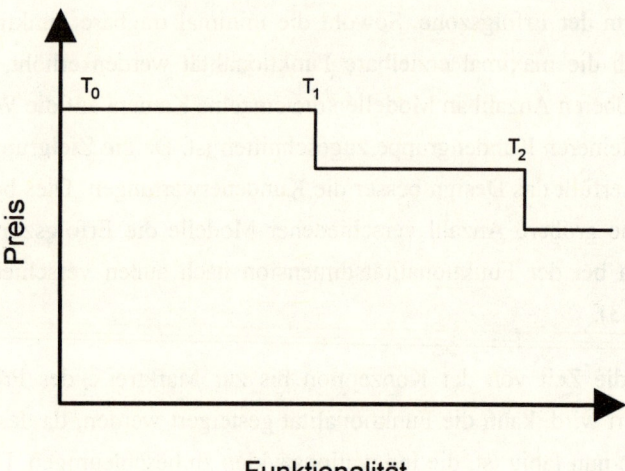

Abb. 4-4: *Preis und Funktionalität im Zeitablauf*

schaften hielt Olympus die Anzahl der Preisklassen konstant bzw. erhöhte sie sogar.

Der gemeinsame Effekt von gesteigerter Funktionalität und gesenktem Preis erzeugte einen starken Kostensenkungsdruck, und nur durch kontinuierliche Reduzierung der Produktkosten konnte das Unternehmen rentabel bleiben. Kostenreduzierungen wurde nicht nur durch einfallsreiche Produktgestaltungen, sondern auch durch Effizienzsteigerungen der Produktionsprozesse erreicht, die manchmal bei der Entscheidung für ein neues Produkt miteingeplant wurden:

> Wenn es nicht möglich war, den Preis zu erhöhen oder die Produktionskosten ausreichend zu senken, um die Standardkosten unter die Zielkosten zu senken, dann wurde eine Profitabilitätsanalyse über den Produktlebenszyklus durchgeführt. Bei dieser finanziellen Analyse der Produktrentabilität wurden auch Kostenreduktionspotentiale während des Produktionszeitraumes des Produktes berücksichtigt.... Das Produkt wurde herausgebracht, wenn diese zusätzlichen Einsparungen während

des Produktlebenszyklusses ausreichten, um eine zufriedenstellende Gesamtrentabilität des Produktes zu erzielen. (COOPER 1994j, 7)

Die Freiheitsgrade bei der Qualitätsdimension waren sehr gering, da das Unternehmen ein Qualitätsniveau erreicht hatte, das die Kunden mehr als zufriedenstellte. Ein Mißerfolg bei der Erhaltung dieses Standards würde dem Unternehmensimage schaden, wie Olympus Mitte der 80er Jahre feststellen mußte, als eine neue Produktfunktionalität zu Qualitätsproblemen führte. Das Unternehmen reagierte auf diese Probleme mit der Einführung eines Programms zur Qualitätsverbesserung, von dem die Unternehmensführung glaubte, daß es „helfen würde, die verlorenen Marktanteile zurückzugewinnen, indem die Zuverlässigkeit der Produkte in der Einschätzung des Kunden verbessert würde." (COOPER 1994j, 5) Obwohl sich das Qualitätsniveau des Unternehmens in dieser Zeit veränderte, blieb doch das minimal tragbare Niveau konstant und sehr nahe am maximal erzielbaren. Obwohl also das Qualitätsmerkmal einen Spielraum aufwies, mit dem durch Ausbau des maximal erzielbaren Qualitätswertes ein gewisser Vorteil realisierbar war, konnte mit Verbesserung der anderen beiden Dimensionen des Erfolgsdreiecks ein höherer Nutzen erzielt werden.

Olympus konkurriert also fast ausschließlich über die Funktionalität einer bestimmten Preisklasse. Obwohl es bei der Qualität einen gewissen Toleranzbereich gibt, so wird diese Dimension erst dann relevant, wenn sie aus Kundensicht nicht akzeptabel ist. Der Preis ist im Grunde ebenfalls vorbestimmt. Der Erfolgsbereich der Funktionalität ist zwar relativ groß, aber nicht so groß, daß nach einer Differenzierungsstrategie agiert werden könnte. Da Olympus den Funktionalitätswettlauf überstehen und gleichzeitig noch Gewinne erzielen muß, ist das Unternehmen mit Produkterfolgszonen konfrontiert, in denen Kostensenkungsmaßnahmen eine entscheidende Bedeutung zukommt. Es reicht nicht aus, Produkte auf dem vom Markt geforderten Funktionalitäts- und Qualitätsniveau herzustellen, wenn die Produktkosten für die entsprechende Preisklasse zu hoch sind.

Für einige Unternehmen hängt die Form der Erfolgszone speziell von dem zu entwickelnden Produkt ab. Diese Unternehmen sind einem hohen Wettbewerbsdruck in einem sehr komplexen Umfeld ausgesetzt. Topcon ist beispielsweise ein Unternehmen, das auf dem Markt für augenoptische Geräte konkurriert, in dem die Erfolgsbereiche sowohl für den Preis als auch für die Qualität recht groß sind, der Bereich für die tragbare Qualität aber sehr klein ist:

> Topcon verkaufte High-Tech-Produkte mit einer hohen Gewinnspanne bei relativ geringen Absatzmengen..., da das Unternehmen keine entscheidende Kompetenz auf Massenproduktmärkten mit kleiner Gewinnspanne für sich ausmachte. Aufgrund dieser Strategie mußte Topcon ständig neuartige Produkte herausbringen, um die Qualität der Konkurrenz zu überbieten und um die hohen Gewinnspannen am Markt zur Rentabilitätssicherung durchzusetzen....
>
> Die beiden Marktführer, Topcon und Nidek, konkurrierten hauptsächlich auf der Qualitäts- und der Funktionalitätsebene. Der Verkaufspreis neuer Produkte wurde festgelegt, indem man die Kundenwünsche und die Konkurrenzangebote in Betracht zog. Wenn die Kunden eine erhöhte Funktionalität forderten, dann blieb das Preisniveau konstant oder stieg sogar an. Reagierten die Kunden positiv auf geringere Preise, während die Funktionalität eher eine untergeordnete Rolle spielte, dann fiel der Preis. (COOPER 1994o, 1, 3)

Die Erfolgszonen der verschiedenen Topcon Produkte haben also unterschiedliche Formen, da der Kunde entweder den Preis oder die Funktionalität als das wichtigste Kaufkriterium betrachtet. Wenn der Kunde eine höhere Funktionalität verlangt, dann ist der Erfolgsbereich für dieses Merkmal breit, während der relevante Preisbereich zusammenschmilzt. Wenn der Kunde niedrigere Preise wünscht, dann vergrößert sich der Erfolgsbereich für den Preis, aber umgekehrt nimmt der Funktionalitätsspielraum ab (vgl. Abb. 4-5, 4-6).

Anders als Olympus oder Topcon konkurrierte Komatsu, ein Unternehmen der Schwerindustrie, traditionell über den Preis und die Qualität, während die Funktionalität mehr oder weniger eine feste Größe dar-

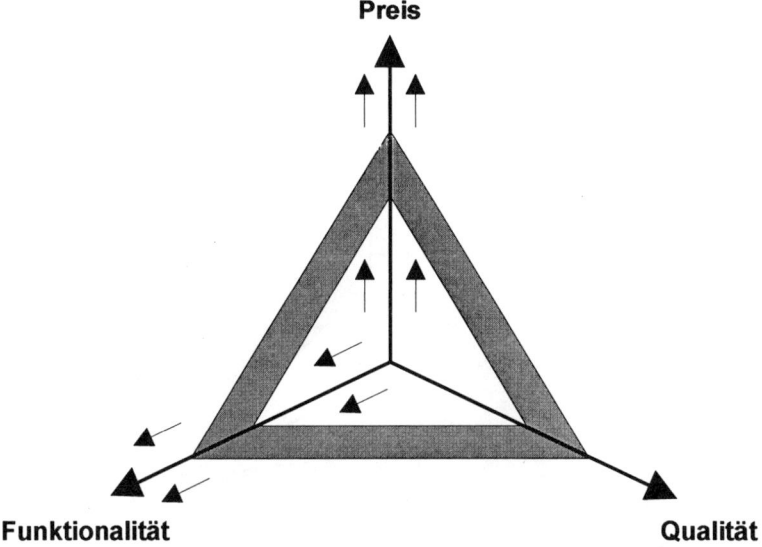

Abb. 4-5: Ein Topcon Produkt mit rapider Funktionalitäts- und Preissteigerung

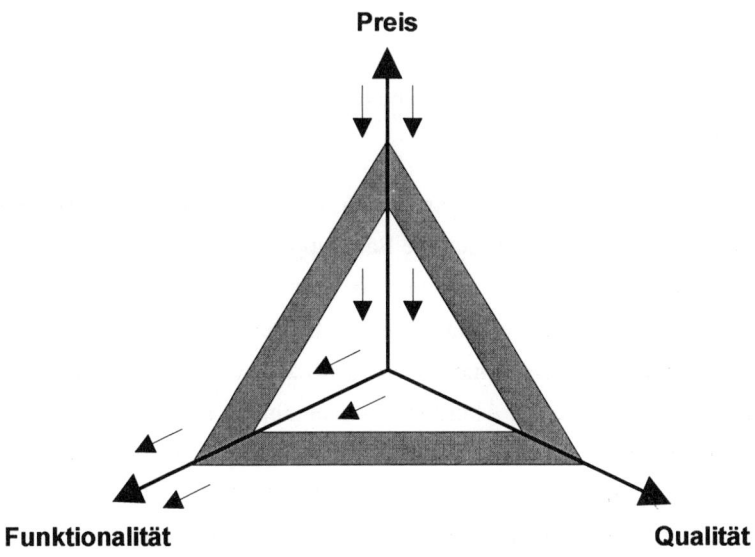

Abb. 4-6: Ein Topcon Produkt mit steigender Funktionalität bei gleichzeitigem Preisverfall

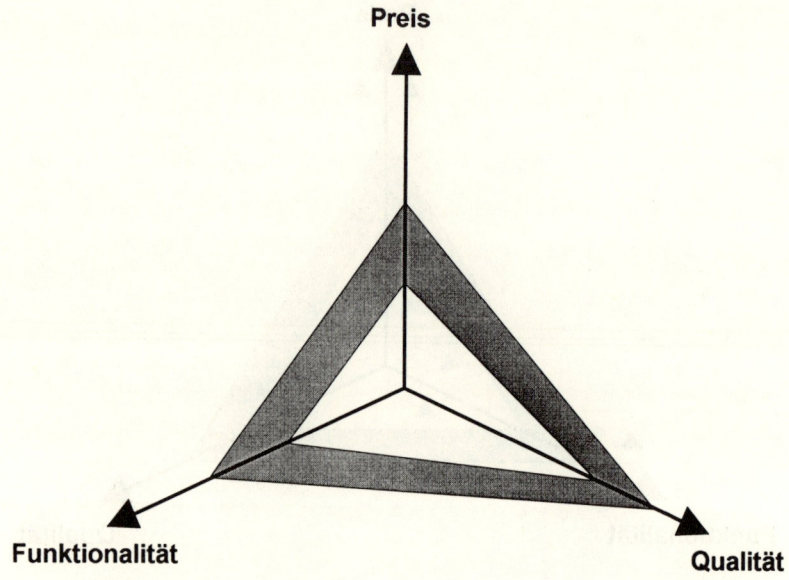

Abb. 4-7: Eine typische Erfolgszone eines Produktes von Komatsu

stellte. Deshalb war bis vor kurzem der Erfolgsbereich der Funktionalitätsdimension sehr schmal, während diese bei dem Preis und der Qualität breit waren (vgl. Abb. 4-7).

Unter diesen Umständen wurde von den Ingenieuren bei Komatsu erwartet, daß sie für jede wichtige Baugruppe eines neuen Produktes eine Alternative entwickelten, die jedoch „nur dann übernommen wurde, wenn sie das geforderte Qualitäts- und Kostenniveau erreichte. Häufig wiesen die Alternativen eine höhere Qualität auf, aber auch bei höheren Kosten.... Ließ sich die Alternative kostengünstig realisieren, wurde sie übernommen. Andernfalls wurde sie aufgegeben oder für zukünftige Anwendungen weiter analysiert." (COOPER 1994e, 4) Im Augenblick sieht sich Komatsu einer Veränderung der Erfolgszonen seiner Produkte ausgesetzt, da die Kunden der Funktionalität mehr Bedeutung beimessen. War der Erfolgsbereich der Funktionalität früher sehr klein, so vergrößert er sich nun, und Konkurrenten versuchen, über kurze Markteinführungszeiten Vorteile zu erzielen.

Das Time-to-market-Konzept besteht aus zwei Elementen: Die Zeit, um das vom Kunden bestellte Produkt zu liefern, und die Zeit für Funktionalitätsverbesserungen bzw. Funktionalitätsinnovationen. Die meisten japanischen Unternehmen beherrschen beide Faktoren. Zum Beispiel wurden bei Nissan, Japans zweitgrößtem Automobilhersteller,

> schnelle Produktauslieferungen für so wichtig gehalten, daß die Produktionsstrategie mit einem Namen bezeichnet wurde, der übersetzt wie folgt hätte lauten können: „Liefere das Auto, noch bevor die Farbe ganz trocken ist." 1990 konnte ein beim Händler bestelltes und im Werk in Zama produziertes Auto innerhalb von zwei Wochen an den Kunden ausgeliefert werden.... Diese kurzen Lieferzeiten wurden trotz einer breiten Produktpalette durch den intensiven Einsatz der JIT-Produktion erreicht. (COOPER 1994j, 8)

Bei vielen Unternehmen ist die Fähigkeit, innovative Designs schnell zu entwickeln, auf einem so hohen Stand, daß neue Produkte in optimaler Zeit auf den Markt gebracht werden können. Topcon kann heute ungefähr alle zwei Jahre eine neue Generation von Autorefraktometern auf den Markt bringen.

Um ihre anderen Ziele im Rahmen des Erfolgsdreiecks erreichen zu können, müssen Unternehmen ständig den Trade-off zwischen Funktionalität und Kosten/Qualität variieren. Die Funktionalitätsentwicklung ist ein komplexer iterativer Vorgang bei der Produktgestaltung. Obwohl das Time-to-market Ziel wichtig ist, muß ein Unternehmen doch alle Eigenschaften, die für den Kunden kaufentscheidend sind, im Produktangebot vereinen. Während des Designprozesses wird Nissan die Produktfunktionalität abspecken, wenn der Preis des Endprodukts sonst zu hoch wird: „Der erste Stufe des VE und die Identifikation des Zielpreises war ein interaktiver Prozeß. Lagen die erlaubten Kosten zu weit unter den prognostizierten Kosten, wurden das Zielpreisniveau und die Funktionalität so lange überarbeitet, bis die erlaubten Kosten auf einem für realisierbar gehaltenen Niveau abgesunken waren" (COOPER 1994i, 5). Olympus und Komatsu nehmen ähnliche Trade-offs vor. Bei Olympus „wurde zunächst in der Marketingabteilung erwogen, ob das Preisniveau erhöht werden konnte... Ließ sich der Marktpreis nicht weit genug anheben, wurde Funktionalitätsreduktion in Erwägung gezogen. Die Senkung der Funktionalitätsausstattung eines Produkts verringerte die geschätzten Produktionskosten" (COOPER 1994j, 7).

Egal welche Zugeständnisse sie machten, so achteten doch alle Unternehmen darauf, keine entscheidende Gelegenheit zu verpassen. Bei Sony

> hielt man es für unbedingt erforderlich, Produkte rechtzeitig am Markt einzuführen. Folglich ließ man nicht zu, daß die Überarbeitungsphase die Markteinführung verzögerte. Der Markt für Walkmans war so hart umkämpft, daß eine nicht rechtzeitige Einführung des neuen Modells normalerweise mit beträchtlichen Umsatzverlusten gekoppelt war. Da die physischen Produktionsmöglichkeiten bestehen blieben, sah das Unternehmen keinen Nutzen in der Verschiebung der Markteinführung. Also wurde ein Produkt, wenn seine Rentabilität unterhalb des Minimums lag, auch dann auf den Markt gebracht, nur um den richtigen Zeitpunkt nicht zu verpassen. (COOPER 1994l, 8)

Sony legt also viel Wert darauf, mit der Funktionalität die Kundenerwartungen zu treffen, so daß manchmal sogar gegen den Grundsatz „Verkaufe keine Produkte mit Verlust" verstoßen wird, weil sonst eine Lücke in dem Produktsortiment des Unternehmens einen Umsatzverlust zur Folge hätte. Im Gegensatz dazu bietet Olympus vielfältige Produkte in verschiedenen Preisklassen an und ist daher eher bereit, den Markteinführungszeitpunkt hinauszuschieben.

Die Schattenseite

Avanciert die Funktionalität zum dominierenden Produktkriterium, so müssen Firmen die Kompetenz aufbauen, mit der sie Produkte schnell auf den Markt bringen können. Die Unmöglichkeit, längerfristige Wettbewerbsvorteile zu entwickeln und zu erhalten, kann aber auch Unternehmen in den Ruin treiben. STALK und WEBBER (1993, 94) haben die „Schattenseite" des Zeitwettbewerbs untersucht:

> Der Zeitfaktor war zu einer Falle geworden, zu einer strategischen Tretmühle, in der die Unternehmen gefangen und dazu verdammt waren, immer schneller zu laufen und doch im Vergleich zur Konkurrenz auf der Stelle zu treten. Die Unternehmen mußten immer mehr menschliche und finanzielle Ressourcen bei einer ständig steigenden Geschwindigkeit einsetzen, um eine immer größere Produktvielfalt zu erzeugen, ohne Aussicht auf einen Wettbewerbsvorteil, auf höhere Gewinnspannen oder auf verlockende Gewinne.

STALK und WEBBER beschreiben weiter, wie nach der Markteinführung der ersten vollautomatischen Autofokuskompaktkamera von Canon alle anderen Konkurrenten ähnliche Produkte herausbrachten. Sie schlossen daraus: „Die japanischen Manager hatten das Undenkbare möglich gemacht: Sie übertragen die Strategie zur Produktion von Produktvielfalt auf die Herstellung von Massengüter. Sie schufen die Schattenseite des Zeitwettbewerbs". Aber wie hätten die anderen Unternehmen sonst reagieren sollen? Die Erfolgszone hatte sich verschoben, und ohne gleichwertige Produkte hätten Canons Konkurrenten den Kundenanforderungen nicht nachkommen können. Während die technologische Ausgeglichenheit einen Wettbewerbsvorteil auf der Basis eines Zeitvorsprungs vereitelte, so war doch klar: wer nicht Schritt hält, würde aus der Erfolgszone fallen.

Nach STALK und WEBBER hätten die Japaner diese „Schattenseite" vermeiden können, wenn sie sich mehr auf ihre Kunden konzentriert hätten. Um so erstaunlicher, daß Unternehmen jedoch komplexe Systeme zur vollständigen Erfassung der Kundenbedürfnisse besitzen. Das Problem lag nicht darin, wie die Japaner im Zeitwettbewerb agierten, sondern vielmehr darin, daß Zeitwettbewerb keinem Unternehmen einen dauerhaften Vorteil verschafft. STALK und WEBBER haben das westliche Wettbewerbsmodell auf den japanischen Markt übertragen und sind so zu dem Schluß gelangt, daß die japanischen Unternehmen keinen Erfolg hatten, weil sie dem Wettbewerb nicht durch Produktdifferenzierung entgehen konnten. Aber die japanischen Unternehmen waren niemals auf Produktdifferenzierung im Sinne einer Wettbewerbsvermeidung aus, sie versuchten einfach nur zu überleben.

Wenn der Zeitwettbewerb eine „Schattenseite" hat, dann gilt das auch für die anderen beiden Merkmale des Erfolgsdreiecks. In einem preissensiblen Umfeld fällt es leicht, den Bogen durch Preissenkungen zu überspannen, so daß es aufgrund mangelnder Kostendeckung zu massiven Verlusten in der Branche kommen kann. Die amerikanischen Fluggesellschaften sind im Augenblick genau mit diesem Problem konfrontiert. Da die Fluggesellschaften ihre Produkte nicht durch Funktionalität oder Qualität differenzieren können, müssen sie über den Preis konkurrieren. Die massiven Verluste der größten Fluggesellschaften in den letzten paar Jahren zeigen, daß mit den Preissenkungen zu weit gegangen wurde. Die Möglichkeit der bankrottreifen Konkurrenten, unter dem gesetzlichen Schutz des Chapter 11* weiter zu existieren, hat das Problem noch verstärkt, denn dieser Schutz ermöglicht es den Gesellschaften, Verträge zu brechen, die andere liquide Unternehmen einhalten müssen. Während die „On time departure"-Stategie der Northwest Airlines und die „Business First"-Strategie von Continental Airlines Versuche sind, sich über die Qualität bzw. die Funktionalität zu differenzieren, werden diese Vorteile doch zumindest über die hohe Preissensibilität leicht kompensiert. Im Gegensatz dazu hat Southwest Airlines mit ihrer Strategie Erfolg, da sie primär auf einer Reduzierung der Betriebskosten basiert.

Wird die Qualitätsdimension überreizt, so schafft dies z.T. subtile Probleme, da der Punkt, ab dem ein Qualitäts-Overengineering betrieben wird, schwer zu identifizieren ist. Dafür gibt es zwei Gründe. Erstens

---

*Paragraph des Federal Bankruptcy Act, gemäß dem ein Unternehmen unter dem Schutz des Gerichts gegen Rechtsverfahren weitergeführt werden darf, während es versucht, einen Plan für die Begleichung der Verbindlichkeiten auszuarbeiten.

kann ein Unternehmen solange das Qualitätsniveau nicht überdehnen, wie die Kunden glauben, diese Qualität gebe es umsonst, denn Qualität wird die Kunden immer anziehen. Zweitens werden Kunden nicht zugeben, daß sie Produkte von geringerer Qualität akzeptieren würden. Obwohl der Zeitpunkt eines Qualitäts-Overengineering kaum meßbar ist, so gibt es doch Hinweise darauf, daß einige japanische Unternehmen ihr Qualitätsniveau senken. Das wäre noch vor kurzer Zeit undenkbar gewesen.

Leider war die westliche Literatur den Unternehmen bei dem Versuch, die entscheidende Rolle des Erfolgsdreiecks bei der Konfrontationsstrategie zu verstehen, nicht besonders hilfreich. Jedes Merkmal des Erfolgsdreiecks wurde als eigenständiger Themenkomplex abgehandelt, der isoliert verstanden und beherrscht werden könne. Obwohl Bücher über Qualitäts-, Funktionalitäts- und Kostenmanagement existieren, so setzt sich doch keines mit den Interdependenzen aller drei Dimensionen des Erfolgsdreiecks auseinander, und die meisten beschreiben nur Qualitätsaspekte oder das Time-to-market in Verbindung mit der Funktionalität. STALK und HOUT (1990) diskutieren beispielsweise, wie der Zeitwettbewerb die globalen Märkte verändert, und stellen fest, daß nur Unternehmen mit „einer größeren Vielfalt an Produkten oder Dienstleistungen bei niedrigeren Preisen und einer höheren Geschwindigkeit als ihre Konkurrenten" überleben werden (1), sie gehen aber nicht auf die wechselseitigen Beziehungen der Dimensionen des Erfolgsdreiecks im Detail ein.

CHRISTOPHER MEYER (1993) argumentiert, daß Preis und Qualität - die beiden anderen Merkmale des Erfolgsdreiecks - sich im Grunde selbst regulieren. „Schnelle Zykluszeiten zielen auf die Zeitdimension ab, und dadurch werden auch die Kosten und die Qualität auf das entsprechende Niveau gebracht" (33). Wenn diese Theorie zutreffen würde, dann wären für ein Unternehmen keine Kosten zu hoch, um so schnell wie möglich Produkte von hoher Qualität und hoher Funktionalität zu produzieren, und es bedürfte keiner Kostenmanagementsysteme. Wie wir aber feststellen werden, haben japanische Unternehmen komplexe Kosten- und Qualitätsmanagementsysteme entwickelt, obwohl sie in der Lage sind, Produkte schnell auf den Markt zu bringen.

Die vielfältigen verwirrenden Interpretationen über die Beziehungen zwischen den drei Dimensionen des Erfolgsdreiecks entstanden, weil automatisch die Kosten sinken, sobald die Qualität erhöht und/oder die Durchlaufzeit verkürzt werden. Dies geschieht, weil durch die Verbesserungen der Qualität und der Durchlaufzeit gewisse bisher notwendige Arbeitsgänge wegfallen. Wenn z.B. die Qualität erhöht wird, entfallen Nachbearbeitungszeiten und alle damit verbundenen Tätigkeiten. Läßt sich die Durchlaufzeit verkürzen, fallen doppelte oder ineffiziente Tätigkeiten weg. Wenn Arbeitsgänge abbaubar sind, sinken zumeist auch die Kosten entsprechend, was aber nicht so interpretiert werden darf, daß mit der höchsten Qualität und der kürzesten Durchlaufzeit automatisch die niedrigsten Kosten verbunden sind. Um dies zu erreichen, müssen die Kosten direkt beeinflußt werden.

Viele westliche Unternehmen erreichen mit ihren TQM-Programmen aus zwei Gründen nicht die von ihnen angestrebten großen Kosteneinsparungen: Erstens ist TQM für viele Unternehmen nur ein Lippenbekenntnis. Zwar bringen die TQM- und JIT-Programme zunächst Einsparungen, doch die Unternehmen versäumen es, den vollständigen Übergang zum schlanken Unternehmen zu vollziehen.

> Um diese ersten Einsparungen (aufgrund des TQM) zu erzielen, bedarf es keiner strukturellen Veränderungen im Unternehmen. Auf diese Weise erreicht das Unternehmen diese erste Ebene auf recht simple Art. Um die nächste Ebene zu erreichen, müssen strukturelle Veränderungen im Produktionsprozeß vorgenommen werden. Diese Veränderungen umfassen eine Modifikation des Werkslayouts, der Trend zur Verkaufszertifizierung, die gegenseitige Schulung der Arbeiter und das Redesign von Produkten (um potentielle Fehlerquellen bei der Produktion oder beim Lieferanten zu verringern.) Nur wenn diese strukturellen Veränderungen durchgeführt worden sind, wird das Unternehmen in den Genuß der Vorzüge des schlanken Unternehmertums gelangen.

Viele westliche Unternehmen empfinden diesen zweiten Schritt als sehr viel schwieriger zu realisieren als den ersten. Ihre JIT-Produktion und TQM-Programme führen anfangs schnell zu Einsparungen, aber dann nivellieren sich diese (das Unternehmen ist gefordert, den nächsten Schritt zu tun). Das Problem dieser Unternehmen liegt darin, daß sie das grundlegende Konzept des schlanken Unternehmertums nicht wirklich übernommen haben und deshalb nicht das nötige Vertrauen in diese Strategie besitzen, um die notwendigen strukturellen Veränderungen für das Erreichen der nächsten Ebene vorzunehmen. (COOPER 1994s, 8)

Manager in Unternehmen, die diesen Übergang nicht schaffen, bremsen die „Qualitätsvision", bevor sie richtig begonnen hat.

Zweitens hat es die großen Einsparungen, die sich die westlichen Unternehmen erhoffen, im Grunde nie gegeben. In vielen japanischen Unternehmen wurden integrierte Kostenmanagementsysteme gleichzeitig mit TQM-Programmen eingeführt. Deshalb wurden die Einsparungen aus den TQM- und den JIT-Programmen mit denen verwechselt, die von den innovativen Kostenmanagementsystemen ausgingen. Aufgrund des langen Zeitraums, innerhalb dessen sich diese Systeme entwickelt haben (und immer noch weiterentwickeln), und aufgrund des integrativen Charakters der Programme und Systeme war es schwierig, die Quelle der Kosteneinsparungen aufzudecken.

Die komplexen Kosten- und Gewinnmanagementsysteme der japanischen Unternehmen widerlegen eindeutig die naive Annahme, daß die Kosten sich schon irgendwie selbst regulieren. MEYER (1993) stimmt diesem indirekt zu, wenn er feststellt: „die einzige Möglichkeit, die Produktqualität zu erhöhen, die Kosten zu senken und gleichzeitig ständig die Geschwindigkeit der Produktentwicklung zu erhöhen, ist eine grundsätzliche Veränderung des Entwicklungsprozesses an sich." (35) Einfach nur ein Merkmal des Erfolgsdreiecks zu verbessern, wird kaum den gewünschten Wettbewerbsvorteil bringen. Um voll wettbewerbsfähig zu sein, muß ein Unternehmen Know-How über das Management aller drei Merkmale des Erfolgsdreiecks besitzen. Mit anderen Worten, das Unternehmen muß das Management des Erfolgsdreiecks als eine umfassende Systemlösung betrachten und nicht als ein Bündel voneinander unabhängiger Techniken.

Zusammenfassung

Wie ein Unternehmen die Konfrontationsstrategie umsetzt, hängt davon ab, wie sich die Erfolgszonen seiner Produkte im Laufe der Zeit verändern. Insbesondere wird die Strategie eines Unternehmens von dem im Augenblick dominierenden Merkmal des Erfolgsdreiecks bestimmt, wobei dieses Merkmal wiederum von der Veränderungen der Kundeneinstellungen geprägt wird. Auf den meisten Märkten ist das dominante Merkmal der Preis oder die Funktionalität. Wenn die Kunden beispielsweise einen erhöhte Funktionalität wünschen und bereit sind, dafür mehr zu bezahlen, dann wird die Funktionalitätsdimension dominieren und der Preis nur das zweitwichtigste Kriterium sein. Sind die Kunden dagegen nicht bereit, für eine Funktionalitätsverbesserung mehr auszugeben, dann wird der Preis das wichtigste Merkmal sein. Die Qualität ist auf den meisten Märkten nur von untergeordneter Bedeutung, da die Unternehmen Qualitätsniveaus erreicht haben, die die Mindesterwartung des Kunden übersteigen. Folglich wird Qualität nur dann ein kritischer Faktor, wenn sie unter ein akzeptables Niveau sinkt.

Um erfolgreich zu sein, muß ein Unternehmen seine Produkte innerhalb ihrer Erfolgszonen halten. Dies erfordert ein energisches Management aller drei Dimensionen des Erfolgsdreiecks, da jedes einzelne Merkmal sowohl die sinnvolle Gestaltung des zukünftigen Produktmixes als auch die zu verfolgende Strategie beeinflußt.

Unternehmen können bei einem der Merkmale „überziehen". Unternehmen, die die Funktionalität übermäßig steigern, führen meistens zu viele Produkte ein und verwirren den Kunden oder erzeugen Qualitätsprobleme. Wenn zu viele Produkte eingeführt worden sind, können die überflüssigen Produkte keinen zusätzlichen Kundennutzen erzeugen, so daß die Kosten für ihre Entwicklung, Bewerbung und Betreuung nicht gerechtfertigt sind. Wenn die Steigerung der Funktionalität zu weit getrieben wird und Qualitätsprobleme nach sich zieht, dann wird das Unternehmensimage darunter leiden, und Marktanteile werden verloren gehen.

Während das Management von Qualität und Funktionalität in der westlichen Literatur eingehend diskutiert wurde, übersah man dabei leider völlig die Rolle des Kostenmanagements.

Teil II

Grundlegende Umfeldfaktoren

One area that has received less attention, but that I believe contributes mightly to Japanese competitiveness, is how many companies' management accounting systems reinforce top-to-bottom commitment to process and product innovation.

Toshiro Hiromoto

EINFÜHRUNG

Die Konfrontationsstrategie ist das direkte Ergebnis der Entstehung des schlanken Unternehmertums. Es ist die Unternehmensform der Zukunft, und es bringt einen härteren Wettbewerb bei geringeren Gewinnen mit sich. Westliche Manager, die ihr Wettbewerbskonzept dem nicht anpassen, riskieren die Existenz ihres Unternehmens. Unternehmen, die weiterhin auf dauerhafte Wettbewerbsvorteile vertrauen und nur dort investieren, wo sie einen dauerhaften Wettbewerbsvorteil für realisierbar halten, werden feststellen, daß die Gelegenheiten für Investitionen im Laufe der Zeit immer seltener werden. Unternehmen, die weiterhin an den traditionellen Strategien der Kostenführerschaft und der Produktdifferenzierung festhalten, werden bemerken, daß diese Strategien kaum mehr am Markt durchsetzbar sind. Sie werden gezwungen sein, sich aus dem Markt zurückzuziehen, weil schlanke Unternehmen sie längst ausgebootet haben. Nischenanbieter werden sich vielleicht bald in Geschäftsfeldern ohne Zuwachsraten befinden, da schlanke Wettbewerber mit neuen Produkten direkt in ihre Nischen stoßen. Ein ähnliches Schicksal erwartet Unternehmen, die sich an ihre historischen Gewinnspannen klammern. Der Wettbewerb zwischen schlanken Unternehmen ist schärfer als zwischen Massenproduzenten, und die Unternehmensrentabilität ist geringer. Die Abkehr von Produkten mit niedrigeren Gewinnspannen ist nur dann erfolgreich, wenn man mit Produkten auf Märkte mit höheren Gewinnspannen vordringen kann; oft wird es solche Produkte aber überhaupt nicht geben. Wenn es sie gibt, besteht das Risiko, daß die Suche nach ihnen schließlich in eine technologische Sackgasse führt.

Dies mag keine besonders attraktive Vorstellung eines neuen Wettbewerbsumfeldes sein, aber sie ist realistisch. Da immer mehr schlanke Unternehmen existieren, müssen Manager die Konfrontationsstrategie akzeptieren und lernen, sie anzuwenden. Unternehmen, die eine Konfrontationsstrategie verfolgen, erwarten drei Herausforderungen.

Erstens: Sobald ein Unternehmen mit seinen Konkurrenten gleichgezogen hat und seine Produkte innerhalb ihrer Erfolgszonen liegen, muß es entscheiden, wieviel Ressourcen in die Verbesserung jedes einzelnen Merkmals des Erfolgsdreiecks investiert werden sollen. Ein Streben nach der Führungsposition bei allen drei Merkmalen wird das Unternehmen davon abhalten, eine tragfähige Strategie zu finden. Um eine wettbewerbsfähige Strategie aufzubauen, müssen die Systeme des Kosten-, Qualitäts- und Time-to-market-Managements ineinandergreifen, so daß das Erfolgsdreieck möglichst effizient genutzt werden kann. Außerdem müssen Manager Veränderungen in der Konstellation des Erfolgsdreiecks aufmerksam registrieren.

Zweitens: Obwohl der Übergang zum Einsatz multidisziplinärer Teams in der Produktgestaltung es einem Unternehmen ermöglicht, alle drei Dimensionen des Erfolgsdreiecks besser zu berücksichtigen, besteht die Gefahr, daß das Design eintönig wird. Manager müssen also kreative Ansätze finden, um den größtmöglichen Nutzen aus einem multidisziplinären Team zu ziehen, ohne Gefahr zu laufen, dafür einen Preis bei der Innovation zu bezahlen. Außerdem müssen Manager lernen, die Verbreitung von Technologien über die Zulieferketten und Verbandskomitees zu steuern. Der Technologieaustausch, der in Japan so schrankenlos

Einführung 105

in den Zulieferketten abläuft, ermöglicht zwar schnellere Innovationszyklen, aber er verhindert auch technologische Wettbewerbsvorsprünge und führt dadurch zur Konfrontation zwischen den Unternehmen.

Drittens: Die Unternehmen müssen bei der Verfolgung der Konfrontationsstrategie ein konsequentes und aggressives Kostenmanagement betreiben. Diese Ausrichtung hat entscheidend zum Erfolg vieler japanischer Unternehmen beigetragen. Nur wenn sie die herausragende Bedeutung des Kostenmanagements verstehen, können westliche Unternehmen das Erfolgsdreieck richtig einsetzten und Erfolg mit der Konfrontationsstrategie haben.

KAPITEL 5

DIE ROLLE DES KOSTENMANAGEMENTS

Nachdem westliche Unternehmen die Methoden der japanischen schlanken Unternehmen übernommen und das Qualitäts- und Funktionalitätsniveau fast eingeholt hatten - jedoch bei wesentlich höheren Kosten - entstand der Verdacht, daß irgendwo noch ein „fehlendes Glied" zur Erklärung der erstaunlichen japanischen Überlegenheit verborgen liegen mußte. Dieses „fehlende Glied" ist die Rolle der Kostenmanagementsysteme, die die Japaner entwickelt haben. Die japanischen Kostenmanagementsysteme sind so im Unternehmen verankert, daß sie alle ökonomischen Aspekte der Produktion beeinflussen. Sie haben Einfluß auf die Beschaffung von Einkaufsteilen, das Produktdesign und die Herstellung der Produkte. Für jede Stufe des Produktions- und Lieferablaufs existieren Methoden zur gezielten Kostenreduktion. Leider sind diese Methoden in der westlichen Literatur nie eingehend analysiert worden. Obwohl sich HIROMOTO (1988) und WORTHY (1991) einig sind, daß die japanischen Managementmethoden im Westen praktisch unbekannt sind, geben sie unterschiedliche Gründe für das mangelnde westliche Verständnis an. HIROMOTO glaubt, daß man im Westen der Art und Weise, „wie die Führungsinformationssysteme (und damit auch die Kostenmanagementsysteme) eine ganzheitliche Ausrichtung aller Unternehmensebenen auf die Produkt- und Prozeßinnovationen verstärken", nicht genug Aufmerksamkeit geschenkt hat (HIROMOTO 1985, 4).

WORTHY dagegen argumentiert, daß die japanischen Manager ihre Instrumente des Kostenmanagements absichtlich geheimhalten würden:

> Als sich die deutschen Berater nach einer Forschungsreise in Japan mit leeren Händen auf den Heimweg machten, waren sie ausgesprochen verärgert. Sie hatten gehofft, in Erfahrung bringen zu können, welche Kostenrechnungssysteme die japanischen Automobilhersteller einsetzen und wie sie damit ihre Kosten beeinflussen; statt dessen ertrugen sie mit wachsendem Unmut eine Sitzung nach der anderen mit lächelnden japanischen Unternehmenschefs, die ihnen erklärten: Es tut uns leid, aber dem, was Sie suchen, schenken wir keine Beachtung. Nach einer frustrierenden Woche gaben die Deutschen auf und waren überzeugt, daß sie einmal mehr der japanischen Ausweichtaktik zum Opfer gefallen waren. (WORTHY 1991, 72)

Folgt man WORTHYS Auffassung, so halten die japanischen Manager ihre Kostenmanagementsysteme geheim, weil diese ihnen einen strategischen Vorteil verschaffen. Das scheint jedoch unwahrscheinlich, da die Japaner immer wieder eine erstaunliche Offenheit bei der Verbreitung ihrer Innovationen an den Tag gelegt haben. Da es in Japan eine lebendige Kultur des Innovationsaustausches gibt, ist dieses Verhalten auch weder zufällig noch auf den Einzelfall beschränkt. Wenn wir all das in Betracht ziehen, warum sollten die japanischen Manager es dann plötzlich vorziehen, den Aufbau und die Funktion ihrer Kostenmanagementsysteme geheimzuhalten? Eine einfachere und einleuchtendere Erklärung liegt darin, daß die westlichen Manager und Wissenschaftler, die Japan besuchten, entweder nicht das Richtige oder nicht auf die richtige Art gefragt haben.

Warum die Rolle des Kostenmanagements ein Geheimnis blieb

Die Fragen über die Methoden des japanischen Kostenmanagements, die wir aus dem Westen wahrscheinlich zuerst stellen werden, spiegeln unsere eigenen Erfahrungen wider, Erfahrungen, die durch die westlichen Kostenmanagementinstrumente geprägt worden sind. Leider sind aber die westlichen Instrumente unter ganz anderen Bedingungen entstanden als die japanischen Ansätze. Folglich sind die Bereiche des Kostenmanagements, die für das westlich geprägte Denken interessant sind, nicht unbedingt dieselben, die aus japanischer Sicht relevant sind. Diese Unterschiede erschweren das gegenseitige Verständnis.

Im westlichen Kostenmanagement dominiert die Finanzbuchhaltung. Deshalb sind Kostenrechnungssysteme (im Gegensatz zu Kostenmanagementsystemen) die Hauptquelle für Kosteninformationen. Kostenrechnungssysteme haben aber andere Zielsetzungen als Kostenmanagementsysteme. Kostenrechnungssysteme unterstützen die Finanzbuchhaltung, indem sie die Kosten der verkauften Güter und den Wert der Bestände feststellen. Diese Systeme geben verzerrte Produktkosten wieder und sind somit kein wirkungsvolles Instrument für das Kostenmanagement. Kostenmanagementsysteme dagegen zielen darauf ab, eine effiziente Steuerung und Überwachung der Kosten zu ermöglichen, wobei präzise Produktkosten ermittelt und ein Druck zur Kostensenkung und -überwachung aufgebaut werden soll.

Die Wettbewerbsbedingungen, die sich durch das Entstehen des schlanken Unternehmertums und der Konfrontationsstrategie entwickelt haben, erforderten die Entwicklung ausgeklügelter Kostenmanagementmethoden, um die Kosten in den Griff zu bekommen. Die Japaner erkannten, daß die effizienteste Methode zur Erreichung eines niedrigen Kostenniveaus darin lag, die Kosten bereits bei der Konzeption des Produktes zu vermeiden und nicht etwa zu versuchen, sie nach Produktionsstart zu reduzieren. Wenn man berücksichtigt, daß ein Großteil der Kosten bereits in der Produktentwicklung determiniert wird, ist diese Philosophie äußerst sinnvoll. Mit diesem strategischen Ansatz, bei dem die Kosten bereits bei der Produktkonzeption vermieden werden, verlagerte sich das Hauptaugenmerk der japanischen Kostenmanagementsysteme von den vergangenheitsorientierten Methoden der Kostenrechnung (wie der Produktkalkulation und der Abweichungsanalyse) auf strategische Methoden (wie Target Costing und Value Engineering). Es war die Weiterentwicklung dieser innovativen, strategischen Ansätze, die zu Kostensenkungsprogrammen führte. Bei den vergangenheitsorientierten Methoden wurden nur geringfügige Verbesserungen vorgenommen. Folglich sind die japanischen Systeme für die Produktkalkulation und die Kostenüberwachung von ihrer Struktur her mit den westlichen identisch, werden aber nicht so intensiv genutzt. Deshalb können westliche Manager und Wissenschaftler bei der Untersuchung der japanischen Kostenrechnungssysteme nicht auf neue Strukturen oder innovative Instrumente stoßen. Nur die wirkungsvolle Anwendung dieser Systeme ist innovativ, doch dürfte es schwierig sein, die feinen Unterschiede bereits zu Beginn eines Gesprächs auszumachen, weil sich die Fragen auf die Systemstruktur und nicht auf die Einbettung des Systems in den Kostenmanagementprozeß beziehen und der strategische Aspekt übersehen werden könnte. Aufgrund ihrer Fokussierung auf die Kostenrechnung erwarten westliche Manager und Wissenschaftler z.T. neuartige Produktkalkulationssysteme mit hoher Präzision. Die japanischen Unternehmen haben jedoch erst in jüngster Zeit begonnen, Erfahrungen beim Einsatz von Activity-Based Costing Systemen zu sammeln.

Diese Mißverständnisse führen dazu, daß westliche Manager und Wissenschaftler aus der Analyse der japanischen Kostenmanagementmethoden nur wenig neue Erkenntnisse ziehen können, die zumeist aus der strategischen Ausrichtung dieser Systeme im Gegensatz zu der westlichen Vergangenheitsorientierung resultieren und ihnen folglich unerklärbar erscheinen. Die strukturellen Ähnlichkeiten der Systeme zur Produktkalkulation und Kostenüberwachung werden nur noch größere Ver-

Die Rolle des Kostenmanagements 111

wirrung stiften und den Eindruck erwecken, daß die Japaner mit praktisch identischen Systemen das Unmögliche leisten.

Die Art, wie japanische Manager sich bei Interviews verhalten, trägt außerdem zur Verwirrung der westlichen Manager und Wissenschaftler bei, da sie dazu neigen, die Frage zu beantworten, die tatsächlich gestellt wurde und nicht die, die man hätte eigentlich stellen sollen. Ein japanischer Manager wird nicht, wie es sein westlicher Kollege tun würde, sagen: „Das ist die falsche Frage, eigentlich geht es um..." Statt dessen wird er sich intensiv bemühen, eine Antwort auf die an ihn gerichtete Frage zu finden, auch wenn er sie nicht für relevant hält, denn er möchte seinen Gesprächspartner nicht durch den Hinweis auf seinen Fehler in Verlegenheit bringen. Die Auswirkung der japanischen Höflichkeit wurde mir während eines längeren Gesprächs in einer Forschungseinrichtung bewußt. Mir wurde ein System vorgestellt, das nicht die individuellen Produktkosten, sondern nur die Kosten einer Produktlinie kalkulierte. Ich konnte mir nicht vorstellen, daß das Unternehmen Entscheidungen treffen konnte, ohne die Kosten des einzelnen Produktes zu kennen. Ich fragte öfters : „Wie berechnet das System die individuellen Produktkosten?" Jedesmal erhielt ich zur Antwort: „Es kann sie nicht berechnen!" Erst als ich die Frage anders formulierte: „Wie ermitteln Sie die individuellen Produktkosten, wenn Sie sie brauchen?", erklärte man mir, wie die Ingenieure des Unternehmens auf der Basis von Äquivalenzziffern die individuellen Produktkosten feststellten. Da die Kalkulation eines einzelnen Produkts außerhalb des Kostenrechnungssystems erfolgte, war die Antwort auf meine erste Frage natürlich korrekt. Damit ich aber nicht mein Gesicht verlor, machte der befragte Unternehmensleiter mich nicht auf den Fehler in meiner Frage aufmerksam.

Bei Fragen, für deren Beantwortung detaillierte Erklärungen und Hinweise auf verschiedene Einflußfaktoren erforderlich sind, ergeben sich ähnliche interkulturell bedingte Probleme. Während man im Westen alle bzw. die meisten relevanten Faktoren erörtern wird, geht man in Japan gewöhnlich nur auf den wichtigsten ein. Andere Faktoren werden nicht erwähnt, es sei denn, man fragt danach. Westliche Unternehmen und Wissenschaftler, die sich dieser kulturellen Eigenheit nicht bewußt sind, werden oft nur ein teilweises Verständnis der japanischen Methoden erlangen.

Sprachprobleme verstärken diese Schwierigkeiten noch mehr. Nach westlichem Standard fehlt es der japanischen Sprache an Präzision. Oft wird im Japanischen das Subjekt eines Satzes weggelassen, wodurch es für uns manchmal schwierig wird, den Sinn des Satzes zu erfassen. Außerdem basiert die Kommunikation zwischen Japanern sehr stark auf einem gemeinsamen Bezugsrahmen. Dieser Bezugsrahmen läßt Gespräche auf zwei Ebenen stattfinden. Oberflächlich gesehen sind die gesprochenen Worte vage, und ihre Bedeutung ist unklar, bei genauerer Betrachtung wird aber klar, daß sich die tatsächliche Bedeutung aus dem gemeinsamen Bezugsrahmen ergibt. Diese Art der Kommunikation stört häufig bei Gesprächen mit Personen aus dem westlichen Kulturkreis, sogar wenn alle Englisch sprechen.

Hinzu kommt, daß viele japanische Manager mit Standardantworten auf die Fragen ihrer westlichen Besucher reagieren, wobei sie sehr stark von der Realität abstrahieren. In einem von mir besuchten Unternehmen weigerte sich eine Führungskraft, einen Abschnitt in einer der Fallstudien zu akzeptieren, weil dieser eine solche Standardantwort enthielt. Er gestand mir zwar zu, daß der Abschnitt genau wiedergab, was er gesagt hatte, aber als er ihn im inhaltlichen Gesamtzusammenhang mit der Fallstudie gelesen hatte, konnte er ihn wegen seiner zu groben Vereinfachungen nicht billigen. Er erklärte mir dann, daß dieser Abschnitt eine Antwort wiedergab, die er sich zurechtgelegt hatte, um westlichen Besuchern das Verständnis seines Systems zu erleichtern. Die Antwort sei auch nicht falsch, sondern sie abstrahiere nur zu stark von der realen Komplexität des Systems.

Es gibt aber mindestens noch zwei weitere Einflußfaktoren, die erklären, warum die japanischen Kostenmanagementsysteme noch nicht ausführlicher analysiert worden sind. Aufgrund der Philosophie des schlanken Unternehmertums können japanischen Unternehmen Produkte mit höherer Qualität und Funktionalität zu niedrigeren Kosten herstellen, ohne innovative Kostenmanagementmethoden entwickeln zu müssen. Dies verleitet westliche Manager und Wissenschaftler zu der Annahme, daß sich jeglicher Kostenvorteil aus der erhöhten Unternehmenseffizienz herleitet. Aufgrund dieser Auffassung wird die überlegene Produktionseffizienz bei den japanischen Unternehmen hingenommen, ohne daß ihre Kostenmanagementsysteme untersucht werden. Die höhere Qualität und Funktionalität der japanischen Produkte hat die Aufmerksamkeit von den Kosten abgelenkt. Kunden können leicht Unterschiede bei Qualität und Funktionalität feststellen, aber sie haben keinen Einblick in die Produktionskosten.

Außerdem können schlanke Unternehmen zwar Produkte von höherer Qualität und Funktionalität herstellen als Massenproduzenten, aber ihre Rentabilität ist nicht höher. Wenn alle anderen Faktoren konstant wären, müßte sich ein verbessertes Kostenmanagement entweder in erhöhter Rentabilität oder in niedrigen Verkaufspreisen ohne Rentabilitätsverlust bemerkbar machen. Leider sind aber die anderen Faktoren nicht immer konstant. Japanische Unternehmen weisen durchweg geringere Gewinne aus als Unternehmen im Westen. KANOGO, NONAKA, SAKAKIBARA und OKUMURA haben dies wie folgt kommentiert:

> Im Hinblick auf die Rentabilität stellen die amerikanischen die meisten japanischen Industriezweige eindeutig in den Schatten, was die Hypothese nahelegt, daß der japanische Erfolg nur eine Illusion ist. Natürlich ist aber die Rentabilität nur eines von vielen Kriterien für Erfolg. Dennoch ist es schwierig, daraus den Schluß zu ziehen, daß japanische Unternehmen insgesamt erfolgreicher sind als amerikanische. (KANOGO et al. 1985, 2)

Diese niedrigeren Gewinne spiegeln zwei grundlegende Unterschiede zwischen Japan und dem Westen wider. Zum einen führt das Marktumfeld, das die Schaffung eines dauerhaften Wettbewerbsvorteils nicht zuläßt, und die daraus resultierende Anwendung der Konfrontationsstrategie zu verringerten Gewinnen. Zum anderen haben japanische und westliche Unternehmen unterschiedliche Ziele. In Japan haben die Aktionäre weniger Einfluß als die Aktionäre im Westen, weshalb das Erzielen hoher Gewinne (mit entsprechender Dividendenausschüttung) nicht so wichtig ist. In japanischen Unternehmen werden die Interessen der Aktionäre erst nach denen der Angestellten, der Kunden und der Kreditgeber berücksichtigt. Das vorrangige Ziel der japanischen Unternehmen ist also, Stabilität und langfristiges Vertrauen zu erreichen, indem sie ständig verbesserte Finanzergebnisse und insbesondere ein stetiges Wachstum erzielen und publik machen. Wie CARL KESTER (1991) feststellte: „Das Unternehmenswachstum scheint zum gemeinsamen Nenner der Interessengruppen zu werden; es ist das Ziel, bei dem sich fast alle einig sind, daß es einen potentiellen Nutzen hat" (77). Indem sie dieses Ziel erreichen, übermitteln die japanischen Unternehmen eine klare Botschaft an ihre jetzigen und zukünftigen Angestellten, nämlich daß sie einen guten Arbeitsplatz und dauerhafte Sicherheit durch lebenslange Arbeitsverträge bieten. Die Garantie einer dauerhaften Anstellung bewirkt über die Arbeitsplatzsicherheit (und die -zufriedenheit) eine Rückkoppelung, die ihrerseits das Unternehmenswachstum fördert. Wenn die höheren Gewinne als Zeichen einer überlegenen wirtschaftlichen Leistung nicht eintreten und man die zugrunde liegenden Kostenstrukturen nicht kennt, kann man leicht zu der Auffassung gelangen, daß die Japaner sich Marktanteile erkaufen und ihre Produkte verschleudern. Wirtschaftsanalysten, die diese Argumente nicht gelten lassen, behaupten, daß die höhere Qualität und die kürzeren Markteinführungszeiten zu besser steuerbaren Produktionsprozessen führen, in denen Produkte in kleineren Serien zu niedrigeren Kosten hergestellt werden können:

> Die vertikale Integration mag General Motors und Ford effizienter gemacht haben, solange sie miteinander oder mit kleineren amerikanischen oder europäischen Produzenten konkurrierten. Aber diese Strategie brachte ihnen in den 70ern und 80ern gegenüber den Japa-

nern keinen Vorteil, als diese ihre Produktionssysteme perfektioniert hatten, bei denen die Produktivität eines Arbeiters doppelt so hoch war wie in den Vereinigten Staaten. (CUSUMANO 1985, 231)

Beide Argumentationen übersehen jedoch die Bedeutung der Kostenmanagementsysteme.

Kostenmanagement in der Anwendung

Um seine Kosten zu senken, muß ein Unternehmen sein Produktsortiment (das aktuelle wie auch das zukünftige) managen. Während die Art des Produkts - z.B. Kameras oder Getränkedosen - durch die Strategie des Unternehmens determiniert wird, hängt die Produktpalette, die ein Unternehmen verkauft oder zu verkaufen beabsichtigt, von mehreren Faktoren ab. Drei dieser Faktoren scheinen dabei zu dominieren: das Wettbewerbsumfeld (und insbesondere, wie das Unternehmen auf dem Markt agiert und das Erfolgsdreieck einsetzt), eine ausgereifte Produkttechnologie und die Länge des Produktlebenszyklus (vgl. Abb. 5-1).

Das Wettbewerbsumfeld ist von entscheidender Bedeutung, denn es legt unter anderem fest, wie intensiv das Kostenmanagement zu betreiben ist. Mit der Rezession in der japanischen Wirtschaft und dem schnellen

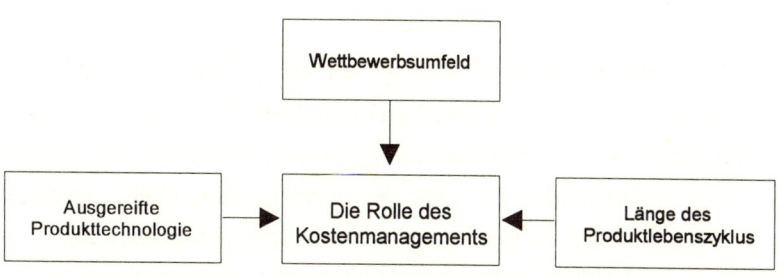

Abb. 5-1: Faktoren, die die Rolle des Kostenmanagements beeinflussen

Wertanstieg des Yen im Vergleich zu den anderen Hauptwährungen mußten viele Unternehmen den Schwerpunkt des Erfolgsdreiecks von der Funktionalität auf die Kosten verlagern. Bei Isuzu stellte ein Manager beispielsweise fest:

> Wir haben unsere Kostenplanungsteams entscheidend vergrößert. Das erste Team bestand aus sieben hochqualifizierten Mitarbeiter. Man nannte sie „das Gehirn": Sie hatten die Ideen, und andere setzten sie um. Im Dezember 1992 erweiterten wir dieses Team um 23 neue Mitarbeiter. Im Oktober 1993 gründeten wir zur Verstärkung ein zweites Team mit weiteren 22 Mitarbeitern. Beide Teams waren sehr erfolgreich bei der Aufdeckung von Kosteneinsparungspotentialen. In den ersten beiden Monaten konnten durch die Teams Einsparungen im Wert von 2,2 Milliarden Yen realisiert werden. Ihr Ziel für das nächste Jahr sind 8,4 Milliarden Yen. (COOPER UND YOSHIKAWA 1994a, 11)

Ein ausgereifter Technologiestandard ist von entscheidender Bedeutung, da er die Neuprodukteinführungsrate und den Differenzierungsgrad gegenüber den Vorgängerprodukten stark beeinflußt. Bei einem voll ausgereiften hohen Technologieniveau können die Produktionsprozesse nur unter erheblichem Aufwand kostengünstiger gestaltet werden. Im Gegensatz dazu ist es wichtig für die Unternehmen, bei denen die Technologie noch einem Wandel unterliegt, die Kosten der zukünftigen Produkte zu managen. Bei Olympus werden die Produkte z.B. ständig verbessert. Die Anzahl der Teile wird verringert, Materialien werden ersetzt, und wo immer möglich, werden teure Rüstvorgänge vermieden (COOPER 1994j, 6-7).

Der Produktlebenszyklus ist wichtig, weil er festlegt, wieviel Zeit das Unternehmen hat, um die Kosten bereits am Markt befindlicher Produkte zu reduzieren. Wenn ein Produkt einen kurzen Lebenszyklus hat, können die Kosten möglicherweise nicht in ausreichendem Maße verringert werden, z.B. erschwert bei Nissan der vierjährige Produktlebenszyklus eines Autos, Änderungen im Produktdesign zu rechtfertigen und durchzusetzen, sobald ein Produkt in die Fertigung gelangt ist.

Management des Produktsortiments

Sobald sich ein Unternehmen für die am Markt anzubietende Produktart entschieden hat, soll die Absatzprogrammplanung hauptsächlich gewährleisten, daß nur rentable Produkte verkauft werden. Da der Gewinn sich aus Umsatz abzüglich der Kosten ergibt, spielen die durch das Kostenrechnungssystem kalkulierten Selbstkosten eines Produkts eine entscheidende Rolle bei der Optimierung des Produktsortiments (vgl. Abb. 5-2). Die Bewertung von Lagerbeständen für die externe Rechnungslegung ist keine sehr schwierige Aufgabe für ein Kostenrechnungssystem, und jedes untersuchte Kostenrechnungssystem kann das leisten. Häufig zwingen jedoch die japanischen Rechnungslegungsrichtlinien die Unternehmen, Rechnungslegungsmethoden zu wählen, mit denen produktbezogene Entscheidungsalternativen nicht bewertet werden können. Manchmal werfen diese Methoden, die versuchen sowohl dem bilanziellen als auch dem entscheidungsorientierten Aspekt Rechnung zu tragen, Probleme auf. Viele Unternehmen sind daher dazu übergegangen, diese Probleme zu lösen, indem sie die bilanziellen Herstellkosten für die Entscheidungsfindung korrigieren. Beispielsweise werden für die Bilanz die jährlichen Abschreibungsraten so festgesetzt, daß der Cash-flow aufgrund von Steuerersparnissen maximiert wird, obwohl der tatsächliche Werteverzehr des Vermögensgegenstandes nicht richtig abgebildet ist.

Für eine Deckungsbeitragsanalyse über den gesamten Produktlebenszyklus modifiziert Nissan seine Abschreibungsberechnungen, um die Gesamtrentabilität des geplanten Modells abzuschätzen:

Die Abschreibungsmethode im Rahmen der Rentabilitätsanalyse über den Produktlebenszyklus war nicht dieselbe, die in der Finanzbuchhaltung angewendet wurde. Nissan ermittelte den jährlichen Wertverlust für die Handels- und Steuerbilanz nach der degressiven Abschreibungsmethode. Für die Kalkulation der Deckungsbeiträge während des Produktlebenszyklus wurden die Vermögensgegenstände jedoch linear abgeschrieben. Das Management legte eine andere Abschreibungsmethode zugrunde, weil es den nach der linearen Methode ausgewie

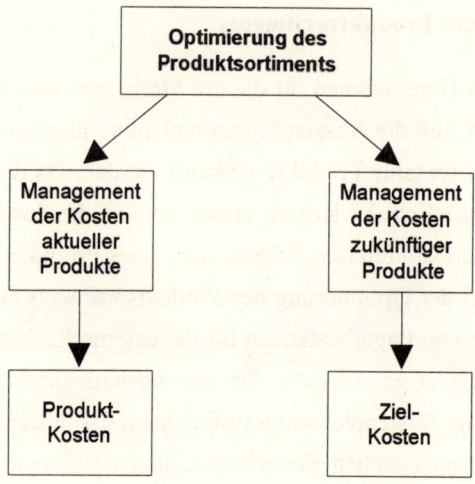

Abb. 5-2: Management des Produktsortiments

senen Ressourcenverzehr durch die produzierten Modelle für verursachungsgerechter hielt als bei Anwendung der degressiven Methode. (COOPER 1994i, 4)

Ähnliche Modifizierungen wurden auch von anderen Unternehmen vorgenommen, wie etwa bei Shionogi, einem Pharmazieunternehmen:

Die Vergütungen der National Health Insurance (NHI; staatliche Krankenversicherung) für neue pharmazeutische Produkte werden in Japan vom Gesundheitsministerium (MHW; Ministry of Health and Welfare) auf zwei verschiedene Arten festgesetzt. Wenn bereits Medikamente auf dem Markt sind, die dieselbe pharmazeutische Wirkung aufweisen, dann wird der Preis des neuen Medikaments auf der Grundlage der existierenden Produkte festgesetzt. Ist das Medikament jedoch völlig neuartig, basiert der Preis auf Shionogis Selbstkosten. Die Selbstkosten beinhalten dabei alle Ausgaben Shionogis für Entwicklung, Produktion, Marketing, allgemeine Verwaltung sowie die Vertriebskosten und einen Gewinnzuschlag für Shionogi und seine Großhändler.

Shionogi war bestrebt, die höchstmögliche Vergütung für seine Medikamente auszuhandeln, denn je höher der Preis der NHI, desto höher war der Verkaufspreis von Shionogi an die Großhändler. Im Gegensatz dazu wollte das Gesundheitsministerium die Rückerstattungspreise der NHI auf einem erträglichen Niveau halten.

An den Kosten aus dem Standardkostenrechnungssystem des Unternehmens mußten zwei wichtige Korrekturen vorgenommen werden, ehe sie für die Preisfestsetzung eines neuen Produktes verwendet werden konnten. Zuerst wurden die verrechneten jährlichen Abschreibungen für die ersten fünf Jahre der Produktion verringert, da die Vermögensgegenstände in der Kostenrechnung entsprechend den japanischen Bilanzierungsmethoden einer beschleunigten Abschreibung unterliegen. Folglich wurden auf das Produkt in den ersten Jahren seines Lebenszyklus sehr hohe Abschreibungen verrechnet. Zusätzlich waren die meisten neuen Medikamente in ihren ersten Jahren durch ein geringes Verkaufsvolumen gekennzeichnet. Deshalb war eine zweite Korrektur unter Berücksichtigung eines realistischeren langfristigen Produktionsvolumens erforderlich, um auf der Basis dieser korrigierten Kosten eine Kosten-Plus-Kalkulation durchzuführen und Preisverhandlungen zu ermöglichen.

Wenn ein Medikament unrentabel war, verhandelte Shionogi mit dem Gesundheitsministerium über die Erhöhung der Vergütung der NHI. Shionogi wurde damit seiner sozialen Verantwortung bei der Medikamentenversorgung gerecht und nahm ein Medikament nur als allerletzten Ausweg vom Markt. (COOPER 1995a, 17-18)

Produktkosten (vor oder nach der Korrektur) unterstützen auf sechs verschiedenen Entscheidungsebenen das Management des Produktsortimentes. Erstens dienen Produktkosten der Absatzpreisfindung. Zweitens läßt sich die Einführung unrentabler Produkte von vornherein verhindern. Drittens kann die Rentabilität laufender Produkte überwacht werden. Die übrigen drei Ebenen betreffen produktbezogene Entscheidungen wie Redesign, Outsourcing und Sortimentsbereinigungen (vgl. Abb. 5-3).

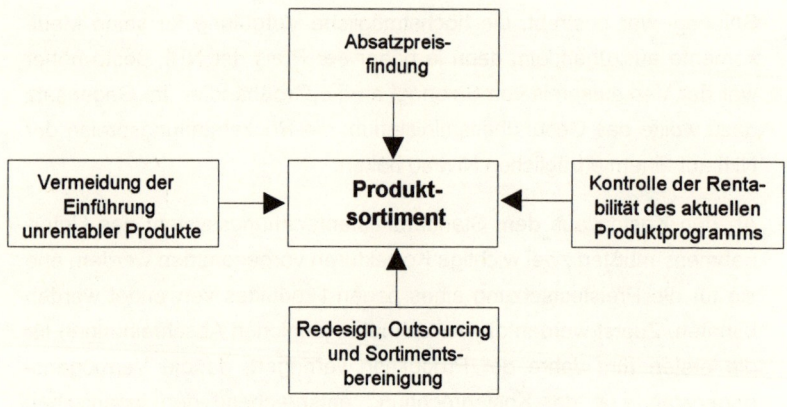

Abb. 5-3: Management des Produktsortiments durch Produktkosteninformationen

Absatzpreisfindung: Bei Anwendung der Konfrontationsstrategie bestimmt der Markt die Preise. Daher werden die kalkulierten Produktkosten zur Rentabilitätsberechnung und nicht zur Absatzpreisfindung eingesetzt. Sogar für das revolutionärste Produkt läßt sich gewöhnlich ein Gegenstück auf dem Markt ausfindig machen, anhand dessen der Preis für das neue Produkt abgeleitet werden kann. Deshalb kommt die Kosten-Plus-Methode bei der Preisfindung kaum zur Anwendung. Bei Citizen

> wurde die Kosten-Plus-Methode zur Absatzpreisfindung fast nie eingesetzt..., weil die meisten Produkte auf wettbewerbsintensiven Märkten verkauft wurden, auf denen die Konkurrenten ähnliche Produktangebote machten. Gelegentlich brachte Citizen eine Uhr oder ein Uhrwerk auf den Markt, für das es kein direktes Konkurrenzangebot gab. In diesen Fällen existierte kein Marktpreis, und es wurde ein Verkaufspreis festgesetzt, den die Kunden wahrscheinlich akzeptieren würden. Dieser Preis wurde durch Absatzstudien und -analysen ermittelt, wobei nach Bewertung der Produktattraktivität ein Vergleich mit anderen Uhren oder Konsumartikeln durchgeführt wurde. (COOPER 1994a, 5)

Bei Olympus hatte „die Marktforschung herausgefunden, daß sich vielen Konsumenten eine Wahl zwischen einem CD-Player und einer Kompaktkamera stellte. Deshalb betrachtete Olympus CD-Player als Konkurrenzprodukte" (COOPER 1994j, 4). Bei einer so weiten Definition von Konkurrenzprodukten ist es nahezu unmöglich, ein Produkt einzuführen, das kein Konkurrenzprodukt besitzt.

Die Kosten spielen also bei der Preisfindung nur dann eine wichtige Rolle, wenn das Produkt wirklich „einzigartig" ist. Bei Sumitomo Electric Industries (SEI) hängt die Länge der bestellten Drähte vom Kunden ab. Deshalb ist dort die Preiskalkulation der Produkte eine der Hauptaufgaben des Kostenrechnungssystems.

Eine wichtige Funktion des Kostenrechnungssystems bestand in der Produktpreiskalkulation. Die Preise wurden in drei Schritten kalkuliert. Zuerst wurde der jährliche Preis für Kupfer von der Einkaufsabteilung festgesetzt, die sich im Hauptquartier des Unternehmens in Tokio befindet. (Der Kalkulation wurde ein jährlicher Standardpreis für Kupfer zugrunde gelegt, da der Tagespreis ständigen Schwankungen unterlag und SEI über keinen Mechanismus verfügte, um den tatsächlichen Materialverbrauch zu bewerten. Durch die Wahl eines jährlichen Standardpreises konnte das Unternehmen Preisveränderungen im Laufe des Jahres durch die Berechnung von monatlichen Preisschwankungen überwachen.) Die Einkaufsabteilung setzte außerdem den jährlichen Standardpreis für alle anderen Metalle, die in SEI Produkten verwendet wurden, fest. Im zweiten Schritt wurden die Kosten für den blanken Draht vom Geschäftsbereich für die Drahtproduktion errechnet, der sich in den Werken in Osaka befindet. Dabei wurden die direkten und indirekten Produktionskosten zu den um den Produktionsausschußanteil korrigierten Kupferkosten hinzuaddiert. Im dritten Schritt wurden die Kosten des fertigen Produkts ermittelt, indem die Materialkosten mittels einer Standardausschußrate korrigiert wurden, um den Materialverlust mit einzurechnen. (COOPER 1994m, 8)

Vermeidung der Einführung unrentabler Produkte: Um zu gewährleisten, daß neue Produkte rentabel sind, gibt es bei vielen Unternehmen Regeln bezüglich der Neuprodukteinführung. Diese Systeme, die in Teil

3 eingehender behandelt werden, konzentrieren sich auf das Management der Kosten zukünftiger Produkte und beziehen Target Costing, Value Engineering und ein organisationsübergreifendes Kostenmanagement ein. Sie orientieren sich stark am Produktdesign und sind ein entscheidender Faktor für die Unternehmenssteuerung auf Basis des Erfolgsdreiecks. Es existiert eine Vielzahl von Mechanismen, die diese Regeln verstärken. Bei Citizen wurden „Produkte nur auf den Markt gebracht, wenn sie mit Gewinn verkauft werden konnten.... Wenn eine Uhr rentabel war, ging sie in die Fertigung, und man nahm Bestellungen von der Citizen Trading Company und anderen Kunden entgegen. Wenn man sich keinen angemessenen Gewinn von der Uhr versprach, dann wurde der Verkaufspreis, die Produktionskosten und das Design in Frage gestellt und überarbeitet. Wenn sich auch dann kein zufriedenstellendes Gewinniveau mit der Uhr erzielen ließ, wurde sie erst gar nicht auf den Markt gebracht" (COOPER 1994a, 5-6).

Yokohama verfolgt ähnliche Grundsätze, um die Markteinführung unrentabler Produkte zu vermeiden; aber aufgrund der Marktmacht einiger Kunden wurde in der Vergangenheit nicht immer strikt daran festgehalten, so daß das Rentabilitätsniveau des Unternehmens absackte. Als Teil der Strategie, die Gewinne wieder auf ihr früheres Niveau zu bringen, forcierte das Unternehmen die striktere Einhaltung der Regel „Verkaufe kein unrentables Produkt!" Yokohama kreierte neue Produkte, die zu wettbewerbsfähigen niedrigen Kosten produziert werden konnten, und bemühte sich dann energisch um Vertragsabschlüsse. Außerdem „entschloß sich Yokohama, daß jedes neue Produkt, falls es über seinen Lebenszyklus keine zufriedenstellende Rendite generieren würde, nicht in die Produktion gelangen sollte" (COOPER 1994d, 3). Auch bei Sony gilt, wie bei Yokohama, der Grundsatz eines Mindestgewinns: „Sony verkaufte prinzipiell keine Produkte mit Verlust, und in den meisten Fällen auch nicht unterhalb einer Mindestrendite, die vom Leiter der entsprechenden Geschäftsabteilung festgelegt worden war" (COOPER 1994l, 7).

Die meisten Unternehmen lassen nur in wichtigen Ausnahmefällen eine Abweichung von diesen Grundsätzen zu, und zwar dann, wenn die Nichteinführung des Produktes äußerst schädliche Folgen nach sich ziehen würde oder wenn das Produkt von strategischer Bedeutung ist. Bei Citizen kann es zugunsten des Unternehmensimages vorkommen, daß diese Regel außer Kraft gesetzt wird: „Wenn es keine Möglichkeit gibt, die Produktrentabilität zu gewährleisten, wird es auch nicht auf den Markt gebracht. Die einzige Ausnahme sind Produkte, die man als strategisch wichtig für das Unternehmensimage erachtet, wie z.b. die Uhr mit immerwährendem Kalender" (COOPER 1994a, 6). Bei Olympus „wurde das Produkt aufgegeben, wenn die geschätzten Kosten innerhalb des Target Costing Prozesses immer noch zu hoch waren, es sei denn, ein strategisch wichtiger Grund für die Einführung des Produkts sprach dagegen. Solche Überlegungen bezogen sich gewöhnlich auf die Erhaltung einer vollständigen Produktpalette oder auf die Schaffung eines „Flaggschiffs", das die technologische Führungsposition des Unternehmens demonstrieren sollte.

Kontrolle der Rentabilität des aktuellen Produktprogramms: Viele Unternehmen wenden den Grundsatz „keine unrentablen Produkte", auch auf die bereits bestehenden Produkte an. Diese Unternehmen verfügen über Systeme, die einen Druck zur Kostensenkung bei den existierenden Produkten aufbauen. Diese Systeme, die in Teil 4 behandelt werden, konzentrieren sich hauptsächlich auf die Produktionsprozesse und weniger auf das Produkt und integrieren Methoden der Produktkalkulation und der operativen Kostenüberwachung sowie das *Kaizen* Costing. Es gibt zwei ausschlaggebende Faktoren dafür, mit welchem Aufwand die Rentabilitätssicherung des aktuellen Produktprogramms betrieben wird. Zum einen ist die Dauer der Marktanwesenheit eines Produktes entscheidend und zum anderen die Rate des Absatzpreisverfalls. Bei Olympus verhindern normalerweise kurze Produktlebenszyklen und aggressive Kostensenkungsmaßnahmen ein Absacken der Produktrentabilität unter das Mindestniveau, bevor das Produkt durch ein neues Modell ersetzt wird. Bei Topcon beträgt der Preisverfall über die Lebensdauer der Produkte ungefähr 15%, und das reicht nicht aus, um das Produkt unrentabel zu machen. Diesem Risiko sind jedoch Produkte, die eine relativ lange Lebensdauer haben, ausgesetzt. Bei Citizen wird der Lebenszyklus mancher Produkte in Jahrzehnten gemessen. Deshalb wird das Absatzprogramm ständig auf unrentable Produkte überprüft:

> Wenn man erwartete, daß der Verkaufspreis eines Produkts in der nahen Zukunft nicht mehr kostendeckend sein würde, wurde das Produkt einer intensiven spezifischen Kostensenkungsanalyse unterzogen.... Falls die Kostensenkungspotentiale zu gering waren, um die Rentabilität des Produktes zu erhalten, wurde die Möglichkeit einer völligen Neugestaltung des Produkts in Betracht gezogen. Konnte dies die Produktrentabilität ebenfalls nicht mehr retten, dann wurde das Produkt aus dem Absatzprogramm eliminiert. (COOPER 1994a, 6)

Nicht alle Unternehmen wenden solch strenge Grundsätze an. Einige Unternehmen verkaufen unrentable Produkte, solange sie noch einen positiven Deckungsbeitrag erbringen, z.B. wurden bei Mitsubishi Kasei, Japans größtem integriertem Chemieunternehmen,

> die individuellen Produktkosten mit den Verkaufspreisen verglichen, wenn ein Risiko bestand, daß der Preis die variablen Kosten nicht decken würde. Exportgeschäfte wurden häufig zu viel niedrigeren Preisen abgeschlossen als auf dem heimischen Markt.... Mitsubishi Kasei akzeptierte diese niedrigen Preise, um seine Werke auszulasten. Solche Abschlüsse zu tätigen, war aber nur dann sinnvoll, wenn die variablen Kosten für die verkauften Produkte den Verkaufspreis nicht überstiegen. (COOPER 1994h, 6)

Der Verkauf von Produkten mit positivem Deckungsbeitrag, aber negativem Gewinn ist kurzfristig sinnvoll, jedoch auf lange Sicht nicht tragbar, und es ist nicht unbedingt eine vernünftige Entscheidung, wenn zwischen den Kunden ein reger Informationsaustausch herrscht:

> ..., wenn Yokohama dieses Produkt einem anderen Kunden unterhalb des effektiven Marktpreises verkaufte, bestand die Gefahr, daß sich dieser neuen Preis zum Marktpreis für das Produkt entwickeln könnte.

Wenn die Einnahmen aus dem Geschäft mit dem neuen Kunden auf Basis des gesenkten Preises nicht den Einnahmeverlust aufgrund des nun geringen Absatzpreises für zukünftige Geschäfte kompensieren, dann stünde Yokohama schlechter da, wenn es den Preis des neuen Kunden akzeptierte. (COOPER UND YOSHIKAWA 1994d, 5)

Mitsubishi Kasei ist diesem Risiko nicht ausgesetzt, da zwischen den Exportkunden der Firma weniger Informationsaustausch stattfindet, als zwischen den einheimischen Kunden von Yokohama. (Deshalb ist die Gefahr, daß ein neuer Marktpreis entsteht, hier geringer.) Außerdem weist die Produktion von Mitsubishi eine hohe Kapitalintensität auf, weshalb der Gewinn eines Produkts und sein Deckungsbeitrag unterschiedlich sind.

Die Kapitalintensität der Produktion beeinflußt die Auslegung der Regel, kein unrentables Produkt zu verkaufen, weil in einem sehr kapitalintensiven Geschäftszweig ein unrentables Produkt wahrscheinlich immer noch einen positiven Deckungsbeitrag aufweist. Im Gegensatz dazu liegt ein Produkt mit positivem Deckungsbeitrag bei einem weniger kapitalintensiven Unternehmen häufig schon in der Gewinnzone. Bei diesen Unternehmen ist es deshalb nicht von allzu großer Bedeutung, ob man bei der Produktelimination die Rentabilität oder den Deckungsbeitrag als Entscheidungskriterium zugrunde legt. Bei Sumitomo Electric Industries war die Entscheidung, die Rentabilität außer acht zu lassen, jedoch anders motiviert:

Das Management priorisierte die Marktanteilserhaltung und -gewinnung gegenüber dem Rentabilitätsziel. Trotzdem sollte bei einer Auftragsannahme der resultierende Umsatz die Produkteinzelkosten sowie die anteiligen Abschreibungs- und Finanzierungskosten decken. Wenn bei einem Produkt diese Kosten die Marktpreise überstiegen und es sich schon in der Reifephase des Lebenszyklus befand, in der nur noch ein geringes Kostensenkungspotential existierte, so wurde eine Elimination in Betracht gezogen. (COOPER 1994m, 9)

Unternehmen, die nach der Konfrontationsstrategie vorgehen, unterliegen einem starken Druck, die Verkaufspreise zu senken. Sie können ihr Gewinniveau aber nur dann erhalten, wenn sie Entscheidungsregeln verankern, nach denen ein Kunde, der versucht dem Unternehmen unrentable Geschäfte aufzudrängen, eine Absage erhält.

Redesign, Outsourcing und Sortimentsbereinigung: Wenn sich ein Produkt im Rahmen der Rentabilitätsüberwachung als unrentabel erweist oder die Gefahr besteht, daß es in naher Zukunft unrentabel wird, so wird es einem Redesign zur Kostensenkung unterzogen, fremdbeschafft oder eliminiert. Welche der drei Alternativen gewählt wird, hängt von der spezifischen Entscheidungssituation ab. Topcon

> setzte das TOV-System ein, um Produkte ausfindig zu machen, deren Rentabilität schnell absank und die deshalb noch intensiverer Kostensenkungsmaßnahmen bedurften.... Obwohl über die Lebensdauer eines Produkts gewisse Kosteneinsparungen realisiert werden konnten, war es für Topcon aufgrund der kurzen Lebenszyklen in Verbindung mit dem hohen Materialanteil ausgesprochen schwierig, die Kosten entsprechend dem Preisverfall abzubauen. (COOPER 1994o, 7)

Nippon Kayaku, ein Pharmazie- und Chemieunternehmen, verwendet ebenfalls die festgestellten Produktkosten, um Produkte ausfindig zu machen, die einem Redesign unterzogen werden müssen. Anders als bei Topcon konzentrieren sich die Kostensenkungsprogramme jedoch auf das Ersetzen des Produkts. Bei den hohen Einzelkosten der Produkte (insbesondere für Material) kann eine effiziente Kostensenkung nur durch das Redesign von Produkten und durch Änderung ihrer Materialzusammensetzung erreicht werden:

> Die Einsparungen beim Ersatz eines teuren Produkts durch ein günstigeres Nachfolgemodell übertrafen bei weitem diejenigen, die man durch Kostensenkungen am bestehenden Produkt erzielen konnte. Dieses größere Potential beim Produktdesign läßt sich auf den hohen Anteil der Material- und Anlagenkosten an den Gesamtproduktkosten zurückführen. Folglich konnten die Kosten nur durch Veränderung des Rohstoff-

einsatzes und/oder durch Modifikation der Betriebsanlagen entscheidend gesenkt werden. (COOPER 1994c, 1)

Viele Unternehmen treffen auf der Basis der Produktkosteninformationen Outsourcingentscheidungen, wobei normalerweise Produkte nur bei Kostenvorteilen extern beschafft werden. Die meisten Unternehmen verfügen über ausgereifte Outsourcingprogramme, behalten aber den größten Teil ihres Geschäfts im eigenen Unternehmen. Yamanouchi Pharmaceutical, das seine Abhängigkeit von der internen Produktion verringern will, befaßt sich hingegen aktiv mit der Fremdbeschaffung von Produkten. Um die Größe seiner Fertigungsabteilungen konstant zu halten, verlagert es die Produktion von ausgereiften Produkten in Fremdbetriebe, so daß freie Kapazitäten für die Herstellung neuer Produkte geschaffen werden:

> Die Produktkosten ... spielen eine wichtige Rolle bei der Entscheidung, welche Produkte und Produktionsprozesse ausgelagert werden sollen. Eine Fremdvergabe kam bei Yokohama nur bei voraussichtlich geringeren Gesamtkosten in Frage. Die Lohnkosten wurden in dieses Entscheidungskalkül nicht einbezogen, da aufgrund der lebenslangen Arbeitsverträge der Lohn im wesentlichen als Fixkostenblock eingestuft wurde. Deshalb wurde eine Fremdbeschaffung nur in Betracht gezogen, wenn ein anderes neuentwickeltes Produkt in die Fertigung gehen konnte. (COOPER 1994q, 6)

Die Motivation des Unternehmergeists

Es gibt noch einen anderen Weg, auf dem ein Unternehmen die Kosten seiner Produkte senken kann, nämlich indem es den Unternehmergeist der Belegschaft motiviert. Dieser Ansatz konzentriert sich auf die Belegschaft, nicht auf die Produkte oder die Fertigungsabläufe, wobei zwei Vorgehensweisen zu unterscheiden sind: Erstens können Kostenstellen als Pseudomikroprofit Center behandelt werden, und zweitens läßt sich das gesamte Unternehmen in echte Mikroprofit Center transformieren (vgl. Abb. 5-4).

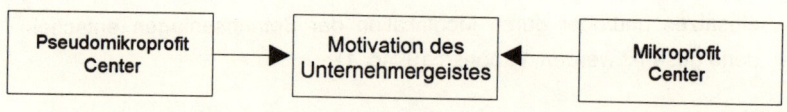

Abb. 5-4: Die Motivation des Unternehmergeistes

Einführung von Pseudomikroprofit Centern: Bei dieser Maßnahme agieren Kostenstellen als Profit Center, und die Kostenstellenleiter übernehmen die Funktion eines Geschäftsführers. Die Entwicklung dieser Maßnahme entstand aus der Annahme, daß die Motivation des einzelnen durch die leistungsorientierte Bewertung seines Verantwortungsgebiets manchmal genauso wichtig sein kann wie die Verantwortungsübernahme selbst. Es gibt vier zentrale Argumente für diese Vorgehensweise. Erstens entwickeln die Arbeitsgruppen durch die Verwendung des Gewinns als Leistungsmaßstab ein besseres Gefühl für den Einfluß, den ihr Beitrag auf die Leistung des Unternehmens hat. Zweitens eröffnet die Einrichtung von Profit Centern dem Management die Möglichkeit, Verhaltensweisen, die zu einer Gewinnsteigerung führen, öffentlich zu belohnen und damit zu forcieren. Drittens kann jede Arbeitsgruppe über den Gewinn als gemeinsame Meßlatte ihre Leistung einschätzen und mit der einer anderen Gruppe vergleichen. Viertens kann die Schaffung von Profit Centern dem Kostenmanagementsystem des Unternehmens neue Impulse geben.

Wenn Arbeitsgruppen als Profit Center und nicht mehr als Kostenstelle betrachtet werden, beeinflußt dies die Selbsteinschätzung der Arbeiter und den Leistungsdruck, den sie sich selbst auferlegen. Die Bewertung der Gruppen auf der Grundlage der Rentabilität bewirkt, daß neben Kosten auch Umsätze miteinbezogen werden. Da der Leiter eines Profit Centers dementsprechend sowohl daran interessiert ist, die Umsätze zu erhöhen als auch die Kosten zu senken, wird er bereit sein, Maßnahmen zu ergreifen, die Kosten und Umsätze erhöhen oder Kosten und Einnahmen verringern können, solange diese Maßnahmen insgesamt zur

Gewinnerhöhung führen. Der Leiter einer Kostenstelle dagegen wird versuchen, permanent die Kosten zu reduzieren, auch wenn das zu Lasten der Umsätze geht. Diese Veränderung der Denkweise von der Kostensenkung zur Gewinnsteigerung spornt die Arbeiter an, neue Ansätze zur Kostensenkung zu finden, und unterstützt so das Kostenmanagement.

Das System der Profit Center, das bei Higashimaru Shoyu, Kirin Breweries und Olympus Optical eingeführt wurde, unterteilt den Produktionsprozeß in Pseudomikroprofit Center, da sich keine Marktpreise für deren Ouput bilden können, was aber die Voraussetzung für die Schaffung von echten Profit Centern ist. Folglich konnten diese Unternehmen auch nicht die größeren Vorteile aus der Unternehmenssteuerung über echte Profit Center ziehen.

Echte Mikroprofit Center: Die Kyocera Corporation und die Taiyo Group teilten ihr Unternehmen in autonome kleinere Geschäftseinheiten auf, die rentabel sein müssen, um nicht wieder aufgelöst zu werden. Bei dem Ansatz von Kyocera wurde eine große Zahl von Profit Centern gebildet, die „Amöben" genannt werden. Dabei handelt es sich nicht um eigenständige Unternehmen, sondern um relativ unabhängige Scheinfirmen, die Produkte intern und extern absetzen. Im Gegensatz dazu gründete die Taiyo Group rechtlich voneinander unabhängige Einheiten, die jeweils für ein Produktsortiment verantwortlich sind. Beide Ansätze basieren auf der grundlegenden Annahme, daß kleine Unternehmen ihrem Wesen nach effizienter und effektiver agieren können als große Unternehmen. Sie benötigen außerdem keine teure und unwirtschaftliche Bürokratie, und sie können schnell auf Veränderungen der Wettbewerbsbedingungen reagieren. Beide Unternehmen sind überzeugt, daß ein Abbau oder eine gezielte Steuerung des Bürokratiewachstums einen wichtigen Mechanismus für die Steuerung der Kosten darstellt.

Da die Bildung autonomer Profit Center das Risiko in sich birgt, daß ein Profit Center seinen Gewinn zu Lasten des Gewinns des Gesamtunternehmens optimiert, haben beide Unternehmen Mechanismen geschaffen, die gewährleisten, daß die einzelnen Profit Center nur Maßnahmen ergreifen, die für das gesamte Unternehmen vorteilhaft sind. Bei Kyocera gewährleistet ein Managementinformationssystem und die Philosophie des Unternehmensgründers das Gesamtwohl des Unternehmens. Bei der Taiyo Group wird das Wohl des Unternehmens durch Gruppenvorsitzende gesichert, die gegenseitig als Berater füreinander fungieren.

Zusammenfassung

Die Rolle des Kostenmanagements beim Erfolg vieler japanischer Unternehmen ist bisher aus zahlreichen Gründen verborgen geblieben. Erstens neigen westliche Wissenschaftler und Manager dazu, Fragen über japanische Kostenrechnungssysteme und nicht über die Kostenmanagementsysteme zu stellen. Zweitens beantworten japanische Manager Fragen nicht auf die Art, wie man es im Westen erwarten würde. Die Japaner haben eine kulturelle Ausrichtung, die Frage zu beantworten, die gestellt wurde, und nicht die, die eigentlich hätte gestellt werden sollen. Diese Höflichkeit hält sie davon ab, die Aufmerksamkeit ihrer westlichen Gesprächspartner wieder auf die von ihnen entwickelten innovativen Managementmethoden zu lenken. Die etwas vage Natur der japanischen Sprache trägt im geringen Ausmaß, aber trotzdem nicht unerheblich zur Verwirrung des westlichen Besuches bei. Das Japanische mit seinen subtilen Schattierungen und seiner Neigung, das Subjekt eines Satzes auszulassen, erschwert dem japanischen Managern die Erklärung ihrer komplexen Konzepte. Als Reaktion auf diese Schwierigkeit haben sich viele japanische Manager vereinfachte Standardantworten auf häufig gestellte Fragen zurechtgelegt. Diese Antworten sind zwar richtig, geben den Sachverhalt jedoch stark abstrahiert wieder. Besucher aus dem Westen, die sich dieser Eigenart nicht bewußt sind, fahren in dem Glauben nach Hause, die japanischen Managementmethoden verstanden zu haben, was aber tatsächlich gar nicht der Fall ist.

Die Effektivität der japanischen Kostenmanagementmethoden blieb verborgen, weil sich die Aufmerksamkeit auf die Überlegenheit der japanischen Produkte (hinsichtlich ihrer Qualität und ihrer Funktionalität) und das Ausbleiben von großen Gewinnen, die sich normalerweise bei einem dauerhaften Wettbewerbsvorteil einstellen, verlagerte.

Wenn Unternehmen nach der Konfrontationsstrategie vorgehen, sind äußerst leistungsfähige Kostenmanagementsysteme ein Muß. Viele japanische Unternehmen haben solche Systeme entwickelt, die eine Integration der unternehmensweiten Philosophie, die Produktkosten über den gesamten Lebenszyklus ständig zu senken, bewirkten.

Unternehmen steuern die Kosten auf drei Arten. Zuerst optimieren sie das (aktuelle und zukünftige) Absatzprogramm. Um dies zu leisten, müssen sie sowohl die Kosten der künftigen als auch die der aktuellen Produkte im Griff haben. Drei Faktoren spielen eine dominierende Rolle bei der Feststellung der Effektivität der drei Kostensenkungsmethoden. Diese Faktoren sind das Wettbewerbsumfeld (insbesondere wie effizient das Unternehmen mit dem Erfolgsdreieck am Markt agiert), die Reife des Produkts und die Länge des Produktlebenszyklus.

Das Management des Produktsortiments soll hauptsächlich sicherstellen, daß nur rentable Produkte verkauft werden. Da der Gewinn im Grunde einfach der Umsatz abzüglich der Kosten ist, spielen die ausgewiesenen Produktkosten bei Absatzprogrammentscheidungen eine wichtige Rolle. Die Kosten aktueller Produkte werden durch das Kostenrechnungssystem kalkuliert, während für künftige Produkte das Target-Costing-System die Produktkosten liefert. Produktkosten unterstützen verschiedene Entscheidungen bei der Gestaltung des Produktsortiments. Zum einen werden sie für die Preisfestsetzung verwendet, zum anderen dazu, die Einführung eines unrentablen Produkts von vornherein zu verhindern. Da die effiziente Steuerung der Kosten eines zukünftigen Produkts die einzige Möglichkeit ist, die Produktrentabilität zum Markteintrittszeitpunkt des Produkts zu sichern, entwickelten Unternehmen drei spezifische Methoden des Kostenmanagements: Target Costing, Value Engineering und organisationsübergreifendes Kostenmanagement. Drittens ermöglichen Produktkosteninformationen eine Rentabilitätsüberwachung des aktuellen Absatzprogramms. Um sicherzugehen, daß keine unrentablen Produkte verkauft werden, müssen Unternehmen die Kosten der bestehenden Produkte kontrollieren und beeinflussen, wobei drei zentrale Ansätze zur Kostensenkung existieren: Produktkalkulationssysteme, laufende Kostenüberwachung und das *Kaizen* Costing. Zusätzlich können aber auf andere Weise Kosteneinsparungspotentiale erschlossen werden. Dabei geht es um die Motivation des Unternehmergeistes bei der Belegschaft. Dafür gibt es wiederum zwei Methoden. Zum einen können Pseudomikroprofit Center und zum anderen echte Mikroprofit Center geschaffen werden. Weitere Ansätze zur Gestaltung des Produktsortiments betreffen produktbezogene Entscheidungen wie Produktredesign, Outsourcing und Produktelimination.

Zusammen erzeugen die erwähnten Instrumente eine Unternehmensatmosphäre, die durch einen andauernden Kostensenkungsdruck geprägt ist. Die Instrumente werden von selbstbestimmten kleinen Gruppen eingesetzt, die von Leitern mit gut entwickelten Führungsqualitäten gelenkt werden. Die Bedeutung dieser Gruppen darf nicht unterschätzt werden, weshalb sie im nächsten Kapitel eingehend behandelt werden.

KAPITEL 6

DIE INTEGRATION EFFIZIENTER ORGANISATORISCHER RAHMENBEDINGUNGEN

Der Schlüssel zum erfolgreichen Kostenmanagement liegt in einer engagierten, motivierten und unternehmerisch denkenden Belegschaft. Es reicht nicht aus, einfach nur Kostensenkungsprogramme zu starten. Ohne das richtige Klima innerhalb der Unternehmensorganisation werden diese Programme keinen Erfolg aufweisen. In japanischen Unternehmen sind die Mitarbeiter gewöhnlich in sich selbst steuernde Teams oder Gruppen aufgeteilt, und es sind diese Teams, die die Ziele der Kostensenkungsprogramme verwirklichen. Deshalb ist die Motivation dieser Teams einer wichtiger Erfolgsfaktor zum Gelingen des Projektes. Bei den meisten Unternehmen agieren die Teamleiter, die gewöhnlich nur einen Haupt- oder Realschulabschluß besitzen, wie Manager, wobei sie über ein hohes Maß an Unabhängigkeit verfügen. Die Teams setzen sich aus Mitarbeitern verschiedener Unternehmensbereiche zusammen. Da bei einem erfolgreichen Kostensenkungsprojekt alle drei Merkmale des Erfolgsdreiecks auszubalancieren sind, kommt der interdisziplinären Teamstruktur eine entscheidende Bedeutung zu. Bei Topcon

wurde im Rahmen des MAST-Programms (Management activity by small team) multidisziplinäre selbstbestimmte Teams gebildet, um eine bestimmt Zielvorgabe zu erfüllen. Eine typische Aufgabe für ein MAST-Team im Bereich Rechnungswesen war es, die Genauigkeit der Lagerbestandsführung zu verbessern.... Die MAST-Teams wurden auf Geschäftsbereichsebene angesiedelt. Der Leiter eines Teams rekrutierte die Mitarbeiter für ein multidisziplinäres Team normalerweise aus Abteilungen wie der Fertigung, der Produktion, dem Rechnungswesen, dem Marketing und vor allem der Qualitätssicherung und Entwicklung. Typischerweise war jeder Manager der Leiter eines Teams und gleichzeitig Mitglied in verschiedenen anderen Teams. Durch diese verzahnte Organisationsstruktur war jedes Team immer über die Arbeitsinhalte der anderen Teams informiert und konnte so Doppelarbeiten vermeiden. (COOPER 1994o, 8)

Bei Nissan „wurden die erlaubten Kosten von Teams festgesetzt, die sich aus fast allen Funktionsbereichen des Unternehmens zusammensetzten, wie z.B. Entwicklung, Konstruktion, Einkauf, Fertigungstechnik, Fertigung und Materialwirtschaft" (COOPER 1994i, 5).

Jedes Team war über ein Kostensenkungsziel in das Kostenmanagement involviert, wobei der Zielvorgabeprozeß in den meisten Unternehmen hierarchisch strukturiert ist. Auf der Basis von unternehmensweiten Kostensenkungszielen, die während des jährlichen Planungsprozesses fixiert werden (siehe Kapitel 3), führen Unternehmensplanung und die Geschäftsbereichsleiter Verhandlungen und konkretisieren die Geschäftsbereichsziele. Im nächsten Schritt werden diese Bereichsziele auf die Produktionsstätten der Bereiche heruntergebrochen und dann durch Teams operationalisiert.

Wie bei Sumitomo Electric Industries:

Die Divisionsleiter waren verantwortlich für die Festsetzung der Kostensenkungssziele sowohl auf der Bereichs- als auch auf der Gruppenebene. Die wichtigste Person im Zielfindungsprozeß war der Werksleiter, der genaue Informationen über die Situation auf der Fertigungs- und Divisionsebene besaß. Der Werksleiter fungierte dann als Vermittler zwischen der Fertigungsebene und den Divisionsleitern, indem er half, realistische Zielvereinbarungen für jede Gruppe aufzustellen. Nachdem durch diese informellen Ziele der grobe Handlungsrahmen abgesteckt

Die Integration effizienter organisatorischer Rahmenbedingungen 135

war, wurden innerhalb der Gruppen die Ziele konkretisiert und jedes Teammitglied mußte seine volle Unterstützung der Teamziele zusagen. (COOPER 1994m, 6)

Erfolgt die Unternehmenszielplanung - institutionell betrachtet - von unten (bottom-up approach), so sind die Gruppenleiter selbst für die Zielfestsetzung verantwortlich. Dagegen initiiert bei einer Planung von oben (top-down approach) das Top-Management den Planungsprozeß durch Zielvorgaben. Olympus kombinierte beide Vorgehensweisen in Form eines Gegenstrom-Verfahrens: „Die Gruppen erarbeiteten Kostensenkungsziele aufgeschlüsselt nach Produkten.... Die Gruppenleiter leiteten ihre Zielplanung zur Prüfung an das Divisionsmanagement.... Wenn die Gesamteinsparungen nicht ausreichend waren, fand solange ein Verhandlungsprozeß statt bis das Divisionsmanagement die geplanten Einsparungen akzeptierte (COOPER 1994j, 8).

Bei Citizen waren die Gruppenleiter für die Senkung der direkten Fertigungsstunden der Produkte verantwortlich. Jeder der 59 Gruppenleiter war angewiesen, alle drei Monate Kostensenkungsziele zu erarbeiten. Diese Zielvorgaben wurden der zentralen Verwaltung vorgelegt, die die Gruppenziele zu einem Unternehmensplan verdichtete. War die Gesamtplanung im Sinne der Erfüllung der Eckwerte des mehrjährigen Planung zufriedenstellend, so wurde der Plan verabschiedet. Bei nicht ausreichenden Gesamteinsparungen wurden die Ziele an die Gruppenleiter zurückgewiesen, damit diese aggressivere Ziele formulieren konnten. (COOPER 1994a, 7)

Dieser lineare Ansatz führt nicht immer zum Engagement der Belegschaft, wie Olympus feststellte:

Im Laufe der Jahre wiesen die anfänglich gesetzten Kostensenkungsziele der Gruppen einen rückläufigen Trend auf, um einen Puffer zu schaffen, damit die Gruppen die vereinbarten Ziele leicht erreichen konnten. Wenn dies dem Divisionsmanagement auffiel, berücksichtigte sie diesen Puffer bei den Änderungsvorgaben. (COOPER 1994k, 6)

Obwohl die Gruppenleiter beträchtliche Freiheiten genießen, so hängen diese doch von ihrem Erfolg ab. Wenn ein Team sein Ziel nicht erreicht, wird eine Reihe von Maßnahmen zur Problemlösung ergriffen. Wenn bei Olympus eine Gruppe oder ein Team eine negative Zielabweichung aufwies,

> trafen sich der Teamleiter und die Vorarbeiter jeder Gruppe täglich, um ihre Fortschritte zu besprechen.... Die Team- und Gruppenleiter hielten wöchentliche Treffen ab, um über die Fortschritte zu berichten. Wenn eine Gruppe ihr Wochensoll nicht erreichte, mußte der Gruppenleiter die Abweichung rechtfertigen und erläutern, was für Maßnahmen zur Problemlösung ergriffen werden würden.... Gelegentlich, wenn eine Gruppe ihre Zielvorgaben andauernd nicht erreichte, stellte das Management Ingenieure zur Unterstützung ab. Dieses Vorgehen bedeutete jedoch einen herben Imageverlust für die Gruppe. (COOPER 1994j, 9)

Der Beitrag, den diese Kleingruppen zum Erreichen der Kostenmanagementziele leisten, ist also entscheidend. Ohne sie gäbe es kein wirkliches tiefverwurzeltes Engagement für die Kostenreduzierung.

Das Beispiel Higashimaru Shoyu[*]

Die meisten Unternehmen haben ihre Organisationsstruktur schon relativ lange auf multidisziplinäre Teams ausgerichtet, so daß das Management nicht mehr nachvollziehen kann, wie diese Gruppen ursprünglich gebildet und was der entscheidende Auslöser dafür war. Bei Higashimaru Shoyu, einem Hersteller von Sojasaucen, begann der Reengineering-Prozeß mit der Einführung selbst organisierter Teams erst 1974, weshalb man sich noch gut daran erinnert.

Die Fabrik von Higashimaru Shoyu war in fünf Abteilungen organisiert, wobei sich jede Abteilung nochmals in einzelne Gruppen untergliederte; insgesamt gab es 17 Arbeitsgruppen. Die fünf Abteilungen - Fermenta-

---

[*] Eine Version dieses Abschnitts wurde als „Den Menschen reengineeren - geht das denn?" von R. COOPER und M. LYNNE MARKUS im Harvard Business Manager, Jg. 18, I Quartal veröffentlicht.

tion, Produktion, Qualitätskontrolle, Instandhaltung und Versand - waren für die wichtigsten Produktionsabläufe verantwortlich. Die Fermentationsabteilung war der größte Bereich und teilte sich in fünf Arbeitsgruppen auf. Zwei davon waren mit der Vorbereitung von *Koji*, zwei mit der Pressung von *Moromi* (Rohsojasud) und eine mit der Aufbereitung des Abwassers beschäftigt. Der Bereich der Instandhaltung bestand nur aus einer Gruppe. Eine Gesamtübersicht über die Unternehmensorganisation ist in Abb. 6-1 dargestellt.

Die siebzehn Gruppen wurden von Gruppenleitern geführt, die im Durchschnitt nur einen Hauptschulabschluß aufwiesen und schon über zwanzig Jahre der Firma angehörten. Trotz ihrer geringen Qualifizierung waren die Gruppenleiter doch stolz auf ihre Leistungen und hochmotiviert. Im Betrieb genossen sie hohes Ansehen, weil sie sich aus eigener Kraft hochgearbeitet hatten. Leider reichte aber ihre Ausbildung nicht aus, um das geplante Restrukturierungsprogramm mitzutragen.

Dieses Programm beinhaltete die Automatisierung des Werks, gesteigertes Kostenbewußtsein der Mitarbeiter und die Entwicklung von moderneren Produktionssteuerungsverfahren, wie z.B. die Integration einer Temperaturüberwachung.

Die Firmenleitung erkannte, daß die Managementkompetenzen der Gruppenleiter verbessert werden mußten. Sie ernannte TOSHIO OKUNO, den stellvertretenden Leiter der Forschungsabteilung, zum Werksleiter, und konfrontierten ihn mit der Aufgabe, das Werk zu reorganisieren. Er sollte Mittel und Wege finden, die Managementkompetenzen der Gruppenleiter zu vergrößern, so daß diese ihre Aufgaben effizienter bewältigen konnten. Dazu mußte OKUNO als erstes eine Kultur implementieren, die eine zurückhaltende und skeptische Belegschaft so verwandelt, daß sie Veränderungen nicht nur akzeptiert, sondern selbst vorantreibt. Dies gelang ihm mit fünf neuen Programmen.

OKUNOS erster Versuch bestand darin, Arbeitsgemeinschaften für die Gruppenleiter ins Leben zu rufen, um das Niveau ihrer Allgemeinbildung anzuheben. Leider stieß diese Maßnahme auf allgemeine Unbeliebtheit. Ein Gruppenleiter begründete dies so: „Ich habe bei Higashimaru angefangen zu arbeiten, weil ich nicht studieren wollte. Wenn ich gerne lernen würde, wäre ich in der Schule geblieben." OKUNO nahm die Reaktionen der Gruppenleiter nach dem ersten Treffen zur Kenntnis, akzeptierte sie fürs erste als unvermeidlich und brach das Schulungsprojekt ab. Nach einigen Überlegungen entwickelte er eine Strategie zur Revitalisierung der Organisation, wobei er sich auf fünf einfallsreiche Programme stützte, die über einen Zeitraum von vier Jahren eingeführt wurden: monatliche Gruppenleitertreffen, das Preissteuerungssystem, das Auswahlsystem, das *Tatsumaki*-Programm und das *Hangen*-Spiel. Sie sollten die Einstellung und Verhaltensweisen der Mitarbeiter gegenüber Veränderungen positiv beeinflussen.

Monatliche Gruppenleitermeetings

Nachdem die Fortbildungsmaßnahme gestrichen worden war, prägte OKUNO das Motto *Sagyo-Shigoto,* um Druck für kontinuierliche Verbesserungen zu erzeugen. *Sagyo-Shigoto* bedeutet wörtlich soviel wie „Job-Arbeit" und läßt sich nicht leicht in Worte kleiden. *Sagyo* bedeutet: „einfach seinen Job erledigen, ohne einen Gedanken an Verbesserungen zu verschwenden", während *Shigoto* mit „besonders qualifizierte Arbeit leisten" umschrieben werden kann. Diese Redewendung wurde bei den Arbeitern sehr beliebt, die sich gegenseitig motivierten: „Du machst nur *Sagyo*, aber ich vollbringe *Shigoto*." Die Redewendung wurde auch zum Symbol für die neue Einstellung der Arbeiter, die anfingen darüber nachzudenken, was sie taten, wie sie es taten und auf welche Weise sie es verbessern könnten.

Sagyo-Shigoto allein konnte nicht die grundlegende Veränderung im Verhalten der Arbeiter, die OKUNO sich wünschte, herbeiführen. Der eigentliche Kern des Problems lag seiner Meinung nach im natürlichen Widerstand der Gruppe gegenüber Modernisierungen. Oder wie er es

Die Integration effizienter organisatorischer Rahmenbedingungen 139

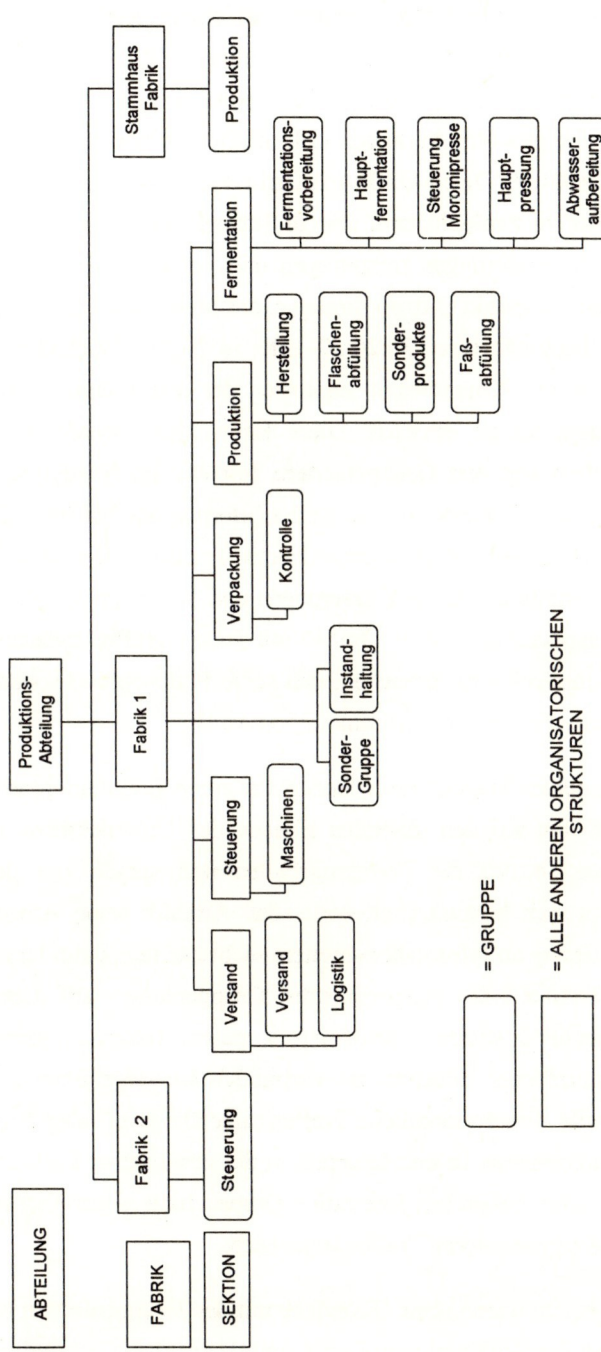

Quelle: COOPER, R., "Higashimanu Shoyu Company, Ltd. (B): Revitalizing the Organisation", case study 9-195-051 (Boston: Harvard Business School, 1994), 12.

Abb. 6-1: Organigram von Higashimaru Shoyu

ausdrückte: „Die typische Gruppe reagiert in einem Verhältnis von 20:20:60 auf Veränderungen, d.h. 20% der Gruppenmitglieder werden den Veränderungsprozeß unterstützen, 20% werden sich ihm widersetzen, und die übrigen 60% verhalten sich indifferent bzw. stehen ihm unschlüssig gegenüber." Nach OKUNO Ansicht waren Teams mit einer 20:20:60-Struktur zu zurückhaltend und unflexibel, um auf die Dauer einschneidende Veränderungen mitzutragen und voranzutreiben. Folglich war der Ausgangspunkt OKUNO Strategie, das Meinungsverhältnis in den Gruppe in Richtung einer 30:20:50- oder in 20:10:70-Struktur zu verändern, um so ein Übergewicht zugunsten der den Wandel unterstützenden Mitarbeiter zu schaffen. Diese Entwicklung wurde durch monatliche Treffen mit den Gruppenleitern forciert. Im Vordergrund stand für OKUNO ein effizienter und schneller Informationsfluß über alle Organisationsebenen - ein entscheidender Faktor für eine Unternehmenskultur, die auf kontinuierliche Verbesserungen und Veränderungen ausgerichtet ist. Hauptsächlich wollte OKUNO mit diesen Treffen zwischen ihm und den Gruppenleitern erreichen, daß seine Philosophie verstärkt bis auf die unterste Firmenebene kommuniziert wurde.

Um den Erfolg seiner Maßnahme in bezug auf einen funktionierenden Informationsfluß bis auf den untersten Ebenen des Unternehmens zu prüfen, besuchte OKUNO die Fertigungshallen und sprach mit den Arbeitern. Wenn sich herauskristallisierte, daß Arbeiter seine Anweisungen trotz Aushang an Informationsbrettern nicht kannten, dann lenkte er die Aufmerksamkeit des entsprechenden Gruppenleiters auf dieses Manko. Entsprechend wurden Gruppen mit gutem Informationsaustausch beim monatlichen Meeting als vorbildlich hervorgehoben und gelobt. Es bedurfte dieser monatliche Treffen ungefähr zwei Jahre lang, bis sich der Reaktionsmix in den Gruppen in die gewünschte Richtung verändert hatte. Eine besonders innovative Gruppe hatte sogar OKUNO Beispiel folgend eigene interne Treffen organisiert.

Nach OKUNO Ansicht waren seine Gespräche mit den Gruppenleitern bei den Treffen einer der Schlüssel zum Erfolg, mit denen er die Einstellung der Mitarbeiter gegenüber Neuerungen veränderte. Sein Ziel bei diesen Gesprächen war es, die Gruppenleitern zum eigenständigen Denken anzuregen. Immer wenn einer der Gruppenleiter ihn fragte: „Was soll ich tun?", gab er keine direkte Antwort, sondern fragte den Gruppenleiter nach seinen eigenen Lösungsansätzen. Besaß der Gruppenleiter keine Ideen, dann schlug OKUNO vor, daß er sich das Problem erst einmal durch den Kopf gehen lassen und dann Lösungsvorschläge machen sollte. Wenn der Leiter anschließend einen Vorschlag präsentierte, den OKUNO für falsch hielt, besprachen sie den Lösungsansatz, und OKUNO gab Hinweise, wie das Problem produktiver angegangen werden könnte, teilte aber seine Lösung dem Gruppenleiter nicht mit. Entsprach die ursprüngliche oder die korrigierte Problemlösung des Leiters der von OKUNO, dann lobte er ihn und gratulierte ihm zu seiner großartigen Idee, ohne auch nur anzudeuten, daß er selbst dieselbe Idee gehabt hatte.

Als sich die Kommunikation innerhalb der Gruppen verbessert hatte, begann OKUNO an dem Informationsaustausch der Gruppen untereinander zu arbeiten. Normalerweise trafen sich die Gruppenleiter nur, wenn es aufgetretene Probleme zu lösen galt. Obwohl OKUNO solche Meetings natürlich begrüßte, wollte er doch ein positiveres Umfeld für einen Gedankenaustausch schaffen, um diese Probleme im Vorfeld zu vermeiden. Er schlug also vor, daß die Gruppenleiter ihre „internen Kunden" besuchen sollten, d.h. diejenige Arbeitsgruppe, für die eine Leistung in Form eines Produktes oder Dienstes erbracht wurde. Einmal ermutigte OKUNO den Leiter der *Moromi*-Gruppe, der Sterilisationsgruppe einen Besuch abzustatten, um die dort ablaufenden Prozesse genauer kennenzulernen und in Erfahrung zu bringen, was die Mitarbeiter dieser Gruppe von der Qualität der Rohsojasauce hielten, die sie von seiner Gruppe geliefert bekamen. OKUNO sah in diesen inoffiziellen Treffen eine Chance, die gruppenübergreifenden Prozesse zu verbessern, bevor ernsthafte Probleme entstanden. Er hoffte außerdem, daß die Gruppenleiter sich mit Themen losgelöst vom Tagesgeschäft auseinandersetzen würden, wie etwa neue Projekte oder innovative Veränderungsvorschläge. Um den Gruppenleitern den hohen Stellenwert dieser Treffen klarzumachen, mußte bei jedem monatlichen Treffen ein Gruppenleiter die Ergebnisse und initiierten Maßnahmen aufgrund eines „Kundenbesuches" präsentieren. Damit sollte eine Unternehmenskultur etabliert werden, die einen offenen Gedanken- und Informationsaustausch fördert.

Nachdem er den Prozeß zur Verbesserung des Kommunikationsnivaus und zur Steigerung der Entscheidungsfreude zwei Jahre lang angeregt und unterstützt hatte, fand OKUNO, daß die Gruppenleiter jetzt reif für die anfänglich fehlgeschlagenen Fortbildungstreffen seien:

> Wesentlicher Aspekt der Treffen war die Förderung Weiterentwicklung der Managementfähigkeiten der Gruppenleiter. Die Mehrzahl der Teilnehmer freute sich auf die Teilnahme an diesen Projekt; sie waren hochmotiviert und wollten Erfolg haben. Wir verwendeten keine wirtschaftlichen Lehrbücher. Statt dessen diskutierten wir ihre Einstellung zu ihrem Aufgaben- und Verantwortungsgebiet und wie ihre Mitarbeiter sie beurteilten. Im Lauf der Zeit erweiterten wir unsere Diskussionen auf Problemstellungen außerhalb von Higashimaru. Beispielsweise überlegten wir bei einem Meeting, wie man eine örtliche Eisenbahnlinie, die aufgrund von Verlusten kurz vor der Schließung stand, retten könnte. Die Teilnehmer schlugen dazu eine Anzahl von innovativen und umsetzbaren Lösungen vor. Diese Vorschläge bewiesen mir, daß die Gruppenleiter jetzt wie Manager dachten. (COOPER 1994c, 9)

Dieses Mal kam keine Kritik an dem Fortbildungsprojekt auf. Unter anderem standen bei dem Meetings betriebswirtschaftliche Grundlagen, wie die Erläuterung der fixen und variablen Kosten oder der Break-Even-Analyse, auf der Tagesordnung. Das Verständnis dieser Konzepte war von entscheidender Bedeutung für den Erfolg des Preissteuerungssystems.

Das Preissteuerungssystem

1980 führte OKUNO das Preissteuerungssystem (PSS) ein, das in Kapitel 13 eingehender diskutiert wird. Das Ziel des PSS war es, die Gruppen zum unternehmerischen Denken im Sinne von Gewinnorientierung zu bewegen. Die Gruppen agierten im Unternehmen als Profit Center und mußten die von ihnen benötigten Ressourcen von den im Produktionsablauf vorgelagerten Gruppen bzw. Profit Centern kaufen und ihre erstellten Produkte ihrerseits an die nächsten Gruppen weiterverkaufen. Die Gruppenleiter übernahmen die Funktion des Managers eines kleinen Unternehmens. Man erwartete von ihnen jedoch nicht, daß sie sich wie Unternehmer verhielten. „Es war zu schwierig, sie in die Rolle des allein verantwortlichen Unternehmers zu pressen, damit wären sie überfordert gewesen," meinte OKUNO.

Er kommentiert den Erfolg des Preissteuerungssystems mit den Worten:

Ich hatte mit starkem Widerstand gegen das Preissteuerungssystem gerechnet, weil es den Mitarbeitern zusätzlich zu ihrem Tagesgeschäft noch weitere administrative Arbeit aufbürden würde. Tatsächlich funktionierte das System dann aber reibungsloser als ich erwartete hatte und verursachte kaum zusätzliche Mehrarbeit. Ich führe den Erfolg des PSS auf drei zentrale Aspekte zurück: Erstens legte ich kein besonderes Gewicht auf die Gewinn- oder Verlustzahlen der Gruppen, sondern maß ihren Bemühungen, ihre Leistung zu verbessern, eine höhere Bedeutung bei. Zweitens glaube ich, daß Geld zu verdienen ein gemeinsames Interesse aller Menschen ist, und das PSS involvierte jeden Mitarbeiter in den Prozeß des Geldverdienens bei Higashimaru. Schließlich war es entscheidend, daß das Ganze den Mitarbeitern auch noch Spaß machte. Meiner Meinung nach sollten die Leute es spüren, daß es ein hartes Stück Arbeit erfordert, aber trotzdem Spaß macht, wenn sie für Veränderungen und den Erfolg hochmotiviert sein sollen. (COOPER 1994c, 9-10)

Tatsächlich motivierte das PSS die Gruppen so sehr, ihr Rentabilitätsniveau aufrechtzuerhalten, daß dies manchmal anderen Plänen von OKUNO im Wege stand, wie auch seinem Plan, ein System zur Job Rotation einzuführen. Um ein Absacken der Rentabilität zu vermeiden, waren die Gruppen gewöhnlich nicht bereit, ihre besten Mitarbeiter rotieren zu lassen. Aber OKUNO überwand auch diese Schwierigkeit, indem er ein Job Rotation Programm einführte.

Das Auswahlsystem

Das Problem mit seinem ersten Job Rotation Programm war OKUNO Ansicht nach, daß ihm klare Regeln fehlten, nach denen Mitarbeiter für einen Arbeitsgruppenwechsel auserkoren werden können. Dieses Manko wies das von OKUNO entwickelte Auswahlsystem nicht mehr auf. Jeder Mitarbeiter, der mindestens fünf Jahre einer Gruppe angehörte und zu den drei Besten seiner Gruppe zählte, war ein potentieller Rotationskandidat. Jedes Jahr nahmen alle Gruppen mit potentiellen Kandidaten am Rotationsprogramm teil, wobei aber nur ein Mitarbeiter jeder Gruppe wechseln durfte. Die vorselektierten Kandidaten rotierten entsprechend eines Systems, das in ähnlicher Art in der japanischen Profibaseball-Liga angewandt wird. Die Namen aller Kandidaten wurden an eine Tafel geschrieben, und dann wurde ausgelost, in welcher Reihenfolge die teilnehmenden Gruppenleiter einen Kandidaten für ihre Gruppe aussuchen durften. Mit diesen neuen Regeln avancierte das Auswahlverfahren zur Meßlatte für hervorragende Leistungen, und die Gruppenleiter wußten, daß ihre neuen Mitarbeiter zu den besten im Betrieb gehörten.

Nachdem die Gruppenleiter ihre Wahl getroffen hatten, mußte jeder versuchen, den Wunschkandidaten für seine Gruppe zu gewinnen. Von den Gruppenleitern wurde dabei vollstes Engagement erwartet. Sie sollten den auserwählten Kandidaten davon überzeugen, daß er gebraucht wurde und der Gruppe von Nutzen sein konnte. Offensichtlich gelang dies den Gruppenleitern sehr gut, denn in den ersten fünf Jahren des Programms lehnte keiner der ausgewählten Kandidaten das Angebot des Gruppenleiters ab.

In Kombination mit dem PSS erzeugte das Auswahlverfahren erheblichen Druck sowohl auf die betroffenen Gruppen als auch auf die rotierenden Kandidaten. Sie waren gezwungen, mögliche Störungen infolge der Rotation so schnell wie möglich zu beheben. In der Vergangenheit dauerte es ungefähr sechs Monate, bis sich die Leistung der Gruppe nach einer Rotation wieder normalisierte. Das neue Programm verkürzte diese

Phase auf weniger als drei Monate. Zum einen war der rotierende Kandidat hochmotiviert und einer der besten Arbeiter im Betrieb. Andererseits wußte die Gruppe um die Leistungsstärke des neuen Mitarbeiters und erkannte, daß der Gruppenleistung und der Rentabilität des PSS am Besten gedient war, indem der neue Mitarbeiter sein Aufgabengebiet so schnell wie möglich beherrschte; somit waren auch alle anderen Mitarbeiter der Gruppe daran interessiert, daß der Wechsel erfolgreich verlief. Schließlich wußten die Gruppen einige Zeit im voraus, wer die Gruppe verlassen würde. Das gab ihnen Zeit, sich darauf vorzubereiten.

Das Programm wurde von allen Teilnehmern gut aufgenommen und lief noch fünf Jahre lang weiter, bevor es gestoppt wurde. Der Druck auf die rotierenden Mitarbeiter war dann doch größer als erwartet. Zwei von ihnen hatten Nervenzusammenbrüche, weil sie in den ersten Monaten nach dem Gruppenwechsel zu hart arbeiteten. Zum Glück erholten sich aber beide wieder. OKUNO stellte das Programm nach fünf Jahren ein, da alle der besten Angestellten des Betriebes rotiert hatten und diese Unterbrechung für alle eine Verschnaufpause sein sollte. Vier Jahre später startete das Programm erneut. OKUNO erwartete, daß zukünftige Gruppenleiter mindestens zweimal die Gruppe gewechselt und sich dementsprechend bei drei Gruppen profiliert hatten. Zum Zweck des Job Rotation Programm bemerkte OKUNO:

> Ich glaube, daß jeder mehr braucht als nur Geld, um das Leben lebenswert zu finden. Jeder möchte seine Person und seine Leistungen durch die Anerkennung der anderen bestätigt wissen. Das Programm unterstützt dieses Anliegen, da zum einen die Zahl der aufgrund ihrer Leistung honorierten und geschätzten Mitarbeiter vergrößert wurde und andererseits nicht nur eine, sondern mehrere Gruppen diese Mitarbeiter respektierten und schätzten. (COOPER 1994c, 10)

Obwohl die Treffen der Gruppenleiter, das PSS und das Rotationsprogramm die Managementkompetenzen der Gruppenleiter spürbar vergrößerten, setzte OKUNO noch zwei weitere Instrumente ein, mit denen die Kommunikation zwischen den Gruppenleitern und ihren Mitarbeitern verbessert und die Kreativität in den Gruppen angeregt und gefördert werden sollte.

Das *Tatsumaki*-Programm

Das *Tatsumaki*-(Tornado)-Programm verfolgte zwei Ziele. Erstens förderte es die Managementfähigkeiten der Gruppenleiter noch mehr, und zweitens verringerte es die Abhängigkeit der Gruppenmitglieder von ihrem Leiter.

Eines Tages kurz vor Arbeitsbeginn wurden alle siebzehn Gruppenleiter beim Betreten des Betriebes abgefangen. Sie durften während der nächsten drei Tage den Betrieb nicht betreten und keinen Kontakt mit ihren Gruppen aufnehmen. Anfangs waren die Gruppenleiter konsterniert und einige befürchteten, daß der Betrieb ohne sie nicht weiterlaufen könnte. Diese Einstellung und Besorgnis nahm OKUNO zum Anlaß, um eine Diskussion über ihre Führungsaufgaben zu entfachen, in der Hoffnung, daß sie lernen würden, zwischen einem Leiter, der sich unentbehrlich macht, und einem, der „sich selbst überflüssig macht", zu unterscheiden.

Für das erste *Tatsumaki* organisierte OKUNO ein dreitägiges Programm für die Leiter. Am ersten Tag sollten sie Läden und Supermärkte im Ort besuchen und in Erfahrung bringen, wie ihre Produkte dort beworben und verkauft wurden. Am zweiten Tag stand die Besichtigung einiger Betriebe in der Nähe an, um dortige Problemlösungen zu begutachten, die vielleicht auch für Higashimaru von Interesse waren. Am dritten Tag nahmen sie an einem Treffen der Vertriebsmannschaft teil, so daß sie auftretende Probleme an der Schnittstelle zwischen Fertigung und Vertrieb diskutieren konnten. OKUNO hoffte, daß dieses Treffen ihr Bewußtsein für unternehmensübergreifende Abläufe und Probleme erweitern würde und ihre Sicht nicht nur ihre Fertigung beschränkt bleibt.

Bis 1991 waren bereits drei *Tatsumaki*-Programme im Abstand von 18 bis 24 Monaten durchgeführt worden. Die Gruppenleiter erhielten jedoch keinen vorgeplanten Tagesablauf, statt dessen standen ihnen die drei Tage zur freien Verfügung. Beide Male trafen sich die Gruppenleiter in einem Café, um zu entscheiden, wie sie die nächsten drei Tage sinnvoll nutzen könnten, und beide Male war der Ablauf dem des ersten *Tatsumakis* ähnlich. Beispielsweise besuchten sie im Rahmen des zweiten *Tatsumakis* mehrere Supermärkte, zwei Unternehmen, eine ortsansässige Spedition und ein Werk von Toshiba. Die Besuch der Spedition sollte Anregungen liefern, um den eigenen Fuhrpark effizienter zu gestalten. Im Toshiba-Werk konnten sie sich Ideen für die Flaschenabfüllung sammeln, da Toshiba ähnliche Fördersysteme einsetzte. Da beides keine direkten Wettbewerber waren, kam es zu einem lebhaften Informationsaustausch auf beiden Seiten.

Obwohl mit diesem Programm die Gruppenleiter primär dazu angeregt werden sollten, ihre Arbeitsweise zu überdenken und ihren Horizont zu erweitern, stimulierte es außerdem die Kommunikation zwischen den Gruppenleitern, ihren Stellvertretern und den anderen Gruppenmitgliedern.

> Die Stellvertreter hatten keine andere Wahl, als die Verantwortung für die Gruppe zu übernehmen, da ihre Vorgesetzten nicht anwesend waren. Diese erzwungene Verantwortung intensivierte die Kommunikation zwischen den Gruppenleitern, ihren Stellvertretern und den anderen Gruppenmitgliedern.... Rückblickend war das Programm sehr riskant, denn es hätte Schwierigkeiten oder Unfälle geben können. Glücklicherweise verliefen die Tage problemlos, und das Programm wurde von allen als großer Erfolg gewertet. (COOPER 1994c, 10)

Das *Hangen*-Spiel

Die Intention des *Hangen*-Spiels (Halbier-Spiel) liegt in der Verringerung der Mitarbeiterzahl und der Förderung kreativer Lösungsansätze.

> Es ist sehr einfach für die Mitarbeiter, die gegebenen Umstände nicht zu hinterfragen und den gewohnten täglichen Arbeitsablauf ohne jeglichen Gedanken zu akzeptieren. Die Mitarbeiter neigen dazu, ihre Arbeit für

besonders schwierig zu halten. Um aber immer effizienter zu arbeiten, muß jeder sein Aufgabengebiet kritisch betrachten und jeden Arbeitsgang in Frage stellen. Leider ist das unter normalen Umständen nicht möglich. Es ist einfach nicht genug Druck vorhanden, um kreatives Denken zu forcieren. Bei typischen Kostensenkungsprogrammen wird das Aufgabengebiet analysiert, unnötige Arbeitsschritte eliminiert und die Belegschaft entsprechend verringert. Diese Vorgehensweise erzielt gewöhnlich nur marginale Verbesserungen. Das *Hangen*-Spiel entfaltet eine starke Wirkung, weil es die Leute zum kreativen und innovativen Denken anspornte.... Anstelle von geringfügigen Verbesserungen erschlossen die Mitarbeiter große Einsparungspotentiale. Ich habe die Wirkungskraft dieser Methode persönlich erlebt, als ich zuhörte, wie die Arbeiter ihr Aufgabenspektrum analysierten und mit einzigartigen Lösungen zum Abbau der Arbeitsbelastung aufwarteten. Ich nannte es ein Spiel, um sie über eine lockere Einstellung zur Teilnahme zu motivieren. Wir haben bewiesen, daß Menschen ihre Kreativität besser entfalten, wenn sie in die Enge getrieben sind, und - ebenso wichtig - daß die Mitarbeiter sich mit Spaß und Freude in diesen kreativen Prozeß einbringen. (COOPER 1994c, 10-11)

Das Spiel basierte auf OKUNO Beobachtung, daß es häufig mit größeren Problemen verbunden ist, nur eine Person aus einer Gruppe zu nehmen als mehrere. Dieses erstaunliche Ergebnis ist darauf zurückzuführen, daß „wenn zehn Personen zehn Aufgaben erledigen, dann müssen bei Abzug einer Person aus der Gruppe nun zehn Aufgaben auf neun Personen verteilt werden - ein schwieriges Unterfangen. Wenn dagegen nur noch fünf Personen für die zehn Aufgaben verantwortlich sind, scheint dies auf den ersten Blick unmöglich, doch wird die Gruppe gezwungen, jede einzelne Tätigkeit des Aufgabenspektrums genau zu reflektieren und sich zu fragen, ob sie notwendig ist." Nach OKUNO Ansicht führt die Verkleinerung der Gruppe um 50% zu einer größeren Herausforderung und daher zu kreativerem Denken als eine Reduzierung der Gruppenstärke um nur eine Person. Dennoch ging OKUNO nicht davon aus, daß eine Gruppe auf Dauer nur mit der Hälfte der Mitarbeiter auskommt, und sobald die Gruppe die Übung erfolgreich beendet hatte, schickte er einige der Mitglieder zurück. Langfristig konnte aber eine beträchtliche Mitarbeiterzahl eingespart werden.

Die Gruppe in der Abfüllanlage, die ursprünglich aus 25 Mitgliedern bestand, war bei diesem Programm die erfolgreichste. Nach der Gruppenaufteilung mußte die eine Hälfte, bestehend aus dreizehn Mitgliedern, die Abfüllanlage betreiben, während die verbleibenden zwölf Mitarbeiter ihnen dabei zusah. Die Zuschauer durften nicht eingreifen, selbst wenn etwas schief ging. Als Ergebnis dieser Übung erkannte die gesamte Gruppe, daß dreizehn Leute die Abfüllanlage eine Stunde lang in Betrieb halten konnten, bevor sie vollständig die Kontrolle über den Ablauf verloren. Nach diesem ersten Experiment war die Gruppe für Veränderungen zugänglicher.

Diese Übung wurde mehrfach wiederholt, wobei sich jedesmal die Zeitspanne verlängerte, in der die dreizehnköpfige Gruppe die Anlage ohne Probleme betrieb. Als die Gruppe einsah, daß eine kleinere Gruppe die Anlage in Gang halten konnte, schlug OKUNO vor, daß zusätzlich drei Mitarbeiter die dreizehn unterstützen sollten, um in Notfällen auszuhelfen. Nachdem die nun sechzehn Mann starke Truppe mehrere Tage ohne Störungsfälle den Anlagenbetrieb aufrecht hielt, wurden die übrigen neun Mitarbeiter anderen Gruppen zugeteilt. Diese Effizienzsteigerung erregte viel Aufsehen. Die Abfüllgruppe gewann den von dem Unternehmensvorstand ausgeschriebenen „Award for Improvement" und einen ähnlichen Preis vom Gouverneur der Präfektur Hyogo.

Nicht immer war das *Hangen*-Spiel so erfolgreich; insbesondere bei schon kleinen Arbeitsgruppen war es nicht geeignet. Bei einer Gruppe von vier wurde z.B. Personen nach Rückführung eines Mitarbeiters im Endeffekt doch nur einer ersetzt. Deshalb ist der Einsatz des *Hangen*-Spiels bei kleinen Gruppen identisch mit der Aufforderung an die Gruppe, einen Mitarbeiter durch Aufgabenumverteilung zu ersetzen. Einmal entwickelte Higashimaru eine Abfüllanlage, deren Betrieb nur zwei Ar-

Erträge

Verkauf von Fermenten	¥ 895.607	97,1 %
Bonus für Qualität	¥ 27.000	2,9 %
Verleih von Arbeitskräften	¥ 0.031	0,0 %
GESAMTE ERTRÄGE	¥ 922.638	100,0%

Variable Aufwendungen

Materialkosten	¥ 687.450	74,7 %
Kosten für Getreideröstung	¥ 13.309	1,4 %
Energie	¥ 63.309	6,9 %
Elektrizität	¥ 29.791	3,2 %
Abwassergebühr	¥ 8.972	1,0 %
Kosten für Aushilfskräfte	¥ 0.465	0,0 %
INSGESAMT VAR. AUFWENDUNGEN	¥ 803.641	87,3 %

Fixe Aufwendungen

Personal	¥ 51.711	5,6 %
Abschreibung auf Maschinen	¥ 41.520	4,5 %
Maschinenkosten:		
Instandhaltung	¥ 10.231	1,1 %
Reparaturen	¥ 7.349	0,8 %
Ersatzteile	¥ 3.793	0,3 %
Instandhaltung der Fabrik	¥ 0.847	0,1 %
Diverse Verbrauchsstoffe	¥ 1.565	0,2 %
INSGESAMT FIXE AUFWENDUNGEN	¥ 117.641	13,7 %
GESAMTAUFWAND	**¥ 920.717**	**100,0%**

Zusammenfassung

Erträge	¥ 922.638	100,0%
Variable Aufwendungen	¥ 803.641	87,1 %
Bruttogewinn / Deckungsbeitrag	¥ 118.997	12,9 %
Fixe Aufwendungen	¥ 117.076	12,7 %
Gewinn	**¥ 1.921**	**0,2 %**
Break-Even-Punkt	¥ 907.875	98,4 %

Quelle: R. COOPER, „Higashimaru Shoyu Company, Ltd. (B): Price Control System" Fallstudie 9-195-050 (Boston: Harvard Business School, 1994), 11.

Abb. 6-2: Gewinn- und Verlustrechnung der Fermentationsgruppe

beiter erforderte. Analysen verdeutlichten, daß die einzige Möglichkeit zur Verringerung der Mitarbeiterzahl der Einsatz eines Roboters ist.

Es ist schwer, den Erfolg von OKUNOS Strategie objektiv zu beurteilen. Mein Treffen mit einer der Gruppen und verschiedenen Gruppenleitern erwies jedenfalls eindeutig, daß die Belegschaft hochmotiviert und engagiert war. Als einer der Gruppenleiter mir von den realisierten Verbesserungen seiner Gruppe berichtete, war sein Stolz darüber offensichtlich. Die Gruppenmitglieder waren genauso enthusiastisch und schienen eine ziemlich genaue Kenntnis der Gewinn- und Verlustrechnung sowie der Bilanz ihrer Gruppe zu haben (vgl. Abb. 6-2).

Zusammenfassung

Der Erfolg der japanischen Kostenmanagementsysteme ist stark von den richtigen organisatorischen Rahmenbedingungen abhängig. Eine engagierte, motivierte und unternehmerisch denkende Belegschaft ist ein kritischer Erfolgsfaktor. Da die typische japanische Organisation selbststeuernde Teams aufweist, die für die Erreichung der Kostensenkungsziele des Unternehmens verantwortlich sind, beeinflußt die Motivation dieser Teams das Gelingen der Kostensenkungsprogramme.

Beinahe alle der analysierten Unternehmen hatten bereits vor längerer Zeit eine geeignete Organisationsform eingeführt. Ihre Arbeitsgruppen waren hochmotiviert und teilautonom, und die Gruppenleiter verfügten über gute Führungskompetenzen. Die einzige Ausnahme bildete Higashimaru Shoyu, deren Mitarbeiter Veränderungen skeptisch und widerstrebend gegenüberstanden. Das Ziel der Strategie von TOSHIO OKUNO war es, diesen Widerstand der Mitarbeiter in breite Akzeptanz und sogar Eigeninitiative für Veränderungen umzuwandeln. Dieser Motivationsschub sollte die Modernisierung des Werks vorantreiben und die Effizienz des Unternehmens steigern. Das einzige andere Unternehmen, das sich mit ähnlichen Problemen konfrontiert sah, war Olympus.

Dort erhoffte man sich durch die Umwandlung von Kostenstellen in Profit Center mehrere Vorteile, einschließlich „einer Einstellungsänderung der Belegschaft vom passiven Abwarten von Führungsanweisungen hin zu einem proaktiven Verhalten, um die Gewinnziele ihrer Gruppe zu verfolgen." (COOPER 1994k, 5)

OKUNOS Strategie beeindruckte durch die Kreativität, mit der er die Initiative und Motivation der Mitarbeiter weckte. Jedes seiner fünf Programme zielte darauf ab, das unternehmerische Denken und Handeln zu schulen und eine positive Einstellung gegenüber Veränderungen zu erzeugen.

Die Gruppentreffen hatten drei Hauptziele. Erstens sollte die Einstellung der Arbeiter gegenüber ihrer täglichen Arbeit verändert werden. Die Propaganda des *Sagyo-Shigoto*-Mottos sensibilisierte die Gruppenmitglieder für die ständige Hinterfragung ihrer Aufgaben in Hinblick auf Effektivität und Effizienzsteigerung. Der Spaß, den alle Mitarbeiter bei diesen Lernaktionen hatten, war die Grundlage für ein Umdenken, nämlich Veränderungen nicht als Bedrohung, sondern als Spiel aufzufassen. Zweitens sollte der Gedanken- und Informationsaustausch innerhalb der Gruppen intensiviert werden. OKUNO erreichte dies, indem er vorbildliche Gruppen besonders lobte, und indem er direkt mit den Gruppenmitgliedern sprach, um zu prüfen, inwieweit seine Anweisungen und Informationen weitergetragen wurden. Schließlich sollte die Kommunikation zwischen den Gruppen verbessert werden. Die Idee der „Kundenbesuche" bei anderen Gruppen förderte das gegenseitige Verständnis der Gruppen. Durch die Honorierung guter Zusammenarbeit zwischen Gruppen veränderte OKUNO die Einstellung der Gruppenleiter zu ihrer Rolle und zu der Rolle anderer Gruppen.

Durch das PSS impfte er den Gruppen gewinnorientiertes Denken ein und vergrößerte die Führungskompetenz der Gruppenleiter. Bei der Restrukturierung des Unternehmens mußte jedoch auch an eine zukünftige Generation von Gruppenleitern gedacht werden. Durch das Job Rotation Programm durchliefen die besten Mitarbeiter die verschiedenen Arbeitsgruppen, und OKUNO baute so einen Kreis qualifizierter Führungskräfte auf, der in einem großen Bereich der Fertigung Erfahrung gesammelt hat, eine positive Einstellung gegenüber dem Wandel besitzt und über ausgezeichnete unternehmerische Fähigkeiten verfügt - alles Voraussetzungen für eine erfolgreiche Erfüllung der Gruppenleiterfunktion.

Das *Tatsumaki*-Programm verstärkte die Entwicklung zur Veränderungsbereitschaft. Das Hauptziel dabei war, daß die Gruppenleiter verstehen sollten, daß sie sich nicht unersetzlich machen, sondern lieber versuchen sollten, „sich überflüssig zu machen". Eine solche Änderung der Einstellung ist nötig, wenn eine neue Generation von Gruppenleitern heranwachsen soll. OKUNO nutzte das *Tatsumaki*-Programm außerdem, um die Erfahrungen der Gruppenleiter zu vergrößern, indem er sie mit Einzelhändlern, anderen Unternehmen und Vertretern des Vertriebs zusammenbrachte.

Schließlich war das *Hangen*-Spiel darauf ausgerichtet, die Gruppen zu kreativem Denken zu zwingen. Das Spiel basiert auf der Annahme, daß bei Halbierung der Zahl der Arbeiter, die eine bestimmte Tätigkeit ausführen, die übrigen diese Tätigkeit nur dann leisten können, wenn sie ihre Arbeitsweise völlig umstellen. Der Erfolg des *Hangen*-Spiels wird am besten an der Gruppe im Abfüllbereich deutlich, die von 25 auf 16 Arbeiter reduziert wurde.

Durch die geschickte Anwendung und Kombination der verschiedenen Programme, die aus einem Lernprozeß und der Anpassung an Veränderungen eine Herausforderung und ein Spiel machten, verwandelte OKUNO seine widerstrebende Belegschaft in hochmotivierte Mitarbeiter, die Veränderungen zunächst akzeptierten und dann sogar initiierten. Nur durch die Integration von Veränderungsmaßnahmen konnte OKUNO den Wandel einleiten und das Gesamtziel der Revitalisierung des Unternehmens erreichen. In dem entstandenen organisatorischen Rahmen konnte ein effektives Kostenmanagement durchgeführt werden.

Teil III

Management der Kosten von zukünftigen Produkten

Just as you cannot inspect quality into a product,

You cannot account costs out of it.

Teil III

Management der Kosten von xOkriffischen Produkten

Einführung

Bei Anwendung der Konfrontationsstrategie besteht das oberste Ziel des Kostenmanagements darin, jeden Mitarbeiter im Unternehmen zu einer verantwortungsvollen Einstellung zur Kostensenkung anzuhalten. Diese Verantwortung muß schon bei der Planung von Produkten oder Dienstleistungen beginnen, sich im Produktionsprozeß fortsetzen und darf erst enden, wenn das Produkt oder die Dienstleitung nicht mehr am Markt existiert. Erfolgreiches Kostenmanagement darf sich nicht nur auf die vier Wände der Fabrik oder nur auf das Unternehmen beschränken, sondern muß sowohl die Lieferanten als auch die Kunden integrieren und sich über die gesamte Wertschöpfungskette für die am Markt angebotenen Produkte und Dienstleistungen erstrecken. Zusätzlich muß es durch geeignete Maßnahmen einen ungeheuren Druck zur Kostensenkung auf alle Mitarbeiter erzeugen.

Unter diesen Voraussetzungen sollte effektives Kostenmanagement schon in der Produktentwicklungsphase beginnen, da nach der Produktentwicklung der Großteil der Kosten des Produktes festgelegt ist. Schließlich werden im Entwicklungsprozeß die Komponentenzahl, die verschiedenen verwendeten Materialarten und die Zeit, die zur Fertigung

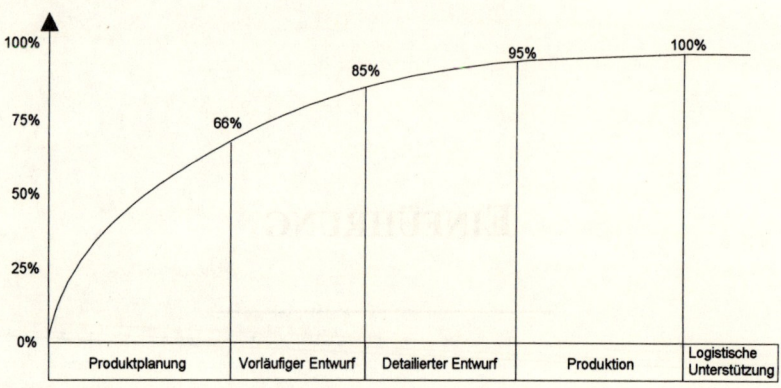

Quelle: S. BLANCHARD, Design and Manage to Life-Cycle Cost (Portland, Ore.: M/A Press, 1978)

Abb. III-1: Lebenszykluskosten

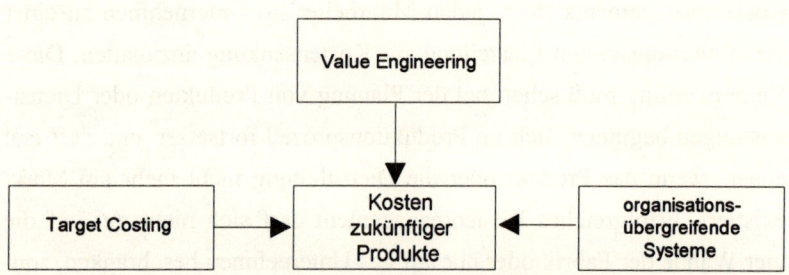

Abb.: III-2: Systeme zum Kostenmanagement zukünftiger Produkte

des Produktes notwendig ist. Einige Experten schätzen, daß fast 90 bis 95% der Produktkosten in der Entwicklung verursacht werden. Dies bedeutet, daß diese Kosten nicht mehr vermieden werden können, ohne das Produkt neu zu entwickeln (vgl. Abb. III-1). Folglich müssen sich effektive Kostensteuerungsprogramme genauso auf die Produktentwicklungsphase wie auf die Produktionsphase konzentrieren.

Einführung

Die wichtigsten von den japanischen Unternehmen angewendeten Kostenmanagementinstrumente in der Produktentwicklungsphase sind Target Costing und Value Engineering (Wertgestaltung). Diese beiden Instrumente werden durch den Einsatz von organisationsübergreifenden Kostenmanagementsystemen auf die Zulieferkette ausgedehnt (vgl. Abb. III-2). Target Costing verfolgt zwei elementare Ziele. Zum einen sollen die Kosten ermittelt werden, zu denen ein Produkt hergestellt werden *muß*, um den Zielgewinn beim Zielpreis bzw. erwarteten Absatzpreis zu realisieren. Der Zielgewinn bezeichnet den Gewinnbeitrag, den das Unternehmen mit dem Produkt erzielen muß, um die geplanten Gewinnziele zu erreichen. Der Zielpreis ist derjenige Preis, zu dem das Produkt am Markt verkauft wird. Die Bestimmung des Zielpreises erfordert sorgfältige Analysen der vom Kunden gewünschten Qualität und Funktionalität sowie seiner Preisvorstellungen. Nachdem der erwartete Absatzpreis bestimmt und der Zielgewinn festgesetzt worden sind, können die Zielkosten - die Kosten, zu denen das Produkt hergestellt werden muß - berechnet werden.

Das zweite Ziel des Target Costing besteht in der Ableitung von Einkaufspreisen für zugekaufte Teile. Dies wird dadurch erreicht, daß die Zielkosten auf die Komponentenebene heruntergebrochen werden. Durch Abschätzung der Rate des zukünftigen Kostenverfalls der Komponenten kann das Unternehmen einen Zieleinkaufspreis für jede Komponente festlegen. Diese Preise werden so gesetzt, daß die Summe der Kosten aller Komponenten zuzüglich der Produktions- und Montagekosten genau den Zielkosten entsprechen. Die Zulieferer sind dann aufgefordert, Wege zu finden, die Komponenten zum Zielpreis zu liefern und trotzdem noch einen befriedigenden Gewinn zu erzielen.

Unter Value Engineering (VE) wird eine Reihe von Verfahren zusammengefaßt, die von Unternehmen zur Unterstützung der Produktentwicklung angewandt werden, so daß die Erreichung der Zielkosten sichergestellt wird. Es existieren vier bedeutende VE-Methoden: Zeroth-Look, First-Look, Second-Look und Teardown-Verfahren.

Zeroth-Look VE ist die Anwendung von VE-Grundsätzen in der Konzeptfindungsphase, der frühesten Stufe im Entwicklungsprozeß. Dabei wird das Ziel verfolgt, neue Formen der Funktionalität, die vorher noch nicht existierten, einzuführen. First-Look VE unterstützt die Entwicklung von Produkten aus bereits vorliegenden Grobkonzepten und konzentriert sich auf die bedeutenden Elemente des Produktdesigns. Hiermit soll eine gesteigerte Funktionalität durch die Verbesserung der Eigenschaften der bestehenden Funktionen geschaffen werden. Second-Look VE wird während der letzen Hälfte der Planungsstufe und der ersten Hälfte der Entwicklungs- und Produktvorbereitungsphase angewandt mit dem Ziel, den Wert und die Funktionalität der bestehenden Komponenten zu verbessern. Das Ziel der Teardown-Verfahren, eine konkurrenzorientierte Produktanalyse, besteht in der Analyse von Produkten der Wettbewerber hinsichtlich des eingesetzten Materials, der verwendeten Teile und deren Zusammenwirken, der Art und Weise der Herstellung, wie sie verkleidet wurden und welche Arten der Verkleidung eingesetzt wurden.

Das dritte Kostenmanagementinstrument für zukünftige Produkte beinhaltet die Entwicklung von Systemen, die sich über die organisatorischen Grenzen erstrecken. Die Gestaltung dieser organisationsübergreifenden Kostenmanagementsysteme verfolgt drei Ziele. Erstens erzeugen sie Verbindungen, die auf den Lieferanten den Wettbewerbsdruck übertragen, dem der Endproduzent ausgesetzt ist. Zweitens ist eine gemeinschaftliche Produktentwicklung aller beteiligten Unternehmen in der Lieferantenkette möglich, so daß die Produkte kostengünstiger hergestellt werden können als wenn die Unternehmen unabhängig voneinander agieren. Schließlich - aufgrund von Trade-offs im Erfolgsdreieck - eröffnen diese Kostenmanagementsysteme einen Weg zur zielorientierten Modifikation der Bauteile des Endproduzenten. Dieses Vorgehen sichert die Verkaufsfähigkeit des Produktes zum Zielpreis, während gleichzeitig für alle beteiligten Unternehmen der Lieferantenkette ein zufriedenstellender Gewinn übrig bleibt.

KAPITEL 7

TARGET COSTING

Die meisten Unternehmen wenden Target Costing an, um die Rentabilität neuer Produkte zu sichern. **Target Costing ist ein strukturierter Ansatz, mit dem Kosten bestimmt werden, zu denen ein geplantes Produkt mit genau spezifizierter Funktionalität und Qualität hergestellt werden muß, um beim erwarteten Absatzpreis ein angestrebtes Gewinniveau zu erreichen.** Die Diskussion von Target Costing im Zusammenhang mit dem Erfolgsdreieck ist wichtig, da es Produktpreis und Qualität mit der Funktionalität verbindet. Weil Target Costing auf Preisinformationen zurückgreift, ist es notwendig, die Anforderungen des Kunden hinsichtlich Qualität und Funktionalität zu berücksichtigen. Ohne diese Verbindung ist der Target Costing Prozeß nicht forcierend, und es könnten unter Umständen zu geringe Zielkosten angesetzt werden, um die Herstellung eines Produktes mit zufriedenstellender Qualität und Funktionalität zu ermöglichen. Folglich muß das Target Costing die Anforderungen und Wirkungen von Produktqualität sowie -funktionalität integrieren. Diese Definition unterscheidet Target Costing von *Kaizen* Costing, das in Kapitel 12 beschrieben wird. Anders als *Kaizen* Costing, das sich auf die Senkung der Produktkosten durch Effizienzsteigerungen in den Produktionsprozessen konzentriert, liegt der Schwerpunkt des

Target Costing auf der Senkung der Produktkosten durch Änderungen im Produktdesign. Deshalb wird Target Costing innerhalb des Produktlebenszyklusses während der Produktentwicklung eingesetzt.[1] Die Zusammenfassung von *Kaizen* Costing und Target Costing unter einem Namen erscheint nicht vorteilhaft, da beide Methoden auf verschiedenen Kostensenkungsansätzen aufbauen. Dem Target Costing Prozeß liegen zwei wesentliche Schritte zugrunde. Zuerst werden der Zielpreis und der Zielgewinn des Produktes bestimmt, um daraus die Zielkosten abzuleiten. Anschließend werden im zweiten Schritt die Zielkosten auf die Komponenten- und Rohstoffebenen heruntergebrochen, so daß der Einkaufspreis für zugekauften Teile bestimmt werden kann. Die Zielkosten des Produktes werden ermittelt, indem vom Zielverkaufspreis der Zielgewinn subtrahiert wird:

$$\text{Zielkosten} = \text{Zielpreis} - \text{Zielgewinn}$$

Der Zielpreis leitet sich vornehmlich aus den Analysen im Rahmen des Produktplanungsprozesses ab (vgl. Kapitel 3). Der Zielgewinn ergibt sich aus der Gewinnplanung des Unternehmens, Erfahrungswerten, Konkurrenzanalysen oder manchmal auch aus Computersimulationen.

Auf der Basis von Zielgewinn und Zielpreis wird der Einkaufspreis für hinzugekaufte Bauteile und Rohstoffe ermittelt. Zum Beispiel bei Isuzu:

> Die Zielkosten für ein komplettes Fahrzeug, bestehend aus 8.000-10.000 Einzelteilen, wurden in der konzeptionellen Planungsphase auf die bedeutenden Funktionskomponenten oder Module verteilt.... Module sind bedeutende vormontierte Baugruppen, die von Lieferanten und Unterlieferanten geliefert werden. Es existierten ungefähr nur 100 solcher Komponenten, und trotzdem verursachten sie fast 70%-80% der Herstellungskosten. (COOPER UND YOSHIKAWA 1994a, 5)

---

[1] Die herrschende Literatur ist sich nicht einig bezüglich der Beschränkung von Target Costing auf die Produktentwicklungsphase. Einige Autoren stimmen mit dieser Einschränkung überein, während andere Target Costing uneingeschränkt auf den gesamten Produktlebenszyklus beziehen.

Target Costing unterscheidet sich von den konventionellen westlichen Ansätzen (vgl. WORTHY 1991) und der in vielen Unternehmen angewandten Kosten-Plus-Methode darin, daß die angestrebten Herstellkosten des Produktes spezifiziert werden. Beim konventionellen westlichen Ansatz ist der erwartete Gewinnbeitrag des Produktes - und nicht die Kosten - die abhängige Variable. Dieser Beitrag wird ermittelt durch Subtraktion der erwarteten Produktkosten von dem Zielverkaufspreis:

erwarteter Gewinnbeitrag = Zielverkaufspreis - erwartete Kosten

Es handelt sich hierbei um erwartete Kosten im Gegensatz zu Zielkosten, da zuerst das Produkt unter Maßgabe der vorgegebenen Funktionalitäten entwickelt wird, und dann erst die Kosten bestimmt werden.

Die Kosten-Plus-Methode behandelt den geschätzten Absatzpreis des Produktes als abhängige Variable. Er wird durch die Addition von erwartetem Gewinnbeitrag und erwarteten Kosten ermittelt:

Zielverkaufspreis = erwartete Kosten + erwarteter Gewinnbeitrag

Der Preis ist somit nur eine residuale Größe. Bei der Anwendung dieser beiden Ansätze haben die Produktentwickler kein vorbestimmtes Kostenziel, das sie erreichen müssen. Statt dessen sollen sie die Kosten des von ihnen entwickelten Produktes minimieren. Theoretisch könnten diese beiden Ansätze das Target Costing übertreffen, da sie ein Produktkostenminimum anstreben und nicht versuchen, ein vorgegebenes Kostenniveau zu erreichen. Wenn jedoch die Zielkosten mit den minimalen Kosten übereinstimmen, dann weisen alle drei Ansätze das gleiche Zielniveau auf.

Praktisch angewandt, scheint Target Costing im Gegensatz zu den beiden anderen Methoden zu Produkten mit geringeren Kosten zu führen. Die einleuchtendste Erklärung dafür ist, daß die Entwicklung bei *vorgegebenen* niedrigen Kosten einen größeren Druck zur Kostensenkung ausgesetzt ist als bei einem *nicht quantifizierten* Kostenminimum. Diese Erklärung steht im Einklang mit der Studie von LOCKE und WHITE

(1981) über Zielfindung. Dabei fanden die Autoren heraus, daß durch die Vereinbarung von genau spezifizierten und herausfordernden Zielen eine bessere Leistung erzielt wurde als bei dem eher allgemein formulierten Ziel „Jeder gibt sein Bestes". Eine spätere Studie von LOCKE und LATHAM (1984) erhärtete diese These, daß eine genaue Zielvereinbarung effizientere Handlungen bewirkt.

Möglicherweise können bei weiteren Spielarten dieser drei Ansätze die geschätzten Kosten „falls notwendig" nicht eingehalten werden oder die Zielkosten ohne Strafe überschritten werden. Aber trotzdem unterscheidet sich das Target Costing von den Versionen der beiden anderen Ansätze durch die Intensität, mit der versucht wird, das Produkt innerhalb seiner Zielkosten zu entwickeln. Japanische Target Costing Systeme basieren in besonderem Maße auf dem Grundsatz „Die Zielkosten dürfen niemals überschritten werden", ohne dem die Target Costing Systeme ihre Wirksamkeit verlieren würden.

Natürlich wird in der Praxis manchmal gegen diese Regel verstoßen, aber die Umstände müssen dies rechtfertigen, und bestimmte Vorgehensweisen müssen eingehalten werden (vgl. Kapitel 8). Mit anderen Worten: Die diesen Grundsatz aushebelnden Entscheidungen werden nicht durch den Entwickler getroffen gemäß dem Motto: „Wenn wir nur diese eine Eigenschaft dem Produkt hinzufügen, wird es erheblich besser (und kostet nur ein bißchen mehr)."

Faktoren, die die Gestaltung des Target Costing Systems beeinflussen

Nissan, Komatsu, Olympus und Topcon kreierten hochentwickelte Target Costing Systeme, die nur einen Teil ihres Kostenmangementsystems bilden. Die einzelnen Target Costing Systeme unterscheiden sich in mehreren wichtigen Punkten, einschließlich ihres Aufbaus und ihrer Ziele, da sich jedes Unternehmen entsprechend seinem Erfolgsdreieck anders im Wettbewerb verhält. Drei Faktoren, nämlich Produktart, Kundengruppe und der Einfluß auf die Lieferanten, beeinflussen die Bedeutung des Erfolgsdreiecks und folglich die Gestaltung des Target Costing Systems (vgl. Abb. 7-1).

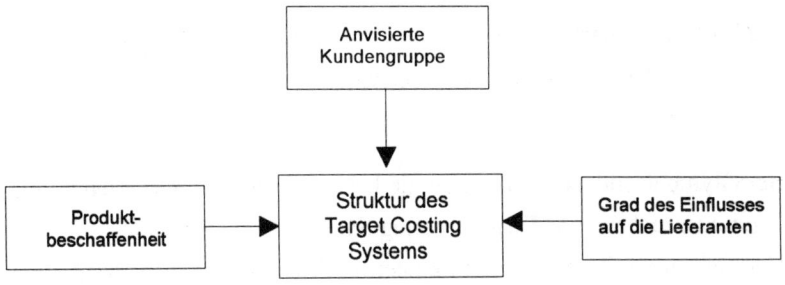

Abb. 7-1: Faktoren, die die Struktur des Target Costing Systems beeinflussen

Die Rolle der Produktbeschaffenheit

Die Produktart spielt eine entscheidende Rolle, da mit steigenden Produktkosten, erhöhter Produktkomplexität und längerer Produktentwicklungsdauer das Target Costing System wichtiger, aber auch komplexer wird. Dieser Bedeutungszuwachs und Komplexitätsanstieg ist einleuchtend, da die Einsparungspotentiale wachsen und entsprechende Systeme mit hoher Wahrscheinlichkeit größere Auszahlungen nach sich ziehen.

Nissan und Komatsu z.B. fertigen große und komplexe Produkte mit einer hohen Kapitalintensität. Die Produktentwicklungszyklen dieser beiden Unternehmen sind länger als die von Olympus oder Topcon - annähernd vier Jahre gegenüber 18 Monaten. Längere und komplexere Produktentwicklungszyklen führen zu Target Costing Systemen, die eng mit den Value Engineering Programmen des Unternehmens verbunden sind (vgl. Kapitel 8). Längere Entwicklungszyklen haben zur Folge, daß die ersten aufgestellten Zielkosten noch unsicher sind. Nissan beispielsweise hebt seine ersten Schätzungen (Preis-Gewinn=Kosten) von dem formalen Target Costing System ab, indem diese als „erlaubte Kosten" (allowable cost) bezeichnet werden. Komatsu nennt seine frühen Kostenschätzungen „Zielwerte" (target values) zur Unterscheidung von den Zielkosten. Weiterhin haben beide Unternehmen vorübergehende Zielkosten; bei Nissan werden sie „konzeptionelle Zielkosten" (draft target cost) genannt.

Bei Olympus und Topcon führen die kurzen Entwicklungszyklen zu weniger anspruchsvollen Target Costing Systemen, die eine nicht so starke Verknüpfung mit den Value Engineering Programmen aufweisen. Demzufolge werden keine anfänglichen oder vorübergehenden Zielkosten ausgewiesen. Die kurzen Entwicklungszyklen gestatten den beiden Unternehmen, die Funktionalität ihrer Produkte sehr schnell zu verbessern. Da sich der Wettbewerb dieser Unternehmen auf der Ebene der Produktfunktionalität abspielt, müssen sie die Entwicklungszyklen verkürzen und damit auch den Zeitaufwand für Target Costing und Value Engineering einschränken. Dieser Einfluß kommt im Target Costing System von Sony zum Ausdruck:

> Aufgrund der geringen Kapitalinvestitionen konnte Sony es sich leisten, mit verschiedenen Modellen zu experimentieren; das Scheitern eines einzigen Modells wirkte sich nicht nachteilig auf die Gewinnsituation aus. Kurze Entwicklungszyklen haben zur Folge, daß man bei der Schätzung des Absatzvolumens, des Verkaufspreises und der Herstellkosten eines neuen Produktes gewöhnlich auf Informationen des letztjährigen Modells als Ausgangspunkt für Schätzungen zurückgreifen konnte. Da normalerweise das neue Produkt das vorherige ersetzen soll und somit in seiner Beschaffenheit diesem ziemlich ähnlich ist, sind das Absatzvolumen und der Verkaufspreis des Vorgängers eine gute Prognose für den Erfolg des neuen Modells. Dementsprechend sind Sonys Produktplaner von den meisten ihrer Schätzungen relativ überzeugt.
> (COOPER 1994l, 7)

Die Rolle der anvisierten Kundengruppe

Die belieferte Kundengruppe ist ebenfalls ein entscheidender Faktor, da der Kunde über die relative Bedeutung jedes Merkmals des Erfolgsdreiecks und das notwendige Ausmaß der Verbesserung der Merkmale entscheidet. Wenn der Kunde die breite Masse ist und das Produkt wechselnden Trends ausgesetzt ist, so ist die Verfolgung dieser Kundenbedürfnisse unerläßlich und ihre kostengünstige Integration in das Produkt wird zum kritischen Prozeß. Die Target Costing Systeme von Unternehmen, die Massenprodukte vertreiben, weisen eine starke Orientierung an der Kundenanalyse auf. Im Gegensatz dazu wird für einen Kunde, der ein individueller Einkäufer ist und für den Qualität wichtiger ist als Funktionalität, die Lebensdauer entscheidend und die gesteigerte Funktionalität eher nebensächlich sein. Target Costing Systeme werden in diesen Fällen eher den Schwerpunkt auf die Kostenreduzierung als auf die Konsumententrendanalyse setzen.

Nissan und Olympus setzen ihr Target Costing System ein, um Marketing und Design miteinander zu verbinden. Diese Unternehmen sehen die breite Masse als ihre Kunden; folglich ist es ein Schlüssel für ihr Überleben, den Wandel der Kundenbedürfnisse entscheidend mit zu steuern. Das Gleiche trifft für Isuzu zu, wo der Kunde eine ausschlaggebende Rolle bei der Festsetzung der Zielkosten spielt:

> Die Zielkosten von den Hauptfunktionen und Komponenten werden unter Zuhilfenahme von finanziellen Werten oder Kennzahlen gebildet. Die finanziellen Werte werden durch eine Marktanalyse ermittelt, in der Kunden schätzen, wieviel sie für eine vorgegebene Produktfunktion bereit wären zu zahlen. Die Kennzahlen ergeben sich dadurch, daß die Kunden die relative Bedeutung jeder Funktion auf einer 100% Skala angeben. Mit diesen so ermittelten Daten werden die Zielkosten des Produktes auf seine Hauptfunktionen verteilt.... Wenn sich herausstellt, daß die auf eine Komponente verteilten Zielkosten zu gering waren, um eine absatzfähige Version herzustellen, so werden die Zielkosten dieser Komponente erhöht, während sie bei anderen Komponenten verringert werden. (COOPER 1994a, 5)

Dagegen verkaufen Komatsu und Topcon ihre Produkte an einzelne Unternehmen, und somit ist die gewünschte Produktfunktionalität beständiger und weniger den wandelnden Bedürfnissen unterworfen. Daraus läßt sich jedoch nicht der Schluß ziehen, daß die Funktionalität nicht wichtig ist, sondern eher daß sie besser vorherbestimmbar ist. Der Hauptunterschied zwischen Komatsu und Topcon liegt in dem Bereitschaftsgrad der Kunden, für eine höhere Funktionalität mehr zu bezahlen; Komatsus Kunden sind dazu weniger bereit.

Die Target Costing Systeme von Nissan und Olympus weisen eine Vielzahl von Schnittstellen mit dem Marketing und der ständigen Überwachung von Konsumententrends auf. Komatsu und Topcon führen zwar auch einige Marktanalysen durch, aber die Anzahl und die Intensität dieser Analysen ist geringer, und die Anbindung an das Target Costing System ist weniger stark ausgeprägt. Folglich konzentrieren sich die Target Costing Systeme von Komatsu und Topcon mehr auf die Kosten und weniger auf die Funktionalität und spiegeln so die kritischen Merkmale ihres Erfolgsdreiecks wider.

Die Rolle des Einflußgrades auf Lieferanten und Unterlieferanten

Es ist wichtig, auf die Lieferanten einen großen Einfluß auszuüben, da ein Ergebnis des Target Costing Systems derjenige Preis ist, zu dem das Unternehmen bereit ist, Komponenten zu kaufen. Die Festsetzung dieser Preise ist nur sinnvoll, wenn die Lieferanten zu einem gewissen Grade beherrscht werden. Eines der Hauptziele der Target Costing Systeme von Nissan und Komatsu ist die Entwicklung von Zielkosten bzw. Einkaufspreisen für fremdbezogene Teile. Dies ist wichtig, da beide Unternehmen in starkem Maße auf außenstehende Lieferanten angewiesen sind. Bei Nissan werden die Kostensenkungsziele der Hauptkomponenten eines neuen Modells dadurch bestimmt, daß die Kosten von einer existierenden funktional gleichwertigen Komponente mit den historischen Kostensenkungstrends gekoppelt werden. Diese Kostensenkungsziele werden auf die Teileebene heruntergebrochen, um die Zielverkaufspreise für die

Lieferanten und die Unterlieferanten zu bestimmen. Bei Komatsu werden Funktions- und Produktivitätsanalysen angewandt, um die Zielkosten zu schätzen. Beide Techniken bestimmen die möglichen Zielkosten für zugekaufte Komponenten und erzeugen einen starken abwärtsgerichteten Druck auf die Einkaufspreise.

Bei Olympus und Topcon ist die Beeinflussung der Zulieferer durch das Target Costing weniger stark ausgeprägt. Diese Tatsache spiegelt den hohen Grad an vertikaler Integration bei Olympus wider. Das Unternehmen stellt die meisten Komponenten selbst her und ist somit weniger auf ein System zur indirekten Einflußnahme auf die Zulieferer angewiesen. Topcon kann mit seinem geringen Produktionsvolumen keine Kontrolle über seine Zulieferer ausüben und somit auch keine Vorteile aus diesem Aspekt des Target Costing realisieren.

Target Costing Systeme

Nissan Motors besitzt ein anspruchsvolles, voll entwickeltes Target Costing System mit zwei Hauptzielen: Erstens, Management der Produktfunktionalität und Gewährleistung der Einhaltung der Zielkosten. Zweitens, die Erzeugung eines Preisdruckes auf die Zulieferer. Nissan ist auf einem Markt präsent, in dem Preise langsam fallen oder stagnieren, während die Funktionalität sich rasant verbessert. In Verbindung mit dem Wandel der Kundenwünsche ist es aufgrund der Produktkomplexität notwendig, bei jedem Automobiltyp genau diejenige Produktfunktionalität zu bestimmen, die der Kunde verlangt. Der Verkaufspreis wird somit in erster Linie durch die Kundenanforderungen und die Produktfunktionalität determiniert:

Kundenanforderungen ⇨ Funktionalität ⇨ Preis

Funktionalität ist Ausdruck verschiedener Eigenschaften eines Produktes wie z.B. die Motorgröße, eine hervorragende Stereoanlage oder der Grad der Geräuschdämmung. Da sich die verlangte Produktfunktionalität genauso verändert, wie sich die Stellung des Automobils im Leben des Kunden ändert, ist der Zusammenhang zwischen Preis und Funktionalität komplex und entwickelt sich zum zentralen Fokus des Target Costing Systems von Nissan. Die große Anzahl von Varianten eines einzelnen Modells kann zu Problemen führen, aber das Unternehmen vereinfacht die Aufgabe, für alle Varianten Zielkosten zu generieren, indem der Prozeß der Zielkostenfindung auf die Variante mit den höchsten prognostizierten Absatzzahlen beschränkt wird. Wenn mit dieser Variante der anvisierte Zielgewinn realisiert werden kann, so wird das Grundmodell ebenfalls erfolgreich sein: „Die finanzielle Analyse bestand aus einer groben Rentabilitätsstudie, in der die Rentabilität der meistverkauften Variante des neuen Modells geschätzt wurde. Dabei wurden historische Kostenschätzungen und die letzte Schätzung des Varianten-Zielpreises zugrundegelegt" (vgl. COOPER 1994i, 4).

Der Zielgewinn wird durch eine umfassende und gründliche Auswertung von verfügbaren Informationen über Kunden, den geplanten zukünftigen Produktmix und die langfristigen Gewinnziele des Unternehmens abgeleitet. Bei jedem neuen Modell wird dieser Prozeß der Zielgewinnbestimmung durch Simulationsläufe für die Rentabilitätsentwicklung des gesamten Unternehmens über die nächsten zehn Jahre unterstützt. Diese Simulationen basieren auf der Annahme, daß die Modelle innerhalb der zukünftigen Produktmatrix die erwarteten Absatzvolumina erfüllen. Die Simulationen beginnen mit der Ermittlung der aktuellen Gewinnbeiträge der existierenden Produkte. Die gewünschte Rentabilität der geplanten Modelle wird hinzugerechnet, und die Unternehmensrentabilität wird nun bei verschiedenen Absatzszenarien berechnet. Diese Vorhersage der Unternehmensrentabilität wird mit den langfristigen Rentabilitätszielen verglichen, die von der Unternehmensführung festgesetzt wurden. Ist einmal ein zufriedenstellendes zukünftiges Produktspektrum realisiert worden, das die Gewinnziele des Unternehmens erfüllt, so werden die

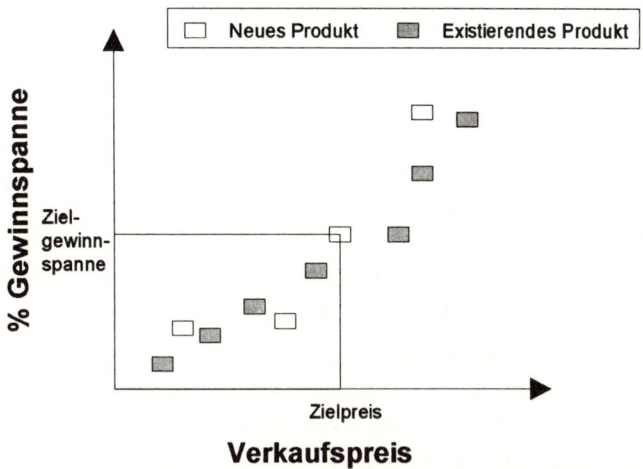

Quelle: R. COOPER, „Nissan Motor Company, Ltd.: Target Costing System", case study 9-194-040 (Boston: Harvard Business School, 1994), 13.

Abb. 7-2: Ermittlung der Zielgewinnspanne bei Nissan

Zielgewinnspannen für jedes neue Modell festgesetzt (vgl. Abb. 7-2). Zielverkaufspreise können nicht aus dem Nichts entstehen. Sie sind abhängig von Marktfaktoren, insbesondere von der Stärke des Produktes im Vergleich zu Konkurrenzangeboten und vom Marktpreis für vergleichbare Produkte:

> Bei der Festsetzung des Zielverkaufspreises wurde eine Vielzahl interner und externer Faktoren mit in Betracht gezogen. Die internen Faktoren umfaßten die Position des Modells innerhalb des Produktprogramms sowie innerhalb der Strategie- und Rentabilitätsziele des für das Modell verantwortlichen Top Managements. Zu den externen Faktoren zählten das Unternehmensimage, der Grad der Kundenbindung bei dem Marktsegment des Modells, das erwartete Qualtitätsniveau und die Funktionalität im Vergleich zu Konkurrenzangeboten, der erwartete Marktanteil und schließlich der erwartete Absatzpreis für Konkurrenzmodelle. (COOPER 1994i, 4)

Der sechsjährige Entwicklungszyklus macht es für das Unternehmen unmöglich, am Anfang des Planungsprozesses Zielkosten festzusetzen und gleichzeitig zu garantieren, daß diese, ohne die Möglichkeit ein Produkt im späteren Planungsprozeß zu modifizieren, eingehalten werden. Dies verursacht notwendige Verzögerungen, um sicherzustellen, daß das Unternehmen seine Zielkosten erreicht. Zum Beispiel können durch Umwandlung eines Standardausstattungsmerkmals in eine nur optional erhältliche Ausstattung die Kosten der Standardvariante gesenkt und somit die Zielkostenvorgaben erreicht werden.

Das zweite Ziel - die Erzeugung eines Preisdrucks auf die Zulieferer und somit die Weitergabe des Kostensenkungsdrucks an sie - beginnt mit der Erstellung eines Lastenheftes, das die Eigenschaften der zwanzig bis dreißig Hauptfunktionen des geplanten Modells spezifiziert, wie z.B. Motor, Klimaanlage, Antrieb, Stereoanlage. Die Eigenschaften jeder Hauptfunktion werden so gewählt, daß die Kunden, für die das Modell zugeschnitten ist, zufriedengestellt werden. Die *aktuellen Kosten* des Modells ergeben sich als Summe der aktuellen Herstellungskosten für jede Hauptfunktion (vgl. Abb. 7-3).

Im nächsten Schritt werden die *erlaubten Kosten* (allowable cost) für jede Hauptfunktion gebildet. Sie sind eine frühe Schätzung der Zielkosten und ergeben sich durch die Subtraktion der Zielgewinnspanne vom Zielverkaufspreis. Dieser Prozeß obliegt interdisziplinären Teams, bestehend aus Mitgliedern der Abteilungen Produktgestaltung, Konstruktion, Einkauf, Produktionstechnik, Fertigung und Materialwirtschaft - also aus annähernd jedem Unternehmensbereich. Während gewöhnlich die erlaubten Kosten geringer als die aktuellen Kosten sind, können sie auch manchmal höher liegen, da die geplanten Produktspezifikationen eine höhere Leistung und Funktionalität erfordern als bei den existierenden Produkten. **Im Ergebnis muß die Summe der geforderten Kostensenkungen je Hauptfunktion genau der Höhe der notwendigen Gesamtkostensenkungen entsprechen, um die erlaubten Kosten des Modells zu erreichen.** Diese Forderung nach dem Ausgleich von Ge-

Target Costing 173

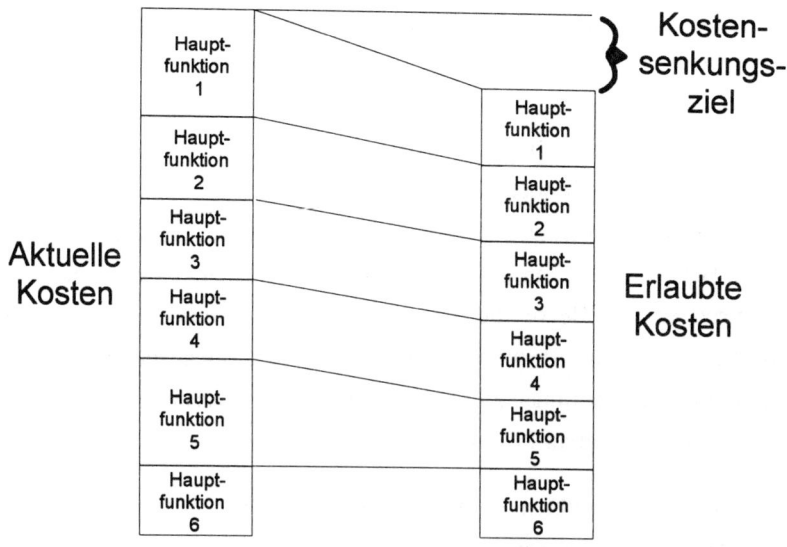

Quelle: R. COOPER, „Nissan Motor Company, Ltd.: Target Costing System", case study 9-194-040 (Boston: Harvard Business School, 1994), 16.

Abb. 7-3: Ermittlung der Zielkosten
für die wichtigsten Funktionen eines Automobils

samtkosten und erlaubten Kosten macht den Kern des Target Costing Systems aus.

Das Ausmaß, in dem die aktuellen Herstellkosten die erlaubten Kosten überschreiten, definiert das Niveau der Kostenreduzierung, das durch Value Engineering erreicht werden muß (vgl. Kapitel 8). Zum Beispiel ergibt sich bei ermittelten aktuellen Herstellkosten eines Modells von ¥ 1.500.000 mit erlaubten Kosten von ¥ 1.350.000 ein notwendiges Kostensenkungsniveau von 10%. Wird jedoch dieses Niveau für unerreichbar gehalten, so wird ein iterativer Prozeß angestoßen.

Dieser Prozeß beginnt mit der erneuten Prüfung des Zielverkaufspreises und der Funktionalität des Produktes. Falls möglich wird der Zielverkaufspreis angehoben und eine neue Zielmarge und damit modifizierte erlaubte Kosten bestimmt. Wenn nun diese (höheren) erlaubten Kosten erreichbar scheinen, so wird das Projekt fortgesetzt. Wenn die Kosten immer noch als zu hoch eingestuft werden (oder das Marketing einen höheren Absatzpreis für nicht realisierbar hält), wird eine verringerte Funktionalität des Modells in Betracht gezogen. Die Funktionalität wird durch Änderung der technischen Spezifikationen des Modells gesenkt. Zum Beispiel wird ein Anti-Blockier-Brems-System durch Scheibenbremsen ersetzt. Bevor die Änderung genehmigt wird, überprüft das Marketing, ob sich dadurch nicht der Zielabsatzpreis verändert. Falls Funktionsmodifikationen zu Veränderungen des Zielverkaufspreises führen, wird ein iterativer Prozeß notwendig.

Nachdem die erlaubten Kosten für jede Hauptkomponente festgelegt wurden, können die erwarteten Produktionskosten („Draft"-Zielkosten) berechnet werden. Die erwarteten Produktionskosten sind die aktualisierten erlaubten Kosten. Diese Kosten werden für jede Variante errechnet, anstatt nur für diejenige mit den höchsten Absatzzahlen. Nach der ersten Runde der Kostensenkung wird das Modell einer Hauptprüfung unterzogen. Die Prüfung umfaßt einen Vergleich des erwarteten Gewinns (Zielverkaufspreis abzüglich erwartete Produktionskosten) mit den letzten Schätzungen des Kapitalinvestments und den verbleibenden Forschungs- und Entwicklungsausgaben, die für den Abschluß der Produktgestaltung und den Produktionsbeginn notwendig sind. Erweist sich die finanzielle Analyse als tragbar, wird das Projekt genehmigt, und das Modell tritt von der konzeptionellen Gestaltungsstufe in die Produktentwicklungsstufe.

Im ersten Schritt der Produktentwicklungsstufe wird eine detaillierte Aufstellung über alle Komponenten des Modells angefertigt. Value Engineering wird in dieser Stufe angewandt, um die erlaubten Kosten für jede Komponente zu bestimmen. Anhand der Aufstellung wird analysiert, welche Komponenten intern und welche extern bezogen werden sollen. Interne sowie externe Lieferanten erhalten eine genaue Beschreibung jeder Komponente und ihr voraussichtliches Produktionsvolumen.

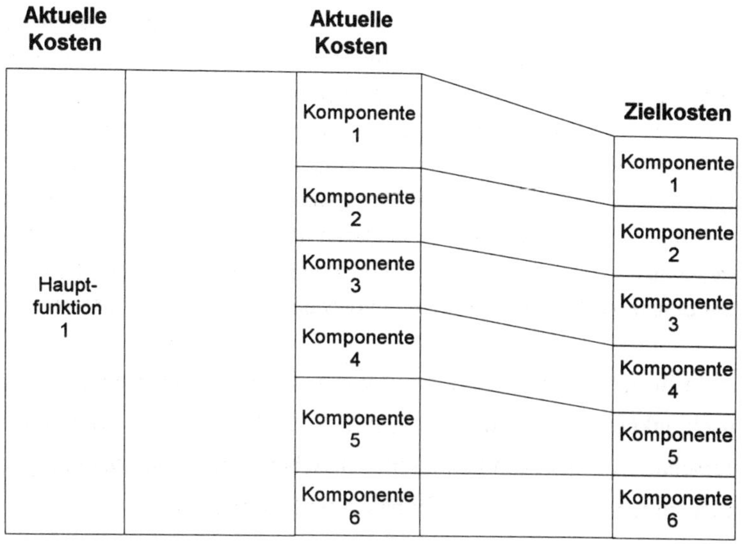

Aktuelle Kosten		Aktuelle Kosten		
Hauptfunktion 1		Komponente 1		Zielkosten
		Komponente 2		Komponente 1
		Komponente 3		Komponente 2
		Komponente 4		Komponente 3
		Komponente 5		Komponente 4
		Komponente 6		Komponente 5
				Komponente 6

Quelle: R. COOPER, „Nissan Motor Company, Ltd.: Target Costing System", case study 9-194-040 (Boston: Harvard Business School, 1994), 17.

Abb. 7-4: Ermittlung der Zielkosten für die Komponenten eines Automobils

Die Lieferanten sind damit aufgefordert, Preis- und Lieferzeitenschätzungen für diese Komponenten abzugeben. „Die Zielkosten für jede Komponente wurden mit den von den Lieferanten angesetzten Preisen verglichen. Waren die angegebenen Preise akzeptabel, so wurden sie angenommen. Waren sie jedoch zu hoch, so wurden weitere Verhandlungen durchgeführt, bis eine Einigung erzielt wurde" (COOPER 1994i, 7).

Der Prozeß, der angewandt wird, um die Zielkosten für jede Komponente von jeder Hauptfunktion zu generieren, stimmt im Wesentlichen mit demjenigen Prozeß überein, bei dem die erlaubten Kosten der Hauptfunktionen (vgl. Abb. 7-4) ermittelt werden. Da die Anzahl der zu entwickelnden Zielwerte ein nicht mehr zu überblickendes Ausmaß annehmen kann, entwickelten die meisten Unternehmen besondere Verfahren, wie z.B. Nissan:

Um eine Entwicklung von Zielkosten für alle 20.000 Komponenten einer typischen neuen Modellinie zu vermeiden, führen die Techniker diesen Prozeß nur bei zwei oder drei repräsentativen Varianten durch. Jede Variante umfaßt annähernd 3.500 Komponenten, und gewöhnlich sind 80% der Komponenten bei allen Varianten gleich. Deshalb wurden ungefähr 5.000 Komponenten einem genauen Target Costing Prozeß unterzogen. Die Zielkosten der anderen 15.000 Komponenten wurden geschätzt, indem diese mit ähnlichen Komponenten von den 5.000, für die bereits Zielkosten existierten, verglichen wurden. (COOPER 1994i, 6)

Der Aufwand für die Bestimmung von so vielen Zielwerten sollte trotz Einschränkung der zu untersuchenden Objekte wie bei Nissan nicht unterschätzt werden. Ein beträchtlicher Arbeitseinsatz ist notwendig, um ein entsprechendes System aufzubauen und zu pflegen.

Nach der Kostensenkung ist es möglich, durch einen Vergleich der erlaubten Kosten einer Basiskomponente und der Summe der erwarteten Kosten derjenigen Komponenten, die in die Basiskomponente eingehen, festzustellen, ob die bedeutende Hauptkomponente zu ihren erlaubten Kosten hergestellt werden kann. Ist die Kostensumme der Komponente zu hoch, so werden solange noch zusätzliche Kostensenkungspotentiale gesucht, bis die Zielkosten der repräsentativen Variante auf ein annehmbares Niveau gesunken sind. Dies stellt einen kritischen Schritt dar. Er verstärkt die Forderung, das Produkt zu seinen Zielkosten herzustellen.

In der nächsten Phase der Produktentwicklung werden zwei oder drei Prototypen konstruiert. Sobald anhand der Prototypen die Montagezeit abschätzbar ist, können die Montagezielkosten beziffert werden. Im Gegensatz zu den *DRAFT*-Zielkosten enthalten die Zielkosten die indirekten Fertigungskosten.

Geht das Fahrzeug in Produktion, überwacht das Rechnungswesen alle Komponenten- und Montagekosten. Falls diese nicht mit den Zielkosten übereinstimmen, werden Gruppen, bestehend aus Kostenverantwortlichen, Technikern und Konstrukteuren gebildet, um mit VE die Kosten auf das Zielniveau zu bringen.

Komatsu und Nissan setzen ein ausgereiftes und anspruchsvolles Target Costing System ein, um sicherzustellen, daß das Produkt bei Freigabe für die Serienproduktion gewinnbringend ist, und um festzustellen, wann Kostensenkungsmaßnahmen notwendig sind. Komatsu bedient jedoch einen anderen Markt als Nissan: Der Funktionswandel ist dort langsamer, und die Kundenpräferenzen sind transparenter. Am stärksten ist Komatsu dem Druck ausgesetzt, seine Preise zu senken und deshalb seine Kosten. Aufgrund des langsamen Wandels der Funktionalität kann Komatsu seine Zielabsatzpreise für neue Produkte leichter bestimmen als Nissan. Dementsprechend liegt das Augenmerk von Komatsus Target Costing System hauptsächlich auf der Ermittlung der Komponentenkosten und nicht in der Ausbalancierung von Kosten und Funktionalität. Da der Preis im Gegensatz zur Funktionalität das primäre Kaufkriterium ist, fixiert Komatsu zuerst den Zielverkaufspreis des neuen Produktes und versucht dann die Funktionalität zu maximieren:

Kundenanforderungen ⇨ Preis ⇨ Funktionalität

Verdeutlicht man sich den Kern des Ansatzes, so ist zu erkennen, daß Komatsus Target Costing System mehr intern orientiert ist und stark darauf abzielt, die Kosten in den Griff zu bekommen.

Aufgrund der geringen Veränderung der Produktgestaltung bei neuen Modellen kann Komatsu im Gegensatz zu Nissan in größerem Maße auf die Kosten existierender Produkte zurückgreifen, um die zukünftigen Produktkosten zu schätzen. Dieses Vorgehen impliziert jedoch nicht, daß Komatsu den konventionellen westlichen Ansatz oder die Kosten-Plus-Methode anwendet. Statt dessen führt das Unternehmen Marktanalysen durch und leitet aus deren Ergebnissen den Verkaufspreis für das neue Modell sowie die Zielkosten ab.

Nissan ermittelt die Differenz zwischen den aktuellen Kosten und den Zielkosten und gibt dann - basierend auf erwarteten Einsparungen - die Kostensenkungsziele für die Komponenten vor. Dagegen verwendet

Komatsu die aktuellen Kosten der wichtigsten Komponenten und bereinigt sie unter Berücksichtigung der erwarteten Kostensenkungen. Die sich daraus ergebende Größe - der Zielwert - wird mit den Zielkosten des Produktes verglichen. Dieser Schritt der Bestimmung der Zielwerte unterscheidet sich vom Prozeß bei Nissan. Durch eine kritische Gegenüberstellung von Zielkosten und Zielwerten lassen sich diejenigen Bereiche identifizieren, in denen intensive Kostensenkungsmaßnahmen notwendig sind.

Drei verschiedene Maßnahmen zur Kostensenkung gelangen bei Komatsu zur Anwendung: Innerhalb der Design-Analyse wird die ungefähre Struktur der wichtigen Baugruppen in dem neuen Produkt festgelegt. Funktionsanalyse und Produktivitätsanalyse werden eingesetzt, um die Zielkosten der wichtigen Baugruppen zu bestimmen. Die Art und Weise, wie Komatsu diese Maßnahmen einsetzt, demonstriert die Stärke ihres Target Costing Systems.

Die Aufgabe der Design-Analyse liegt in der Generierung von alternativen Gestaltungsmöglichkeiten für die wichtigsten Baugruppen und einer anschließenden Beurteilung sowie Auswahl der geeignetsten Vorschläge. Anhand zweier wichtiger Kriterien wird die Auswahl getroffen: Funktionalität und Kosten. Eine neue Designalternative wird nur dann übernommen, wenn sie das verlangte Niveau von Funktionalität und Kosten erreicht. Manchmal weist eine Alternative eine höhere Funktionalität auf, verursacht jedoch höhere Kosten. Tritt dieser Fall ein, forschen die Produktkonstrukteure nach Möglichkeiten, um die Alternative mit der hohen Funktionalität zu den ursprünglichen Kosten herzustellen. Hat dieser Prozeß keinen Erfolg, so versuchen sie ausgleichende Kostensenkungen in anderen Produktteilen durchzuführen. Wenn sie ausreichende zusätzliche Einsparungspotentiale realisieren, so daß das neue Produkt seine Zielkosten nicht überschreitet, wird die neue Alternative festgeschrieben.

Gerade dieser zweite Schritt, bei dem alternative Wege zur Realisierung von Einsparungen gesucht werden, verdeutlicht die Anwendung von

Target Costing in der Phase der Design-Analyse. Produktverbesserungen, die - isoliert betrachtet - zu einem Anstieg der Kosten führen, sind nur zulässig, wenn zusätzliche Einsparungen zur Einhaltung der Zielkosten realisierbar sind. Zum Beispiel waren bei Komatsus größeren Bulldozern der Motor und das Differential, das Getriebe sowie die Kupplungssteuerung und die Bremsen physisch getrennte Module. Kunden aber hatten sich darüber beschwert, daß der Ein- und Ausbau der Module während der Wartung zuviel Zeit beansprucht. Komatsu nahm sich vor, diese Zeit unter das aktuelle Niveau von 86 Stunden zu senken.

Die Design-Analyse führte zu zwei verschiedenen Möglichkeiten hinsichtlich der Anordnung der drei Komponenten. Der erste Vorschlag vereinigte die drei Module in nur zwei, wobei das eine aus Motor und Kraftübertragung und das andere aus Getriebe, Kupplungssteuerung und Bremsen bestand. Die Zusammenführung von dem Getriebemodul und der Kupplungssteuerungs- und Bremseinheit in eine einzelne Komponente verringerte die Ein- und Ausbauzeit auf 44 Stunden. Beim zweiten Vorschlag wurden ebenfalls nur noch zwei Module benötigt, jedoch bildeten nun Getriebe, Kraftübertragung, Kupplungssteuerung und Bremse ein einzelnes Modul. Dieser Vorschlag wies den Vorteil auf, daß kein Ölwechsel mehr nötig war, so daß die Ein- und Ausbauzeit nur noch 33 Stunden betrug (vgl. Abb. 7-5). Ungünstigerweise lagen die Kosten der beiden neuen Designalternativen über denen der alten. Das Design mit der geringsten Wechselzeit war außerdem die teuerste Variante.

Der Konflikt zwischen Qualität und Kosten wurde gelöst, indem die Anbringung der Befestigungsschelle für die Trennmesser geändert wurde. Die Änderung erlaubte, die Schelle an den Hauptrahmen zu schweißen anstatt zu schrauben. Schweißen war billiger als Schrauben, und die Einsparungen glichen die zusätzlichen Kosten aufgrund der alternativen Anordnung der Module aus. (COOPER 1994e, 4-5)

Dieses Beispiel verdeutlicht zwei wichtige Aspekte im Zusammenspiel von Target Costing und Value Engineering Systemen bei Komatsu. Erstens, falls eine Verbesserung der Funktionalität in Verbindung mit höheren Kosten realisiert werden soll, müssen die Zielkosten durch ausglei-

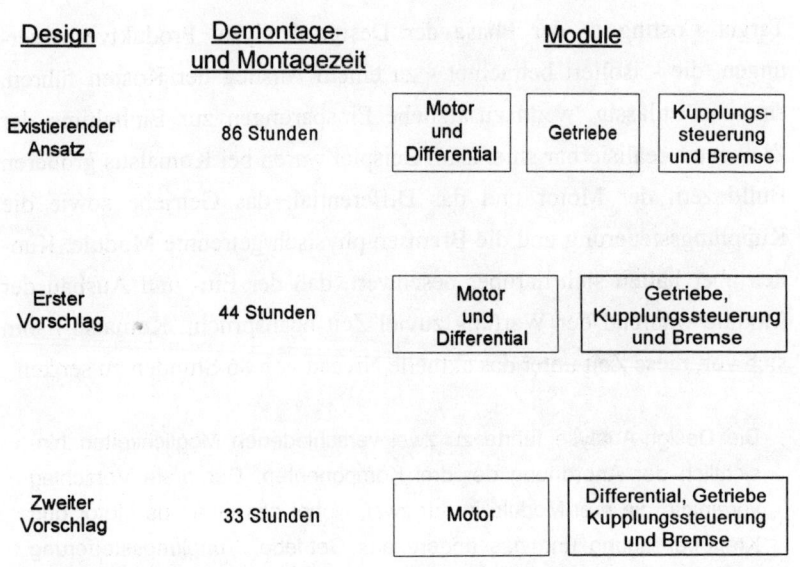

Quelle: R. COOPER, „Komatsu, Ltd. (A): Target Costing System", case study 9-194-037 (Boston: Harvard Business School, 1994), 9.

Abb. 7-5: Das Target Costing System
von Komatsu Ltd.: Beispiel einer Design-Analyse

chende Einsparungen an anderen Stelle trotzdem beibehalten werden. Diese Disziplin bei der Einhaltung der Zielkosten verhindert ein ständiges Ansteigen der Kosten des neuen Produktes aufgrund der Erhöhung der Qualität und Funktionalität durch die Design-Konstrukteure. Zweitens, das zu erreichende Ziel sind die Zielkosten und nicht ein Kostenminimum. Wäre das Ziel Kostenminimierung, dann würden die Konstrukteure ständig nach Kostensenkungspotentialen suchen anstatt nur dann zu suchen, wenn die Zielkosten überschritten wurden.

Liegt der Vorschlag für das Design der wichtigen Baugruppen fest, werden ihre Zielkosten entweder unter Anwendung der Funktionsanalyse oder der Produktivitätsanalyse bestimmt. Die Auswahl der Analyseform hängt davon ab, wer für die Konstruktion der Baugruppen verantwortlich ist. Die Funktionsanalyse, die kein Spezialwissen über die Produktionsprozesse erfordert, wird bei Teilen angewendet, die bei Komatsus Zulieferern konstruiert und produziert werden. Im Gegensatz dazu erstreckt sich die Produktivitätsanalyse auf Teile, die von Komatsu konstruiert und anschließend selbst oder bei einem Subunternehmer hergestellt werden.

Im Rahmen der Funktionsanalyse wird versucht, für eine wichtige Baugruppe die geringsten Kosten zu identifizieren, die sich durch aggressive Kostensenkungen angewandt auf die existierende Technologie ergeben. Die Analyse verwendet zwei Datenbasen: Funktions- und Kostentableaus. Ein Funktionstableau enthält Informationen über die physischen Eigenschaften jeder vorhandenen Komponente und über ihre Funktionalität. Mit ihm können die leistungsfähigsten existierenden Komponenten des Unternehmens bestimmt werden. Ein Kostentableau setzt sich aus Informationen über die physischen Eigenschaften jeder existierenden Komponente und ihrer Kosten zusammen, so daß die kostengünstigsten Komponenten bestimmt werden können. Durch die Verbindung beider Tableaus lassen sich die Zielkosten der „leistungsfähigsten" und „kostengünstigsten" Komponente herausfinden. Um z.B. die Zielkosten für das Kühlsystem eines Greifbaggers zu entwickeln, begann Komatsu seine Funktionsanalyse mit einer Analyse der Funktionen eines Kühlsystems und wie diese verwirklicht werden könnten. Als Hauptfunktion stellte sich die Kühlkapazität des Systems heraus. Weitere Funktionen bestanden in der Zeitspanne zwischen Anlassen des Motors und Start der Kühlung durch das System sowie der Temperaturstabilität.

Anschließend wurden die Determinanten der Kühlkapazität des Systems in der Reihenfolge ihrer Bedeutung identifiziert. Da entsprechend der Analyse die Oberfläche des Kühlkörpers die entscheidende Determinante war,

wurden die Kühlkapazität und die Oberfläche des Kühlkörpers von allen existierenden Produkten desselben Typs von Kühlsystemen graphisch in einem x,y-Diagramm dargestellt. Diese Information wurde aus den Funktionstableaus abgeleitet. Anhand dieser Darstellung konnte eine

182 Management der Kosten zukünftiger Produkte

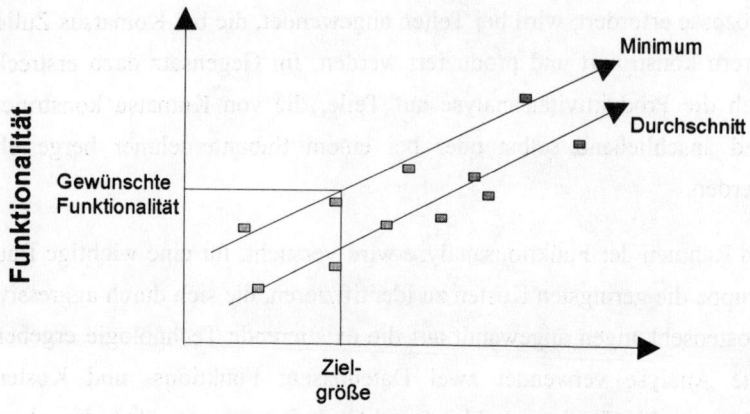

Quelle: R. COOPER, „Komatsu, Ltd. (A): Target Costing System", case study 9-194-037 (Boston: Harvard Business School, 1994), 10.

Abb. 7-6: Ableitung der Zielkühlkörperoberfläche auf Basis der Funktionsanalyse

Durchschnitts- und Minimumfunktion für die bestehende Konstellation gebildet werden (vgl. Abb. 7-6). Die Durchschnittsfunktion wurde mit der Linearen Regressionsanalyse bestimmt, und die Minimumfunktion wurde so in das Diagramm gelegt, daß alle effizientesten Kühlsysteme auf ihr lagen. Mit der vorgegebenen Kühlkapazität des neuen Modells konnte die notwendige minimale Kühloberfläche gemäß des besten Designs bestimmt werden. Die minimale Kühloberfläche ist diejenige Kühloberfläche, deren funktionaler Zusammenhang über die Minimumfunktion die verlangte Kühlkapazität erzeugt....

Die Zielkosten für das Kühlsystem wurden in einem ähnlichem Prozeß bestimmt. Hierbei wurden die Daten der Kostentableaus durch eine graphische Gegenüberstellung der Oberflächengröße und der Kosten von allen Modellen, die auf derselben Kühltechnologie basieren, ausgewertet. Die Funktion der durchschnittlichen Kosten pro Oberflächenmaßeinheit wurde mit der linearen Regressionsanalyse aufgestellt. Die Funktion der minimalen Kosten wurde durch die kostengünstigsten De-

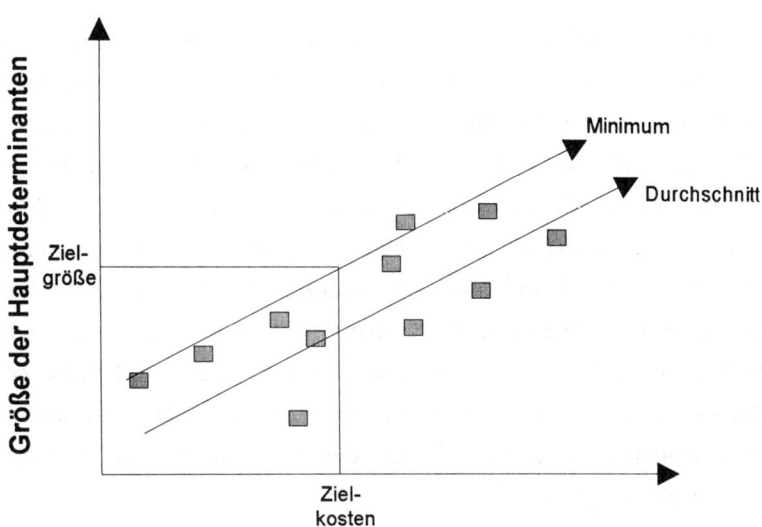

Quelle: R. COOPER, „Komatsu, Ltd. (A): Target Costing System", case study 9-194-037 (Boston: Harvard Business School, 1994), 11.

Abb. 7-7: Ableitung der Zielkosten des Kühlkörpers auf der Basis der Funktionsanalyse

signs determiniert (vgl. Abb. 7-7). Die vorher ermittelte minimale Oberflächengröße aus der Analyse von Kühlkapazität und Kühlkörperoberfläche konnte nun herangezogen werden, um die minimalen Kosten des neuen Kühlsystems zu identifizieren. Diese minimalen Kosten der Kühlkörperoberfläche waren die Zielkosten des Kühlkörpers.... (COOPER 1994e, 5-6)

Das doppelte Minimum (minimale Oberfläche und minimale Kosten) erzeugt einen höheren Druck als ein einzelnes Minimum, weil nicht die minimalen Kosten, sondern die effizienteste Oberflächengröße durch das neue Design erreicht werden muß. Folglich müssen die Lieferanten ständig ihre Technologie verbessern, um effizientere Designs erstellen zu können.

Wenn Komatsus Konstrukteure die Komponente entwickeln oder sie intern hergestellt wird, sind mehr Informationen für das Unternehmen verfügbar, und so kann eine Produktivitätsanalyse durchgeführt werden. Die Grundlage der Produktivitätsanalyse bildet eine Serie von Kostentableaus, die die Kosten jedes Produktionsschrittes als eine Funktion ihrer physischen Eigenschaften abbilden. Diese Kostentableaus werden genutzt, um die Hauptschritte im Produktionsprozeß der neuen Baugruppe zu analysieren und mit Kosten zu bewerten. Anschließend wird die Summe der Kosten mit den Zielkosten verglichen. Zum Beispiel enthält ein Kostentableau Informationen über die Anzahl der verschiedenen Materialarten, Länge und Kosten der Schweißnaht und benötigte Arbeitszeiten (vgl. Abb. 7-8).

	Ist	Ziel
Anzahl verschiedener Materialien		
Materialkosten pro kg		
Schweißlänge		
Schweißkosten		

Abb. 7-8: Produktivitätsanalysetableau

Wenn die erwarteten Kosten zu hoch sind, ist jeder Verantwortliche der relevanten Produktionsprozesse aufgefordert, Kostensenkungsziele auszuarbeiten. Die letztendliche Verantwortung für diese Kostensenkungsziele liegt beim Produktmanager, der sicherstellen muß, daß die neue Baugruppe erfolgreich in die Produktion gelangt. Falls die anfänglichen aggregierten Kostenreduktionen zu gering sind, um die Zielkosten zu erreichen, verhandeln Produktmanager und Produktionsmannschaft über die Realisation und Steigerung der möglichen Einsparungen aufgrund

Produktivitätsverbesserungen. Die Zusammenfassung der ausgehandelten Kostensenkungsziele läßt eine Schätzung der realistischen Zielkosten der Baugruppe zu.

Das Vorgehen der Produktivitätsanalyse bei Komatsu kann anhand des Redesigns einer Montagemuffe im Hauptrahmen des Bulldozers verdeutlicht werden:

> Die Montagemuffe war im alten Design in Form eines Loches verwirklicht, das in den Hauptrahmen gebohrt wurde. Dies war zwar einfach in der Produktion zu bewerkstelligen, zog aber eine Belastungszone rund um das Loch nach sich. Um sicherzustellen, daß die Montagemuffe stark genug war, mußte dieser Abschnitt des Hauptrahmens aus teurem hochwertigem Material hergestellt werden. Produktivitätsanalysen zeigten die Verwendung von anderem Material als potentielle Kostensenkungsmöglichkeit auf. Das neue Design sah vor, eine Montageschelle, die die Montagemuffe beinhaltete, an den Hauptrahmen des Fahrzeuges zu schweißen. Diese neue Montageeinheit wurde so konzipiert, daß sich der Druck auf den Hauptrahmen verringert und somit eine normale Stahlqualität eingesetzt werden konnte. (COOPER 1994e, 6)

Komatsu ist in der Lage, mit seinem Target Costing System die Funktionalität der Produkte zu maximieren (abhängig von den Erfordernissen bezüglich Preis und Qualität) und aggressive Einkaufspreise für benötigte Unterkomponenten abzuleiten. Im Gegensatz zu Nissan, bei dessen Produkten die Funktionalität zumindest in gewissen Grenzen variieren kann, muß Komatsu Funktionalität direkt bei der Entwicklung besonders stark berücksichtigen. Folgerichtig sind Produktfunktionalität und Kosten eng miteinander verknüpft, und Komatsus Target Costing System konzentriert sich mehr auf die Kostenkontrolle als das von Nissan.

Olympus weist ebenfalls ein hochentwickeltes Target Costing System auf, das eingesetzt wird, um den Preis von Kameras festzusetzen:

> Bei der Festsetzung von Zielkosten wird im ersten Schritt die Preishöhe ausfindig gemacht, ab der ein neues Kameramodell verkaufsfähig ist.

Für die meisten neuen Produkte war die Preishöhe bereits festgelegt.... Die passende Preishöhe für eine Kamera hängt von ihren charakteristischen Eigenschaften ab.... Die Beziehung zwischen charakteristischen Eigenschaft und der Preishöhe leitet sich aus Wettbewerbsanalysen und Technologieprüfungen ab. (COOPER 1994j, 5-6)

Wie in Kapitel 4 erwähnt, agiert Olympus auf einem Markt, auf dem das Preisniveau exogen vorgegeben ist und die Produkte durch eine schneller wachsende Funktionalität gekennzeichnet sind als diejenigen von Nissan. Gewöhnlich werden nachfolgende Produktgenerationen zu derselben Preishöhe wie die Vorgänger auf den Markt gebracht und mit der gleichen bisherigen charakteristischen Eigenschaft - wie z.b. Zoomobjektiv oder gegebene Brennweite - ausgestattet. Wenn es nicht mehr möglich ist, die Produktfunktionalität zu verbessern, wird der Verkaufspreis der folgenden Generation auf das nächst tiefere Preisniveau gesenkt, und der Prozeß wird wiederholt. Aus diesem Grunde fokussiert das Target Costing System von Olympus mehr auf das Management der Funktionalität als das von Nissan oder Komatsu. Ebenso wie bei Nissan leitet sich das Preisniveau bzw. der Zielpreis der Kamera aus ihrer Funktionalität ab:

Kundenpräferenzen   ⇨   charakteristische Funktionalität   ⇨

Preis   ⇨   zusätzlich unterstützende Funktion

Obwohl die zweitrangige Funktionsausstattung eine ähnliche Rolle spielt wie bei Nissan, ist sie trotzdem für den Target Costing Prozeß weniger relevant, da Olympus zur Senkung der Basiskosten der Kamera nicht eine Funktion - wie z.B. das Blitzlicht - weglassen kann. Die Kamera wäre nicht mehr verkaufsfähig. Der kürzere Entwicklungszyklus führt dazu, daß es Olympus an der Fähigkeit mangelt, das Design ihrer Produkte auf andere Art und Weise als durch wechselnde Funktionalität zu verändern. Folglich muß es „beim ersten Mal sofort klappen", was bedeutet, daß das Zusammenspiel von Kosten und Funktionalität während des Entwicklungsprozesses eingehend überwacht wird.

Nachdem das Preisniveau einer neuen Kamera fixiert worden ist, werden die Einnahmen je Stück berechnet. Für eine in den USA verkaufte Kamera stellt der erzielbare free-on-board (FOB) Preis die Stückeinnahmen dar. Bei dieser Kalkulation des FOB Preises wird die angemessene Spanne der Händler und der US-Niederlassungen von Olympus genauso berücksichtigt wie jegliche Transportkosten und Zölle. Mit der Division des Preises durch die geschätzten Produktionskosten (momentane Kosten) gelangt man zur erwarteten Spanne. Richtlinien für befriedigende Zielspannen werden vom Divisionsmanager alle sechs Monate festgelegt. Diese Richtlinien werden gleichzeitig mit den Sechs-Monats-Gewinnplänen der Division aufgestellt. Durch den Vergleich der Kennzahlen aus den erwarteten Kosten und den Zielkosten des neuen Produktes kann das Unternehmen den notwendigen Handlungsbedarf hinsichtlich Kostensenkung bzw. Funktionsänderung ablesen.

Obwohl die Produktzielkosten von dem Preisniveau für seine charakteristischen Eigenschaften abhängen, ist eine genaue Überprüfung des Designs durch Forschung und Entwicklung verantwortlich für die Lokalisierung der anderen Eigenschaften der Kamera (z.B. Blitztyp und Verschlußart). Die Lokalisierung von Eigenschaften ist ein iterativer Prozeß, in dem die Kosten jedes neuen Designs geschätzt werden und mit den Zielkosten des Produktes verglichen werden. Ungefähr bei 20% der Fälle sind die geschätzten Kosten genauso hoch wie oder geringer als die Zielkosten, und das Produktdesign kann für weitere Analysen in der Produktion freigegeben werden. Bei den anderen 80% der Fälle muß die Gruppe, die mit Untersuchung und Prüfung betraut ist, weitere Analysen durchführen. So wird im ersten Schritt die Marketingabteilung darüber Auskunft geben, ob das Preisniveau soweit angehoben werden kann, daß die abgeleiteten Zielkosten mit den geschätzten Kosten übereinstimmen. Ist der Preis erhöhbar, wird das Produkt freigegeben, falls nicht, werden die Folgen einer Reduzierung der Produktfunktionalität eruiert. Eine

188 Management der Kosten zukünftiger Produkte

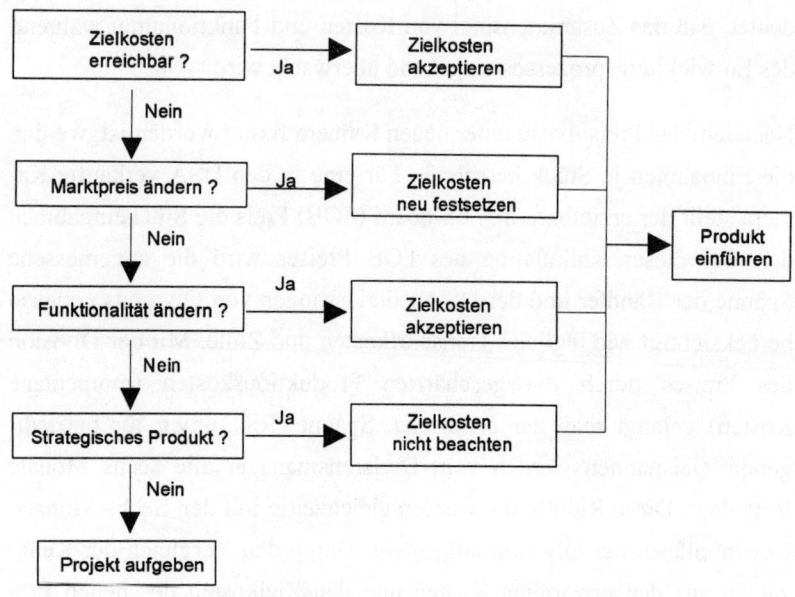

Abb. 7-9: Der Target Costing Prozeß bei Olympus

Einschränkung der nicht-charakteristischen Funktionen senkt die geschätzten Produktionskosten. Sind die damit erzielbaren Kostensenkungen ausreichend und ist das Produkt auf dem Zielpreisniveau immer noch verkaufsfähig, erfolgt die Produktfreigabe (vgl. Abb. 7-9).

Kann weder der Preis angehoben werden noch das geschätzte Kostenniveau unter die Zielkosten gesenkt werden, wird eine Rentabilitätsanalyse für das Produkt über seinen gesamten Lebenszyklus durchgeführt. Bei dieser finanziellen Analyse wird der Effekt von zukünftigen potentiellen Kostensenkungsmaßnahmen innerhalb der Produktionsphase berücksichtigt. Momentan rechnet Olympus mit Produktionskostensenkungspotentialen von ungefähr 35% während der Produktionszeit ihrer Produkte. Wenn diese Einsparungen ausreichen, um ein befriedigendes Produktrentabilitätsniveau zu erreichen, wird das Produkt freigegeben. Sind die geschätzten Kosten dagegen immer noch zu hoch, wird das Produkt verworfen, außer es sprechen strategische Gründe für die Einführung, wie z.B. Vervollständigung einer Produktlinie oder der Aufbau eines „Flaggschiff"-Produktes.

Nach der Freigabe wird das neue Produkt einer Prüfung hinsichtlich der Gestaltung der Fertigungsmöglichkeiten unterzogen. Im Rahmen dieser Prüfung wird festgelegt, wo und wie das neue Produkt produziert wird. Dazu wird ein detaillierter Plan für die Produktion angefertigt, der die notwendige Technologie zur Produktion der Kamera und deren Komponenten beschreibt. Auf Basis dieses Planes und der Kostenschätzungen der Zulieferer und der eigenen Niederlassungen werden die Kosten des Produktes neu geschätzt. Liegen diese Kosten innerhalb der Zielkosten, wird das Produkt dem Divisionsmanager zur Genehmigung der Produktionsfreigabe vorgelegt. Werden die Zielkosten verfehlt, muß das Design einer zusätzlichen Analyse unterzogen werden. Häufig sind nur relativ kleine Änderungen bei nicht-charakteristischen Funktionen notwendig, um die Kostenschätzungen auf das Zielkostenniveau zu senken. Solange diese Änderungen keinen Einfluß auf das Preisniveau nehmen, gelangt das Produkt in den Genehmigungsprozeß beim Divisionsmanager. Bei Designänderungen, die das Preisniveau beeinflussen, wird das Produkt zur Forschungs- und Entwicklungsgruppe zum Redesign zurückgewiesen.

Topcon weist im Gegensatz zu den anderen drei Unternehmen kein anspruchsvolles Target Costing System auf. Wie bereits in Kapitel 4 erwähnt, ist es mit einer komplexen Wettbewerbsumgebung konfrontiert, in der die Beziehung zwischen Preis und Funktionalität je nach Produktart verschieden ist. Während die Funktionalität aller Topcon Produkte ständig zunimmt, können die Absatzpreise steigen, fallen oder stagnieren. Die Komplexität wird durch die schnelle Zunahme der Produktfunktionalität und der daraus resultierenden schwierigen Kostenschätzung verursacht. Dieser eher undurchsichtige Wettbewerb in bezug auf Preis und Funktionalität schränkt die Wirkung des Target Costing Systems ein, da der Absatzpreis in großem Maße von der Produktfunktionalität abhängig ist. Bei den anderen drei Unternehmen kann der

Produktabsatzpreis eher unabhängig von der letztendlichen Funktionalität festgesetzt werden. Dagegen bestimmt bei Topcon die exakte Funktionalität des Produktes den Absatzpreis:

Funktionalität   ⇔   Preis

Da der Wettbewerb über die Funktionalität ausgetragen wird, ist das Unternehmen oft besser beraten, den Absatzpreis bei gleichbleibender Funktionalität zu erhöhen als die Funktionalität des neuen Produktes zu senken, um die Zielkosten einzuhalten. Dieser Zusammenhang verzögert den Zeitpunkt im Gestaltungszyklus des Produktes, zu dem der Zielpreis festgelegt werden kann. In Topcons Fall erfolgt die Zielpreisbestimmung erst spät im Designzyklus, wenn die meisten Kosten verbindlich festgeschrieben worden sind. Aus diesem Grunde ist das Target Costing für Topcon weniger effektiv und wichtig als für Nissan, Komatsu und Olympus. Topcon wendet das Target Costing System vornehmlich dazu an, um die Gewinnspanne, die das Unternehmen mit dem neuen Produkt verdient, zu bestimmen und nicht den Absatzpreis. Daher ähnelt dieses System demjenigen, mit dem viele westliche Unternehmen ihre Produkte auf wettbewerbsintensiven Märkten einführen und verkaufen.

Topcon leitet die Zielspanne für die Produkte aus der Wettbewerbssituation ab. Die Unternehmensstrategie bestimmt die durchschnittliche Gewinnspanne für die ganze Geschäftslinie. Zum Beispiel wird die Geschäftseinheit für internistisches und augenärztliches Zubehör als eine einzelne Geschäftslinie behandelt und soll jährlich einen bestimmten Prozentanteil zum Erfolg beisteuern. Die Zielgewinnspanne eines neuen Produktes, z.B. ein Autorefraktometer, wird von der Planungsgruppe dieser Geschäftseinheit festgesetzt. Die Planungsgruppe ist verantwortlich für die Gestaltung des Produktsortimentes, so daß der Gesamtgewinn der geplanten Zielgewinnspanne der Einheit entspricht.

Von den Faktoren, die die Zielgewinnspanne eines Produktes beeinflussen, sind drei dominant. Erstens die relative Stärke der Konkurrenzangebote, zweitens die Stärke der Angebote von Topcon und schließlich drittens die vergangene Gewinnspanne für den betrachteten Produkttyp. Den erlaubten Spielraum für den Marktpreis determiniert der Wettbewerbsdruck. Obwohl Topcon z.b. einen neuen Autorefraktometer einführen will und plant, seinen Preis in der Nähe des Preisniveaus der Wettbewerber zu positionieren, wird der Preis trotzdem höher liegen, falls das Unternehmen der Meinung ist, daß das Produkt eine größere Funktionalität als die Konkurrenzprodukte aufweist. Dagegen wird bei geringer eingestufter Funktionalität der Preis entsprechend niedriger angesetzt:

> Typischerweise wird der Preis eines Autorefraktometers über den Lebenszyklus betrachtet langsam verfallen - gewöhnlich zwischen 5% und 10%. Dieser Preisverfall reflektiert die erhöhte Wettbewerbsintensität durch neu eingeführte Konkurrenzprodukte. Da die zuletzt auf den Markt gebrachten Produkte im allgemeinen auch die hochwertigsten Produkte sind, sollten die Preissenkungen die gestiegene Funktionalität der Konkurrenzprodukte kompensieren. (COOPER 1994o, 3)

Falls es Topcon gelingt, das Produkt zu einem adäquaten Preis anzubieten, so wird es den angestrebten Marktanteil gewinnen. Bei einem zu hohen Preisniveau kann der Marktanteil nicht realisiert werden, und Topcon wird den Preis senken, um das geplante Absatzvolumen doch noch zu erreichen. Entsprechend der üblichen Geschäftspraxis in Japan wird bei einem zu geringen Einführungspreis des neuen Produktes keine Preisanpassung vorgenommen, selbst dann nicht, wenn es äußerst erfolgreich ist und damit wahrscheinlich der Gesamtgewinn des Unternehmens gesteigert würde.

Der Nutzen des Target Costing

Japanische Manager haben behauptet, daß Target Costing den konventionellen westlichen Ansätzen und der Kosten-Plus-Methode überlegen ist, da es für jeden im Unternehmen ein bestimmtes Kostensenkungsziel vorgibt, auf das hingearbeitet werden kann. Sind erst einmal die Verhandlungen über die Kostensenkungen abgeschlossen, entwickeln sich die Zielkosten zum gemeinsamen zentralen Fokus, wobei alle Abteilungen zusammenarbeiten müssen, um das selbstgesteckte (Kosten-) Ziel zu erreichen. Gemäß der Literatur über Zielvereinbarungen sind die japanischen Kostenvorgaben realisierbar, allerdings nur bei größeren Anstrengungen der Arbeitsgruppen. Um erfolgreich mit Zielvereinbarungen zu arbeiten, muß eine Verpflichtung zur Erreichung der Ziele von allen Beteiligten unterzeichnet werden. Da diese Kostenvorgaben das Ergebnis intensiver Verhandlungen zwischen allen Managementstufen und aller Arbeiter sind, weist die Verpflichtung eine hohe Beständigkeit auf. In den meisten japanischen Unternehmen werden die kurzfristigen Kostenvorgaben ähnlich wie verbindliche Verträge behandelt. Bei Topcon z.B. verdeutlicht die Redewendung „Das Budget ist Gott" die Intensität, mit der die japanischen Arbeiter und Manager nach der Erreichung ihres Zielgewinns streben.

Mit der Vorgabe von qualitativen Zielen und der Schaffung einer durch hohe Motivation geprägten Atmosphäre unter der Belegschaft (vgl. Kapitel 2), erzeugt Target Costing einen gewaltigen Druck zur Kostenreduzierung. Um diesen Druck langfristig effektiv aufrechtzuerhalten, muß das Management das maximale Kostensenkungspotential, das sowohl durch die Belegschaft als auch durch die Unternehmenszulieferer und Unterlieferanten mit vernünftigem Aufwand umsetzbar ist, sehr genau schätzen. Dabei wird eine scharfe Linie zwischen den (theoretisch) minimalen Produktkosten und den erreichbaren minimalen Kosten gezogen. Solange die Zielkosten auf ein Niveau festgelegt werden, das in den meisten Fällen erreicht wird, wird das Target Costing System einen starken abwärtsgerichteten Kostendruck erzeugen. Solange dieser Druck größer ist als derjenige, der von dem unscharfen Ziel des Kostenminimums der konventionellen westlichen Ansätze und der Kosten-Plus-Methode ausgeht, wird das Target Costing überlegen sein.

Zusammenfassung

Target Costing ist nicht nur ein einzelnes Instrument, sondern umfaßt eine Menge von Instrumenten, durch deren Anwendung eine wichtige Kommunikationsbrücke zwischen Marketing, Einkauf, Konstruktion und Produktion geschaffen wird. Drei Faktoren scheinen eine entscheidende Wirkung auf das Erfolgsdreieck und die Gestaltung von Target Costing Systemen zu haben: zum einen die Produktbeschaffenheit und die anvisierte Kundengruppe und zum anderen der Einflußgrad auf Lieferanten und Unterlieferanten. Die Berücksichtigung der Produktbeschaffenheit ist wichtig, da aufgrund der höheren Kapitalintensität und steigender Komplexität der Produkte die Produktentwicklungszyklen länger werden und somit die Steuerung des Zyklus verstärkter Anstrengungen bedarf. Nissan und Komatsu haben Target Costing Systeme entwickelt, die zusätzlich Value Engineering Programme integrieren. Bei Olympus und Topcon sind die Entwicklungszyklen kürzer und das Kapitalinvestment geringer und damit die Target Costing Systeme auch weniger umfangreich ausgestaltet.

Die anvisierte Kundengruppe beeinflußt den Grad der Einbindung von der Marketingabteilung und der Kosumentenanalyse innerhalb des Target Costing Prozesses. Bei Nissan und Olympus, die als Massenproduzenten den Markt bedienen, arbeitet das Target Costing System stärker mit dem Marketing zusammen als bei Komatsu und Topcon, deren Kunden kommerzielle Unternehmen sind.

Der Einfluß des Unternehmens auf Zulieferer und Subunternehmer ist ein kritischer Faktor beim Kostenmanagement. Nissan und Komatsu sind im besonderen Maße auf andere Unternehmen angewiesen, so daß ihr Target Costing System darauf ausgerichtet ist, die Zulieferer zu kontrollieren. Diese Eigenschaft ist bei Olympus aufgrund der höheren Fertigungstiefe weniger ausgeprägt und bei Topcon praktisch nicht vorhanden, entsprechend dem geringen Produktionsvolumen des Unternehmens und des damit verbundenen geringen Einflußgrades auf die Zulieferer.

Der Hauptzweck des Target Costing Systems von Nissan besteht in der Zielkostenerreichung, indem ein Preisdruck auf die Zulieferer erzeugt wird und die Produktfunktionalität verändert wird. Komatsu dagegen ermittelt auf der Basis des Produktzielpreises diejenige Funktionalität, die von dem Preisniveau getragen werden kann. Somit konzentriert sich Komatsus Target Costing System hauptsächlich auf die Kostenkontrolle und weniger auf das Funktionalitätsmanagement.

Olympus geht den umgekehrten Weg und bestimmt zuerst die charakteristische Funktionalität seiner Produkte und setzt dann die Zielpreise. Schrittweise konkretisiert das Unternehmen die anderen funktionellen Eigenschaften, deren Kosten durch den Zielpreis gedeckt sind. Anders als Nissan, das die Funktionalität bis zum Markteintritt des Produktes einfach durch Entfernen von Eigenschaften reduzieren kann, muß Olympus die Produktfunktionalität vor Produktionsanlauf festlegen. Dennoch ist die Bestimmung der Funktionalität die Hauptaufgabe des Target Costing Systems bei Olympus.

Schließlich ist der Absatzpreis von Topcons Produkten zum Teil abhängig von deren Gesamtfunktionalität. Diese Sensibilität des Zielpreises erschwert Topcon die Zielpreisfindung, bis die Produktfunktionalität bekannt ist. Somit erfolgt die verbindliche Festsetzung des Zielpreises erst spät, und die frühe Phase der Produktentwicklung wird eher durch eine Art des konventionellen westlichen Ansatzes als durch Target Costing bestimmt. Zu einem späteren Zeitpunkt im Entwicklungsprozeß wird jedoch Target Costing eingesetzt, um zu gewährleisten, daß der Zielgewinn realisiert wird.

Die Art der Markt- und Wettbewerbssituation, der die Unternehmen ausgesetzt sind, ist entscheidend dafür, wann der Absatzpreis innerhalb des Entwicklungszyklus festgelegt werden kann. Bei Nissan, Olympus und Komatsu wird der Wettbewerb primär bei konstanten Preisen über die gesteigerte Produktfunktionalität jeder neuen Produktgeneration ausgetragen. Deshalb können die Absatzpreise ziemlich früh im Entwicklungszyklus festgesetzt werden. Da bei Topcon der Produktpreis eher von der Funktionalität determiniert wird, kann der Zielverkaufspreis bis zum Ende des Designprozesses nicht genau geschätzt werden. Deshalb hat das Target Costing für Topcon einen geringeren Stellenwert als für die drei anderen Unternehmen.

KAPITEL 8

VALUE ENGINEERING

In japanischen Unternehmen wird Value Engineering (VE) als eine organisierte und systematische Methode eingesetzt, um die Funktionen von Gütern und Dienstleistungen zu analysieren. Dabei wird die Absicht verfolgt, Möglichkeiten aufzuzeigen, wie diese Funktionen erfüllt werden können, ohne die Zielkosten zu überschreiten. VE unterstützt die Steuerung des Trade-offs zwischen Funktionalität und Kosten, den zwei dominanten Elementen des Erfolgsdreieck. Das Ziel der meisten japanischen VE-Programme besteht nicht in der *Minimierung* der Produktkosten, sondern in der Realisierung eines vorgegebenen Kostensenkungsniveaus, das von dem Target Costing System des Unternehmens vorgegeben wird. Dieses Ziel unterscheidet sich von den Zielen des VE in westlichen Unternehmen, wie die Definition von VE im British Standard 3138 verdeutlicht: „Eine systematische interdisziplinäre Untersuchung der kostenbeeinflussenden Faktoren eines Produktes, um Wege zu ersinnen, das vorgegebene Ziel *möglichst wirtschaftlich* zu dem erforderlichen Standard von Qualität und Zuverlässigkeit zu erreichen. [Betonung hinzugefügt]" (YOSHIKAWA et al. 1993, 57). K. KAUFMANS (1990, 1) Definition von VE als eine „organisierte Arbeit geprägt durch die Funktionsanalyse von Gütern und Dienstleistungen, um diese notwendigen Funktionen und unentbehrlichen Eigenschaften in *der gewinnbringendsten Art und Weise* zu realisieren [Betonung hinzugefügt]" hebt die Tendenz vieler westlicher Unternehmen hervor, die Produktkosten zu minimieren. Wie jedoch in Kapitel 7 erwähnt, geht von einem fixierten Ziel eine stärkere Motivation aus als von einem undifferenzierten Minimum, da das Ziel in den intensiven Prozeß der Ertragsplanung eingebunden wird und unscharfe Minima schwer zu quantifizieren und in die Diskussion zur Fixierung der gemeinsamen Zielverpflichtung zu integrieren sind.

Dem VE liegen als Grundsätze zwei scheinbar einfache Gleichungen zugrunde:

(1) $\qquad$ Wert = Funktion / Kosten

(2) wahrgenommener Wert = wahrgenommener Nutzen / Preis

Gleichung (1) spiegelt die Sichtweise des Produzenten wider, während Gleichung (2) die des Konsumenten wiedergibt. Den Kosten und Preisen kommen in diesen Gleichungen die gleiche Bedeutung zu wie im Erfolgsdreieck. In Gleichung (1) bezieht sich Funktionalität auf die physischen Eigenschaften - also wozu ein Produkt zu gebrauchen ist. Dagegen drückt in Gleichung (2) die wahrgenommene Funktionalität (oder der wahrgenommene Nutzen) den Wert aus, den der Kunde der Produktfunktionalität beimißt. Die Steuerung des wahrgenommenen Wertes stellt für Unternehmen, die die Konfrontationsstrategie verfolgen, einen kritischen Kernprozeß dar, und die Aufgabe des VE liegt in der Unterstützung der Unternehmen bei der Erhaltung des wahrgenommenen Produktwertes, indem dem Produktentwickler ein Hilfsmittel zur Schaffung eines angemessenen Trade-offs zwischen Funktionalität und Kosten an die Hand gegeben wird. Demzufolge weisen die VE-Verfahren eine enge Verknüpfung mit der Kosumentenanalyse und anderen Techniken zur Sicherung der Kundenzufriedenheit auf. Meistens befassen sich VE-Programme genauso mit der endgültigen Produktqualität und -funktionalität wie mit den Produktkosten.

Weil Kostensenkungsinstrumente nicht übernommen werden dürfen, ohne sowohl Qualität als auch Funktionalität miteinzubeziehen, müssen die Basis- und Zusatzfunktionen jedes Produktes ausfindig gemacht und der Wert dieser Funktionen analysiert werden. Eine Basisfunktion stellt den eigentlichen Grund für die Existenz des Produktes dar. Zum Beispiel besteht die Basisfunktion einer Kamera in der Bildaufnahme und die Basisfunktion eines Autos in der Möglichkeit zur Fortbewegung. Die Zusatzfunktionen sind das Resultat aus den Versuchen der Entwickler, die Basisfunktionen umzusetzen. Zum Beispiel bilden unter anderem die Wärmeentwicklung und die Umweltverschmutzung durch den Motor die Zusatzfunktionen eines Autos. Obwohl es schwierig ist, eine Zusatzfunktion einer Kamera anzugeben, benutzte ich neulich eine Kamera, um mich gegen einen aggressiven (und großen) Schlägertypen zu verteidigen; auf diese Weise entdeckte ich, daß die Zusatzfunktion möglicherweise im Einsatz der Kamera als Knüppel liegen könnte.

Genauso wie Target Costing wird VE während der Designphase des Produktentwicklungsprozesses angewandt und integriert ein interdisziplinäres teamorientiertes Vorgehen.[1] Die Teams setzen sich gewöhnlich aus Vertretern verschiedener funktionaler Organisationsbereiche zusammen, in der Regel gehören dazu die Bereiche Entwicklung, Konstruktion, Produktion, Einkauf und manchmal die Unternehmenszulieferer und Subunternehmer. In der Praxis kann keine genaue Trennung zwischen VE und Target Costing vorgenommen werden. Da die beiden Instrumente sehr eng miteinander verflochten sind, erscheint so eine Unterscheidung nicht sinnvoll. So z.B. das Vorgehen bei Nissan:

---

[1] Im Gegensatz dazu wird die Value Analysis (Wertverbesserung) genauso wie das *Kaizen* während der Fertigungsphase eingesetzt.

> Die erste Stufe des VE und die Bestimmung des Zielpreises liefen in einem interaktiven Prozeß ab. Falls sich herausstellte, daß die erlaubten Kosten zu weit unter den geschätzten (aktuellen) Kosten lagen, so wurden die bisherige Preislage und Funktionalität solange einer genauen Prüfung und Änderung unterzogen, bis die erlaubten Kosten auf einem Niveau lagen, daß als erreichbar eingestuft wurde. (COOPER 1994i, 5)

Dieser wechselseitige Prozeß erschwert die Unterscheidung, ob eine Tätigkeit zur Festlegung der Zielkosten durchgeführt wird oder ob sie dazu dient, in Form von VE die Einhaltung der Zielkosten sicherzustellen. Somit ist ein iteratives Vorgehen unvermeidbar, da der Target Costing Prozeß in der Theorie die Realisierbarkeit von den Zielkosten nicht beachtet. Deshalb ist VE notwendig, um zu entscheiden, ob die Zielkosten erreichbar sind oder nicht. Da aber der grundlegende Gedanke des Target Costing in der Festlegung von realisierbaren Zielen liegt, müssen die beiden Instrumente kombiniert angewandt werden. Bei Olympus sind Target Costing und VE-Programme tatsächlich ein einziger Ansatz:

> Als ein Teil des Programms zur Entwicklung kostengünstiger Produkte wurden Zielkosten festgesetzt, um starke Kostensenkungen und ein hohes Qualitätsniveau zu forcieren.... Starke Kostensenkungen wurden durch drei Rationalisierungsziele erreicht. Erstens, die Teilezahl jeder Baugruppe sollte auf ein bestimmtes Niveau reduziert werden. So gelang es z.B. bei einer Verschlußeinheit einer Kompaktkamera, die Anzahl von 105 auf 56 Teile zu vermindern; eine 47%ige Reduzierung, die eine 58%ige Einsparung bei den Produktkosten bewirkte. Zweitens, teure, arbeitsintensive und mechanische Anpassungsprozesse wurden - wo es möglich war - eliminiert. Und schließlich drittens ersetzten billigere Plastikkomponenten diejenigen aus Metall und Glas. In diesem Fall wurden die Kosten eines SLR-Gehäuses um 28% reduziert, indem Metallkomponenten, die Fräsvorgänge erforderten, durch Plastik, das nur gepreßt werden mußte, substituiert wurden. Ebenso ließen sich beim Austausch von drei Glaselementen durch Plastikteile innerhalb der achtteiligen Linse der Kompaktkamera Kosten in Höhe von 29% einsparen. (COOPER 1994j, 6-7)

Weil der Trade-off, der dem Wettbewerb auf der Basis des Erfolgsdreiecks innewohnt, ständig bei fortschreitenden Produktentwicklungszyklus beachtet werden muß, untersucht das Marketing kontinuierlich Veränderungen in der Konfiguration des Erfolgsdreiecks, die zu Modifikationen der Qualität, Funktionalität und des Preis-Kosten-Verhältnisses der Produkte führen werden. So z.B. bei Nissan:

> Nach dem Abschluß der ersten Stufe des VE-Programms wurde eine größere Überprüfung des neuen Modells eingeleitet. Diese Prüfung umfaßte eine überarbeitete Ertragsstudie und eine Leistungsanalyse der Modelleigenschaften. Die Ertragsstudie beruhte auf einem Vergleich der erwarteten Erträge - als Differenz zwischen Zielpreis und Zielkosten - mit den verbleibenden unvermeidlichen Ausgaben für Forschung und Entwicklung, um das Produktdesign zu vervollständigen und produktionsreif zu machen. In der Leistungsanalyse wurden Faktoren wie Qualität des Fahrgestells, Motorgröße, Gasemissionen und Sicherheit begutachtet. Fielen beide Studien positiv aus, wurde die Einführung des neuen Fahrzeugs genehmigt, und das Modell gelangte von der konzeptionellen Gestaltungsphase in die Produktentwicklungsphase. (COOPER 1994i, 6)

Manchmal wirken die in der ersten VE-Stufe getroffenen Entscheidungen auf die Funktionalität der eingeführten Produkte. In diesem Falle wurden bei Nissan

> mehrere kritische Entscheidungen während der Phase des konzeptionellen Designprozesses getroffen hinsichtlich der Anzahl der Fahrgestellvariationen, der Anzahl der Motortypen und der Basistechnologie, die im Modell zum Einsatz kommt. Zum Beispiel könnte die ursprüngliche Modellversion eine fünftürige Variante vorsehen. Falls jedoch während dieser Stufe der Analyse festgestellt wurde, daß die Entwicklung dieser Variante zu kostenintensiv sei oder zu viel Zeit verschlänge, so würden die Pläne für die fünftürige Variante bis zur nächsten Version dieses Fahrzeugs aufgeschoben. (COOPER 1994i, 5)

VE bei Isuzu

VE verfolgt zwei generelle Ziele: Zum einen sollen die entwickelten Produkte den größtmöglichen Wert im Sinne der Gleichungen (1) und (2) aufweisen, und zum anderen sollen die Preise für fremdbezogene Teile so gering sein, daß die Produktzielkosten erreicht werden.

Um die Bandbreite der VE-Prozesse, die von den Unternehmen zur Durchsetzung der Ziele angewandt werden, zu untersuchen, werden wir die VE-Praktiken von Isuzu detailliert unter die Lupe nehmen. Isuzu wurde ausgewählt, da es der Pionier im VE war. Die Übernahme der Teardown-Methoden von General Motors war anfänglich bekannt als Isuzus Teardown-Ansatz und danach als japanischer Ansatz. Bei Isuzu deckt VE alle Phasen der Produktgestaltung und der Produktion ab. Tatsächlich wurden in der Designphase drei verschieden Arten von VE - Zeroth-, First- und Second-Look VE - zur Steigerung der Funktionalität neuer Produkte eingesetzt, während in der Produktentwicklung acht Teardown-Methoden ebenso wie vier andere VE-Techniken zur Verbesserung von Kosten und Funktionalität verwendet wurden.

Isuzu verwendet zwei verschiedene Unterstützungsinstrumente als Leitfaden für die VE-Programme. Ein Flowchart für eine kostenorientierte Entwicklung und eine strategische Kostentabelle.

Um die Kostensenkungsziele umzusetzen und somit die Produktzielkosten einzuhalten, setzt Isuzu in verstärktem Maße das Flowchart für eine kostenorientierte Entwicklung ein (vgl. Abb. 8-1), das ursprünglich dazu gedacht war, eine möglichst frühzeitige Einleitung von Kostensenkungsmaßnahmen im Produktentwicklungsprozeß zu sichern. Das Chart wurde entworfen, da das Management von Isuzu erkannte, daß während der Produktplanungsphase keine bedeutenden Analysen durchgeführt wurden, um die Einhaltung der Zielkosten zu überwachen. Folglich, wenn bemerkt wurde, daß das Produkt nicht zu den Zielkosten produziert werden könnte, war der Entwicklungsprozeß zu weit fortgeschritten, um die Kosten mit vertretbaren Aufwand noch auf die Zielkosten zu senken. Das

Flowchart unterscheidet fünf Entwicklungsphasen während des Fahrzeugdesigns: Die konzeptionelle Vorschlagsphase, die Planungsphase, die Phase der Entwicklung und Vorbereitung des Produktes, die Phase der Entwicklung und Vorbereitung des Produktionsanlaufes und die Verkaufsvorbereitungsphase.

Im Flowchart ist aufgeführt, welche Arten von Kostensenkungsmaßnahmen erforderlich sind, welche Teilschritte mit den Maßnahmen verbunden sind, welche Abteilung für die Maßnahmen verantwortlich ist und in welchem Entwicklungsstadium die Maßnahmen durchgeführt werden sollen. Zum Beispiel werden während der konzeptionellen Vorschlagsphase die Zielkosten des Produktes bestimmt, eine Teardown-Analyse vollzogen und eine Designüberprüfung abgehalten.

Um die geeignete Kostensenkungsmethode zur richtigen Zeit im Entwicklungsprozeß einzusetzen, erstellt Isuzu die strategischen Kostentabellen (vgl. Abb. 8-2). Der Einsatz dieser Tabelle ist erforderlich, da die geeignete Methode nicht nur von der Phase im Entwicklungsprozeß, sondern auch von dem untersuchten Bauteil abhängt. Einige dieser Methoden z.B. First- und Second-Look VE sind prädestiniert für die Umsetzung drastischer Designveränderungen, aber unzweckmäßig für nur geringfügige Modifikation existierender Designs.

Die strategische Kostentabelle wird nach Flowchart für die kostenorientierte Entwicklung ausgearbeitet. Für jede Entwicklungsphase wird die passende Kostensenkungsmethode ausfindig gemacht. Zum Beispiel sind für die Planungsphase im Flowchart zwei wichtige Kostensenkungsblöcke aufgeführt: First-Look VE und eine Mischung aus First- und Second-Look VE sowie Teardown-Ansätzen. Die korrespondierende strategische Kostentabelle weist zwölf Methoden auf. Acht davon sind Teardown-Methoden, und die anderen vier entspringen dem First- und Second-Look VE.

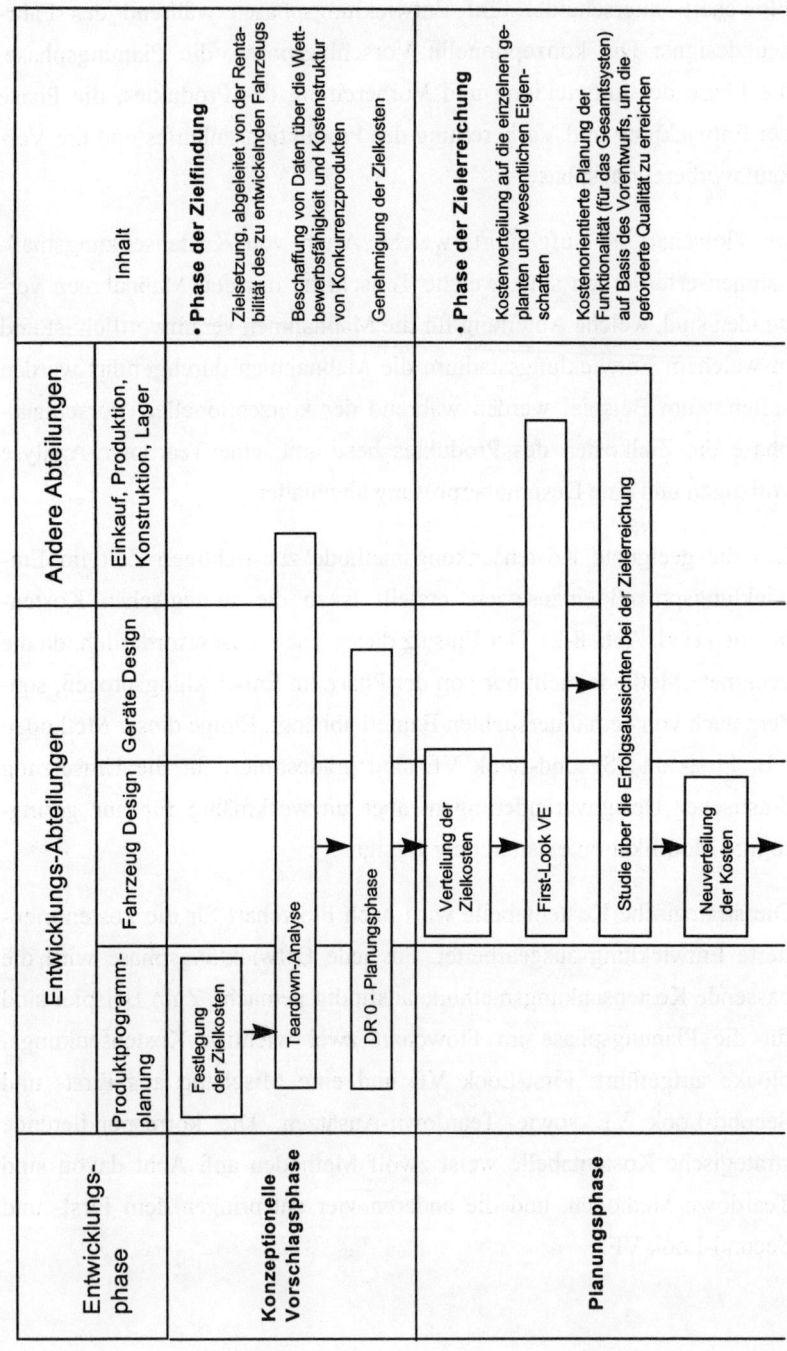

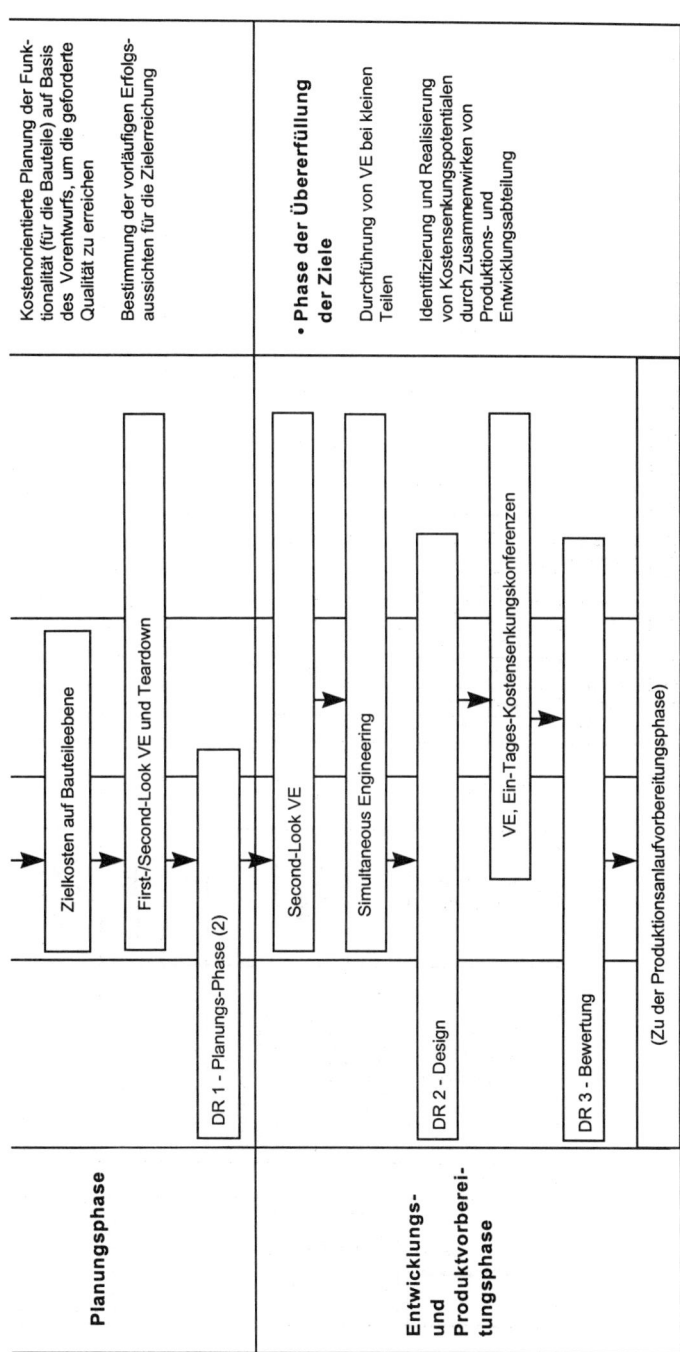

Abb. 8-1: *Ausschnitt aus einem Flowchart zur kostenorientierten Entwicklung*

Quelle: R. COOPER UND T. YOSHIKAWA, "Isuzu Motors Ltd.: Cost Creation Programm", Fallstudie 9-195-054 (Boston: Harvard Business School 1994), 14

Management der Kosten zukünftiger Produkte

○ : Verantwortliche Abteilung   ● : Involvierte Abteilung

Phase	Entwicklungsprozeß	Endtermin	Erforderliche Maßnahmen (Ziel-Werte)	Hilfsmittel / Instrumente	Handbuch Nr.	Produkt-planung Planung	Produkt-planung Kostensteuerung	Zentrale Kostenplanung	Entwicklung Fahrzeugdesign	Entwicklung Planung	Prototypenbau	Technische Produktionsplanung	Beschaffung	Lieferanten	Inhalte
Planungsphase	Plan zur Erreichung der Kostenziele für einzelne Bauteile		Vorbereitung des Projektplanes							○					
			Vorbereitung des Zielerreichungsplanes für einzelne Hilfsmittel	Teilstrategieliste	Format existiert					○			●		Mögliche Kosten-Trade-offs im Rahmen des Entwurfes
			Untersuchung von Bauteilen hinsichtlich des Fremdbezugs							○			●		Untersuchung der aktuellen Leistungsberichte von Konkurrenzmodellen
			Vorbereitung des VE Plans					●		○					
			Vorbereitung des T/D Plans	T/D Theorie	VEE-185	○			○	●					Schwerpunktmäßig bei Teilen, die nicht VE unterzogen wurden
	Zielfestlegung für einzelne Bauteile		Vorbereitung der Ein-Tages-Kostensenkungskonferenzen	Ein-Tages-Kostensenkungskonferenzen	VEA-103					○			○		Erstreckt sich auf C/O-Teile
			Beurteilung			●		●	●	○			●		Bestimmung der Kosten für wichtige Bauteile und Komponenten

Value Engineering

				VEE - 158					
Planungsphase	Aktivitäten zur Erreichung der Zielkosten	VE Durchführung	First-/Second-Look VE	VEE - 158	●	●	○	●	
		Klare Spezifizierung der Funktionen für VT	VT	VEE - 166	●	● ●	○	●	
		Teardown Durchführung	Dyn. Teardown, Kosten-Teardown	VEA - 172	●	●		●	Dynamisches Teardown und Kosten Teardown ausführen.
		Kostenschätzung für jedes Teil				○		●	
		Aufbereitung des Charts für Matrix-Teardown				○	●	●	
		Aufbereitung Chart für Matrix-Teardown	Matrix-Teardown	VEE - 170			●	●	Matrix-Teardown-Chart für gemeinsam verwendete Teile aktualisieren.
		Verkabelung, Rohrverlegung und anderes Layout				○	● ●	●	
Phase der Entwicklung und Vorbereitung des Produktionsanlaufes	Aktivitäten zur Erreichung der Zielkosten	VE Durchführung	First-Look VE Second-Look VE Mini-VE	VEE - 158 VEE - 056 VEE - 159	●	●	○	●	Wenn ein großer Entwurf von großen Baugruppen vorliegt, wird VE bei kleineren Teilen, auf Basis dieses Entwurfs eingesetzt. Mini-VE kommt bei noch kleineren Teilen zum Einsatz.
		Durchführung von gewöhnlichen Kostensenkungsmaßnahmen	VE-Checkliste	VEA - 121	●			●	Eine Liste von noch nicht berücksichtigten Aspekten wird nach der Überprüfung erstellt
	Simultaneous Engineering	Kostensenkungsaktivitäten im Rahmen der Gesamtrentabilität					○	●	Ausdehnung der Kostensenkungsaktivitäten auf wichtige Teile des Fahrzeugs, die anders sind als bei den Kontrollfahrzeug (Auswahl des Teils und Auswahl der Person, die für seine Verkaufsförderung verantwortlich sind), Bestätigung des Produktgewichtes (Vorbereitung einer umfassenden Gewichtsliste).
		Integration aus dem Prototypenbau abgeleiteten Erkenntnissen der Produktionsabteilung					○	●	Überprüfung, ob die Erkenntnisse der Produktionsabteilung aus dem Prototypenbau hinreichend berücksichtigt wurden; Gegenmaßnahmen werden bei Problemen eingeleitet.

Abb. 8-2: Ausschnitt aus einer strategischen Kostentabelle

Quelle: R. COOPER UND T. YOSHIKAWA, "Isuzu Motors Ltd.: Cost Creation Programm", Fallstudie 9-195-054 (Boston: Harvard Business School 1994), 14

Beide Hilfsmittel - das Flowchart für die kostenorientierte Entwicklung und die strategische Kostentabelle - werden eingesetzt, um die geeignete Kostensenkungsmaßnahme so früh wie möglich im Produktentwicklungsprozeß anzuwenden. Damit das maximale Kostensenkungspotential ausgeschöpft wird, stellte das Unternehmen ein umfassendes Programm, bestehend aus vielen verschiedenen Kostensenkungsmethoden auf. Einige dieser Methoden wurden von Isuzu selbst entwickelt, andere sind von anderen Unternehmen übernommen worden.

Zeroth-Look VE

Zeroth-Look VE ist erst kürzlich bei Isuzu eingeführt worden und verdeutlicht die logische Ausdehnung von VE auf die frühen Phasen des Designprozesses - der konzeptionellen Vorschlagsphase, wenn das Basiskonzept des Produktes entwickelt wird und die vorläufigen Qualitäts-, Kosten- und Investitionsziele aufgestellt werden. Im Gegensatz zum First-Look VE, mit dem die Produktfunktionalität durch Verbesserungen existierender Funktionen gesteigert wird, forciert Zeroth-Look VE die Entwicklung einer neuartigen Funktionalität. Während das zugrundeliegende Konzept der Entwicklung revolutionärer Produkte immer ein Element von VE gewesen ist, bewirkt die Verankerung des VE-Prozesses in dieser Phase mit Zeroth-Look, daß VE zum integralen Bestandteil des Produktdesignprozesses und somit mit größerer Wahrscheinlichkeit angewendet wird.

Zeroth-Look VE kam bei der Entwicklung von Isuzus NAVI-5 Getriebesystem zum Einsatz, das die höhere Wirtschaftlichkeit hinsichtlich Kraftstoffverbrauch und die Leistungsstärke eines Schaltgetriebes mit dem Komfort eines Automatikgetriebes vereint. Einfach ausgedrückt ist NAVI-5 ein Schaltgetriebe, das computergesteuert automatisch die Gänge wechselt. Mit Zeroth-Look VE wurde das Basiskonzept gestaltet:

Die Anwendung von Zeroth-Look VE zielt darauf ab, Möglichkeiten aufzuzeigen, den Produktwert aus Perspektive des Konsumenten zu steigern, während gleichzeitig der Unternehmensanteil an der Wertschöpfung des Produktes zunimmt. Das NAVI-5 System erfüllte beide Zielsetzungen, basierend auf Marktstudien, die verdeutlichten, daß der Konsument die Leistung eines Schaltgetriebes schätzte, aber das eigentliche Schalten in Japans überfüllten Städten als lästig empfand.... Das neue Produkt erhöhte den Anteil von Isuzus Wertschöpfung, da Isuzu seine Schaltgetriebe selbst herstellte (und die Automatikgetriebe von einem Zulieferer einkaufte). Ohne die strikte Durchführung von Zeroth-Look VE hätte das Unternehmen NAVI-5 vielleicht nicht als ein neues Produkt erkannt. (COOPER UND YOSHIKAWA 1994a, 6)

First-Look VE

First-Look VE, das ein eher herkömmliches Instrument ist und von vielen japanischen Unternehmen angewandt wird, konzentriert sich auf die Kernelemente des Produktdesigns und setzt sich inhaltlich mit der Entwicklung neuer Produkte auf Basis von Konzepten auseinander. Es wird während der letzten Hälfte der konzeptionellen Vorschlagsphase und innerhalb der Planungsphase eingesetzt. Im Rahmen der Planungsphase werden bei Isuzu die Schlüsselkomponenten bzw. die wichtigen Funktionen identifiziert, der Produktwert (i.e. die Produktart, -qualität, -größe, -preis und -funktion) bestimmt, ein Designplan ausgearbeitet, Zielkosten auf die wichtigen Funktionen des Fahrzeugs verteilt - wie z.B. Motor, Getriebe oder Klimaanlage - und der Grad der Komponentenstandardisierung festgesetzt.

Mit der Anwendung von First-Look VE in dieser Stufe wird der Produktwert erhöht, indem die Funktionalität ohne eine Zunahme der Kosten gesteigert wird:

Isuzus Techniker nutzten First-Look VE zur Entwicklung der Gemini-Heizung.... First-Look VE führte zu dem Ergebnis, daß eine Senkung der Zeit für die Erwärmung des Fahrzeuginnenraumes einen vom Kunden honorierten Zusatznutzen darstellte. Dementsprechend wurde ein Projekt gestartet, um Alternativen zum Heizen des Innenraumes, bevor der Motor warmgelaufen ist, aufzuzeigen. Die endgültige Lösung bestand in der Installation eines Keramikheizers, der nur funktionierte, wenn die Motortemperatur unter einer bestimmten Höhe lag. Dieser Heizer erwärmte die Luft, die dem Fußbereich zugeführt wurde. Wenn das Motorkühlwasser die vorgegebene Temperatur erreichte, schaltete sich der Keramikheizer aus, und die traditionelle Heizung wurde aktiviert. (COOPER UND YASHIKAWA 1994a, 6-7)

Second-Look VE

Second-Look VE gehört ebenfalls zu den von japanischen Unternehmen häufig eingesetzten Instrumenten. Der Schwerpunkt liegt dabei auf der letzten Hälfte der Planungsphase und der ersten Hälfte der Phase für die Entwicklung und Vorbereitung des Produktes. In der zuletzt genannten Stufe werden die Hauptfunktionen spezifiziert und Prototypen gebaut. An dieser Stelle soll VE den Wert und die Funktionalität existierender Komponenten verbessern und nicht neue Komponenten gestalten. Dementsprechend ist das Ausmaß der Veränderungen wesentlich geringer als bei Zeroth- und First-Look VE.

Second-Look VE kam bei dem ELF, einem Kleinlast-LKW, zur Anwendung. Experimente mit den früheren Modellen zeigten, daß der Schaltknüppel, der sich zwischen den beiden Vordersitzen befand, manchmal die Fahrzeuginsassen behinderte. Die Fahrzeugfunktionalität und damit sein Wert würde erhöht, wenn der Schaltknüppel an anderer Stelle positioniert werden würde. Als Lösung wurde ein Schaltknüppel entwickelt, der bei stehendem Fahrzeug zusammengeklappt werden konnte, aber bei der Fahrt nicht instabil wurde. (COOPER UND YASHIKAWA 1994a, 7)

Die acht Teardown-Methoden

Isuzus Teardown-Methoden verdeutlichen den großen Umfang von Kostensenkungsmaßnahmen, die das VE innerhalb des Unternehmens integriert. Teardown-Methoden werden angewandt, um die Produkte der Wettbewerber hinsichtlich des eingesetzten Materials, der verwendeten Teile und deren Zusammenwirken, des Herstellungs- und Montageprozesses und der Art und Weise der Verkleidung zu analysieren. Dabei versteht Isuzu seinen Teardown-Ansatz als eine „vergleichende VE-Methode in Form einer visuellen Beobachtung von demontierten Gegenständen, Teilen und Daten, die so gestaltet sind, daß sie für diese Beobachtung geeignet erscheinen" (COOPER UND YOSHIKAWA 1994a, 8).

Teardown-Methoden wurden zum ersten Mal 1972 eingeführt, ein Jahr nachdem General Motors 37% des Unternehmens aufkaufte. Als Isuzu von der GM-Methode - oder dem statischen Teardown - erfuhr, wurde diese innerhalb von drei Jahren auf Isuzus Belange abgestimmt und anschließend für den unternehmensweiten Einsatz freigegeben. Der elementare Unterschied zwischen dem GM-Ansatz und der Isuzu-Methode ist der Anwendungsbereich von Teardown-Prinzipien. Bei Isuzu werden Teardown-Methoden in allen Stufen der Produktentwicklung angewandt, wobei acht Methoden unterschieden werden: Dynamisches, Kosten-, Material-, Statisches, Prozeß-, Matrix-, Stückgewicht-Teardown sowie die Gruppenschätzung. Die ersten drei zielen auf eine Reduzierung der direkten Herstellkosten eines Fahrzeuges ab. Die nächsten drei sollen das Investment senken, das für eine erhöhte Produktivität bei der Fahrzeugproduktion notwendig ist. Die letzten beiden sind eine Kombination aus Teardown- und VE-Methoden (vgl. Ausschnitt 8-1).

Teardown Methoden zur Reduzierung der direkten Produktkosten

Dynamisches Teardown

Der dynamische Teardown-Ansatz zielt darauf ab, zum einen die Anzahl der Montageoperationen, die zur Fertigung eines Fahrzeuges erforderlich sind, zu reduzieren, und zum anderen die Ausführungszeiten der einzelnen Vorgänge zu verkürzen. Dabei werden Konkurrenzprodukte zerlegt, deren Montageprozesse analysiert und diese mit denen von Isuzu verglichen, um festzustellen, ob deren Einsatz bei Isuzu Produkten von Vorteil ist.

Kosten-Teardown

Beim Kosten-Teardown-Ansatz wird ein Kostenvergleich zwischen den bei Isuzu und den bei den Konkurrenten eingesetzten Fahrzeugkomponenten durchgeführt, mit dem Ziel, die Komponentenkosten zu reduzieren. Falls die Komponente von Isuzu teurer ist, wird eine Funktionalitätsanalyse eingeleitet, um festzustellen, ob die zusätzlichen Kosten durch eine erhöhte Funktionalität gerechtfertigt sind. Tritt dabei kein Funktionalitätsunterschied auf, so wird die Komponente Kostensenkungsmaßnahmen unterzogen.

Material-Teardown

Aufgabe des Material-Teardown-Ansatzes ist der Vergleich von Material und Oberflächenbehandlung zwischen den Komponenten von Isuzu und denen der Konkurrenten. Die Konkurrenzprodukte werden gekauft und auseinandergebaut, so daß jegliche Innovation der Konkurrenten entdeckt und - falls sie für vorteilhaft gehalten wird - für zukünftige Produkte übernommen werden kann. Aus Effizienzgründen erstreckt sich die Analyse nur auf Teile mit derselben Funktion. Zum Beispiel könnte Isuzu bei einer gegebenen Baugruppe Metallteile eingesetzt haben, während die Konkurrenten billigere Plastikteile verwenden.

Teardown-Methoden zur Produktivitätssteigerung

Statisches Teardown

Der Statische Teardown-Ansatz stellt die Basismethode aller Teardown-Ansätze dar. Ein Konkurrenzprodukt wird in seine Einzelteile demontiert, wobei alle Teile auf einem Tisch oder auf dem Boden ausgebreitet werden, so daß die Designentwickler die Unterschiede zwischen den eigenen Produkten und den der Konkurrenten erkennen können.

Prozeß-Teardown

Prozeß-Teardown besteht aus dem Vergleich von Produktionsprozessen ähnlicher Teile und der Verringerung der fertigungstechnischen Unterschiede zwischen ihnen, mit dem langfristigen Ziel, mannigfaltige Produkte oder Komponenten auf derselben Produktionslinie herzustellen. Die Erreichung dieses Zieles war besonders wichtig für Isuzu, da die relativ kleinen Produktionsvolumen eine gemischte Produktion erfordern, falls das Unternehmen profitabel arbeiten möchte. Im Zuge dieser Zielsetzung war Isuzu der einzige Fahrzeughersteller, der verschiedene Produkte (wie z.B. Viertürer und Zweitürer oder Fahrzeuge mit Steuer rechts und links) auf der gleichen Produktionslinie fertigte.

Matrix-Teardown

Beim Matrix-Teardown-Ansatz wird eine Matrix aller in Isuzus Produkten verwendeten Komponenten entwickelt. Die Matrix enthält das Verbrauchsvolumen pro Monat jeder Komponente bezogen auf jedes Modell sowie den Gesamtverbrauch für alle Modelle. Die Matrix stellt keinen regulären Bericht dar, sondern wurde auf der Basis des zukünftigen Verbrauchs erstellt. Alle Komponenten mit geringem Verbrauch wurden markiert und durch ein Redesign aus existierenden Produkten eliminiert sowie für zukünftige Produkte mit einem Verwendungsverbot belegt.

Integrierte Teardown- und VE-Methoden

Stückgewicht-Teardown

Im Rahmen des Stückgewicht-Teardown-Ansatzes werden Teile, deren Herstellung ähnliche Produktionsprozesse beansprucht, als eine Produktgruppe betrachtet und nach Kosteneinsparungspotentialen untersucht. Die Effizienz eines Produktes oder einer Komponente drückt sich in deren Kosten pro Kilogramm aus (=Kosten/Gewicht je Komponente). Für jede Produktgruppe wird eine Graphik gedruckt, in der die Kosten je Kilogramm gegen das Gewicht der Komponente abgetragen ist. Anhand des sich ergebenden Streudiagramms können Ausreißer, die wesentlich höhere Kosten je Kilogramm aufweisen als die Masse der Produkte, identifiziert werden. Daraufhin werden die Ausreißer analysiert, um die Gründe für deren hohe Kosten je Kilogramm herauszufinden und Ansätze zur Reduzierung der Materialkosten aufzuzeigen. Die potentiellen Einsparungen errechnen sich als Differenz zwischen den aktuellen Produktkosten und den Kosten je Kilogramm des Gruppendurchschnittswertes.

Gruppenschätzung

Die Gruppenschätzung mit Teardown-Methoden ist eine Kombination von Basis-VE und Teardown-Verfahren. Genauso wie bei der Stückgewichtsmethode werden Teile, die ähnliche Funktionen aufweisen, als eine Gruppe betrachtet und auf potentielle Kosteneinsparungen untersucht. Zum Beispiel der Tank für die Windschutzscheibenwaschanlage und für das Kühlwasser erfüllen beide dieselbe grundlegende Funktion: die Aufbewahrung von Flüssigkeiten. Somit wurden beide mit Hilfe der Gruppenschätzungsmethode verglichen, um Möglichkeiten zu entdecken, sie effizienter zu produzieren. Im Ergebnis wurden mehrere Fahrzeuge mit nur einem Tank, der zwei Kammern aufwies, ausgerüstet.

Ein Streudiagramm von den Kosten und der Funktionalität der Teile wird für jede Gruppe angefertigt, um Ausreißer mit außergewöhnlich hohen Kosten zu entdecken. Die typischen Gründe für die außergewöhnlichen Abweichungen liegen in Unterschieden hinsichtlich des Teiledesigns, der angewandten Produktions-methoden, der Produktionsvolumen oder des Anteils des externen Einkaufes. Neben der Analyse der Gründe für diese Unterschiede sollen geeignete Kostensenkungsmaßnahmen eingeleitet werden. Wären beispielsweise die hohen Kosten in dem Einsatz eines speziellen Material begründet, würden die Teile so redesigned, daß konventionelles Material eingesetzt werden könnte. Entsprechend wurden Wege zur Teilestandardisierung gesucht, um damit das Produktionsvolumen zu steigern, falls der Kostenunterschied auf ein geringes Produktionsvolumen zurückzuführen war.

Quelle: COOPER UND YOSHIKAWA 1994a, 7-8.

Ausschnitt 8-1: Die acht Teardown-Methoden von Isuzu

Andere VE Techniken

Zusätzlich neben den bisher erwähnten VE- und Teardown-Methoden kommen noch vier andere Kostensenkungstechniken zum Einsatz: Die Checklistenmethode, die Ein-Tages-Kostensenkungskonferenz, Mini-VE und das VE-Zuverlässigkeitsprogramm.

Mit der **Checklistenmethode** sollen die Kostenfaktoren des Produktes identifiziert und Alternativen zur Kostensenkung vorgeschlagen werden. Die Checkliste enthält eine Auflistung von Fragegruppen zu verschiedenen Themenkomplexen, um die Kostensenkungsmaßnahmen des Unternehmens durch Erkennen von Kostensenkungspotentialen zu steuern (vgl. Ausschnitt 8-2). Checklisten sind ein wertvolles Hilfsmittel, um alle erdenklichen Wege zur Kostenreduzierung zu untersuchen.

Ein-Tages-Kostensenkungskonferenzen steigern die Effizienz des gesamten Kostensenkungsprozesses einschließlich VE- und Teardown-Methoden. Vertreter aus den Bereichen Konstruktion, Produktion, Controlling und Verkauf sollen mit Ideen über neue Kostensenkungsmöglichkeiten aufwarten. Mit diesen Konferenzen soll die verlangsamte Bearbeitung des Genehmigungsprozesses für die meisten Kostensenkungsvorschläge umgangen werden. Normalerweise müssen die schriftlich zu formulierenden Vorschläge zwischen allen beteiligten Gruppen zirkulieren, wobei jede durch Unterschrift zustimmen kann. Leider schränkt diese Methode den Austausch von Informationen und die Verbesserung von Ideen erheblich ein. Auf Basis der Ergebnisse verschiedener Teardown-Programme werden bei den Ein-Tages-Konferenzen Diskussionen angeregt.

Mini-VE ist ein einfacher Ansatz des Second-Look VE. Es wird bei bestimmten Bereichen eines Teiles oder bei kleinen billigen Teilen angewandt. Isuzu setzt diesen Prozeß zum Design von Spiegeln, Türen und Türschlössern ein. Zum Beispiel könnten als ein Ergebnis von Mini-VE Spiegel ein ergonomischeres Design erhalten. Der Anwendungsbereich

1. Anzahl der Teile.
   a. Kannst Du die Teilezahl reduzieren?
   b. Kannst Du Kosten reduzieren durch Erhöhung der Anzahl der Teile?
2. Produktgestalt.
   a. Kannst Du es schmaler gestalten?
   b. Kannst Du es leichter machen?
   c. Kannst Du es einfacher oder standardisierter machen?
   d. Existiert eine andere Gestalt, die die Verarbeitung vereinfacht?
   e. Ist das Design geeignet zur Steigerung der Ertragsquote?
3. Material.
   a. Kannst Du die Materialqualität verändern?
   b. Kannst Du billigeres Material einsetzen?
   c. Ist es einfach zu verarbeiten?
4. Oberflächenbehandlung.
   a. Ist es eine geeignete Oberflächenbehandlung?
   b. Ist die Oberfläche geeignet für Hitzebehandlung?
5. Toleranz.
   a. Ist es leicht, eine vorgegebene Toleranz zu erreichen?
   b. Sind die vorgegebenen Toleranzen höher als erwartet?
6. Verarbeitung und Montage.
   a. Kannst Du mehrere Maschinen gleichzeitig laufen lassen?
   b. Kannst Du Produktionsprozesse integrieren?
   c. Kannst Du Produktionszeit einsparen?
   d. Kannst Du die Anzahl der *Kosuu* (direkte Arbeitszeiten) reduzieren?
   e. Kannst Du Anlaufzeiten sparen?
   f. Produzierst Du in optimalen Losgrößen?
   g. Kannst Du die Produktion / Montage beschleunigen?
7. Anlagen.
   a. Kannst Du billigere Anlagen einsetzen?
   b. Kannst Du automatisieren?
8. Modelle.
   a. Kannst Du es schmaler gestalten?
   b. Kannst Du es einfacher machen?
   c. Ist die Qualität des Materials adäquat?
   d. Werden die Vorteile des Designs anderer Modelle übernommen?
9. Arbeiter.
   a. Sind alle Bewegungen notwendig?
   b. Ist die Belegschaft optimal?
   c. Ist der Arbeitsprozeß standardisiert?
10. Inspektion und Versand.
    a. Kann die Ausschußquote reduziert werden?
    b. Hast Du große Rückläufe?
    c. Sind die Versandmethoden geeignet?
    d. Ist die Versandlosgröße zu groß?

Quelle: COOPER UND YOSHIKAWA 1994a, 13.

Ausschnitt 8-2: Eine typische Checkliste

von Mini-VE liegt während der Phase der Entwicklung und Vorbereitung des Produktes, der Phase der Entwicklung und Vorbereitung des Produktionsanlaufes und der Verkaufsvorbereitungsphase.

Das **VE-Zuverlässigkeitsprogramm** - im wesentlichen ein Programm zur Qualitätssicherung des VE - soll gewährleisten, daß für jedes Problem die geeignetste VE-Form angewandt wird. Falls z.B. ein komplett neues Produktdesign gefordert wird, ist der Einsatz von Second-Look VE nicht vorteilhaft. Ebenso wie Mini-VE wird das Programm während der Phase der Entwicklung und Vorbereitung des Produktes, der Phase der Entwicklung und Vorbereitung des Produktionsanlaufes und der Verkaufsvorbereitungsphase eingesetzt.

Zusammenfassung

Viele japanische Unternehmen setzen VE, dem eine entscheidende Bedeutung bei der Verbindung der Kosten- und Funktionalitätsdimension des Erfolgsdreiecks zukommt, zur Unterstützung der Zielkostenerreichung ein. Das Hauptziel besteht in der Wertsteigerung der Unternehmensprodukte, wobei Wert als Verhältnis von Produktfunktionalität und Kosten definiert ist. VE, das genauso wie Target Costing ein adaptiver und nicht monolithischer Ansatz ist, verkörpert eine multifunktionale Methode zur Analyse von Produkten hinsichtlich ihrer Basis- und Zusatzfunktionen. Basisfunktionen sind der eigentliche Grund für die Produktexistenz, während Zusatzfunktionen aus den Versuchen der Entwickler resultieren, die Basisfunktionen zu verwirklichen. Wenn VE in ein Target Costing System integriert wird, das die Kosten jedes Produktes konstant hält, besteht das Ziel in der Produktfunktionalitätssteigerung bei Einhaltung der Zielkosten. Ein tiefgreifendes Verständnis des wahrgenommenen Produktwertes ist entscheidend, wenn das Unternehmens-VE-Programm den Produktwert steigern und diese Produkte innerhalb der Erfolgszone halten soll.

Das Vorgehen zur Wertsteigerung der Produkte mit VE kann sehr komplex sein, und japanische Firmen haben zahlreiche Variationen von VE-Techniken entwickelt. Isuzu z.b. verwendet drei Stufen von VE (Zeroth, First und Second-Look) sowie acht verschiedene Teardown-Ansätze, um den Wert der Modelle zu verbessern. Die drei VE-Looks konzentrieren sich auf die verschiedenen Phasen des Designprozesses. Zeroth-Look beschränkt sich auf die früheste Phase des Produktdesign, wobei neue Formen der Funktionalität eingeführt werden sollen. First-Look fokussiert auf die konzeptionelle Phase des Produktdesigns mit dem Ziel, die Funktionalität neuer Produkte zu vergrößern. In der letzten Phase der Produktplanung versucht Second-Look VE Möglichkeiten zu finden, die Funktionalität existierender Komponenten zu steigern. Obwohl jede der acht Teardown-Methoden ein anderes Ziel verfolgt, beruhen alle - bis auf einige Ausnahmen - auf dem Wissen, das bei der Zerlegung von Produkten (entweder von Isuzu oder von Konkurrenten) erworben wurde.

Zusätzlich zu den drei Stufen des VE- und den acht Teardown-Methoden kommen andere VE Programme zum Einsatz, um die Kostensituation bzw. Funktionalität eines Produktes zu verbessern: Checklisten, Ein-Tages-Kostensenkungskonferenzen, Mini-VE und das VE-Zuverlässigkeitsprogramm. Schließlich, um den gesamten VE-Prozeß zu steuern, setzt Isuzu ein Flowchart für eine kostenorientierte Entwicklung sowie eine strategische Kostentabelle ein. Diese beiden Dokumente enthalten Richtlinien, welche VE-Technik in jeder Phase des Produktdesigns anzuwenden ist.

KAPITEL 9

ORGANISATIONSÜBERGREIFENDE KOSTENMANAGEMENTSYSTEME

Der Druck, effizienter zu produzieren, veranlaßte viele Unternehmen, den Versuch zu wagen, die Effizienz von Zulieferern durch organisationsübergreifende Kostenmanagementsysteme zu steigern. Diese Systeme sind entstanden, da es nicht länger ausreichte, das effizienteste Unternehmen zu sein; es ist vielmehr überlebensnotwendig, ein Glied der effizientesten Wertschöpfungskette zu verkörpern. Um dies zu verwirklichen, weichen viele japanische Unternehmen ihre organisatorischen Grenzen auf. Diese organisatorische Öffnung geschieht, wenn eine Information, die entscheidend für ein Unternehmen ist, einer anderen Unternehmung - entweder vor- oder nachgelagert in der Wertschöpfungskette - zur Verfügung steht. Dadurch bauen die beteiligten Unternehmen dann Beziehungen auf, in denen organisatorische Ressourcen gemeinsam genutzt werden, einschließlich Informationen, die der Effizienzsteigerung von Prozessen und Abläufen zwischen den Unternehmen dienen. Die Mechanismen für den Informationsaustausch schließen gemeinschaftliche Forschungs- und Entwicklungsprojekte, den Austausch von Arbeitnehmern zwischen den Unternehmen und die Einführung eines organisationsübergreifenden Kostenmanagementsystems ein.

Da Funktionalität sich zum dominanten Element des Erfolgsdreiecks entwickelte, woraus sich notwendigerweise die Forderung nach ständigen Innovationen ableitet, ist die Zeit, um ein neues Produkt marktfähig zu gestalten, ein wichtiger Erfolgsfaktor. Dem Aufweichen der organisatorischen Grenzen kommt unter dem Aspekt der Wettbewerbsintensivierung dabei eine entscheidende Bedeutung zu, da hierdurch nicht nur die Zeit verkürzt wird, in der es - über die gesamte Wertschöpfungskette betrachtet - gelingt, neue Produkte mit höherer Funktionalität auf den Markt zu bringen, sondern auch Qualitätsverbesserung bei gleichzeitigen Kostenreduzierungen erreicht werden können. Komatsu, das einem intensiven Wettbewerbsdruck im Bereich der Funktionalität ausgesetzt ist, begegnete dem durch ein erhöhtes Kommunikationsniveau mit den Zulieferern:

Ein Teil von Komatsus Plan zur Verbesserung des produktionsorientierten Designs bestand in der Veränderung der Beziehung zu den Zulieferern. 1993 fertigte Komatsu ungefähr 30% seiner Produkte selbst, entwickelte und vergab zur Fremdfertigung 50% und bezog die restlichen 20% von außenstehenden Zulieferern.

Das Unternehmen setzte die Zielkosten für Komponenten fest, die von Zulieferern gefertigt werden, und erwartete von den Zulieferern, daß diese Möglichkeiten finden, diese Ziele zu realisieren. Obwohl die Zielkosten im Normalfall mit den Zulieferern vereinbart sein sollten, war das Management von Komatsu der Meinung, daß in Wahrheit diese Vereinbarungen einseitig geprägt waren, und daß überdies die Zulieferer zu spät im Entwicklungsprozeß in diese Vereinbarungen einbezogen wurden.

Damit die Zulieferer einen größeren Input im Designprozeß leisten können, initiierte Komatsu regelmäßige Treffen zwischen den Forschungs- und Entwicklungsmannschaften der Zulieferer und von Komatsu. Diese Meetings sollten die Integration der Forschungs- und Entwicklungsleistungen beider Gruppen fördern, den Zulieferern erlauben, viel früher im Designprozeß ihr Know-how einzubringen, und dazu beitragen, daß die Zielkostenvereinbarungen realitätsnäher werden. (COOPER 1994j, 3)

Für Komatsu bedeutet der Abbau organisatorischer Grenzen eine Zunahme des Zuliefererinflusses, da aufgrund der höheren Anforderungen an die Zulieferer ihr Leistungsbeitrag an Bedeutung gewinnt und damit die Beziehung gleichwertiger ausgestaltet werden muß. Im Gegensatz zu Komatsu, das erst vor kurzem ein Projekt zum Abbau organisatorischer Grenzen initiierte, folgten einige andere japanische Unternehmen diesen Trend bereits seit einiger Zeit, wie z.B. Citizen:

Das Kostensenkungsprogramm... schloß die gesamte Produktionskette einschließlich Niederlassungen und außenstehender Zulieferer ein. Bei den Niederlassungen war dem Unternehmen der Material- und Arbeitseinsatz sowie der Gemeinkostenanteil der eingekauften Teile oder Komponenten bekannt. Die zentrale Ingenieursmannschaft stellt den Niederlassungen technische Unterstützung zur Verfügung, um effizienter zu produzieren, indem sie die Niederlassungen besucht, die Produktionsprozesse beobachtet und analysiert und Verbesserungsvorschläge unterbreitet. Bei externen Zulieferern konzentriert sich der Prozeß auf Kostenreduktion. Citizens Ziel lag bei jährlich 3%. Alle externen Zulieferer waren aufgefordert, mindestens diese jährliche Kostensenkungsrate bei ihren Leistungen weiterzugeben. Übertraf ein Zulieferer das 3% Ziel, konnte er den zusätzlichen Gewinn einbehalten. War er nicht fähig, das 3% Ziel zu realisieren, erfolgten keine Sanktionen, jedoch würden ihn Citizens Ingenieure bei der Erreichung des 3% Zieles im nächsten Jahr unterstützen. (COOPER 1994a, 6)

Die Tokyo-Yokohama-Kamakura Wertschöpfungskette[1]

Als Ursprungsquelle des schlanken Unternehmertums weist die Automobilindustrie das fortgeschrittenste organisationsübergreifende Kostenmanagementsystem auf. Das hohe Entwicklungsniveau eines solchen Systems läßt sich sehr anschaulich an der Organisation und den Verfah-

---

[1] Alle Firmennamen sind in diesem Abschnitt auf Forderung der beteiligten Unternehmen verändert worden.

ren verdeutlichen, auf die man in der Tokyo-Yokohama-Kamakura (TYK) Wertschöpfungskette stößt. Diese Kette besteht aus Tokyo (einem Automobilhersteller), Yokohama (einem Zulieferer der ersten Stufe von Tokyo und etlichen anderen Automobilherstellern) und Kamakura (ein in Familienbesitz befindlicher, für Yokohama zweitrangiger Zulieferer, der auch für andere Unternehmen die Zulieferfunktion der ersten Stufe wahrnimmt und etliche Automobilhersteller beliefert). Die TYK Kette ist in Abbildung 9-1 dargestellt.

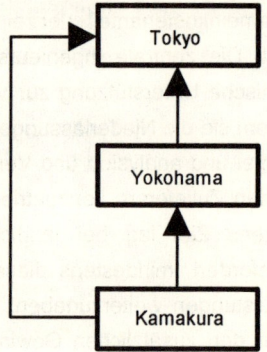

Abb. 9-1: Die Struktur der Tokyo-Yokohama-Kamakura-Wertschöpfungskette

Mit Ausnahme einer kleinen Kapitalbeteiligung eines größeren Kunden bei Yokohama, sind die Unternehmen finanziell unabhängig und schließen Verträge nur auf rein geschäftlicher Grundlage ab. Demzufolge ist ihr Verhältnis ausschließlich durch eine Kunden-Lieferanten-Beziehung geprägt. Yokohamas Kunde, z.B. Tokyo Motors, ist wesentlich größer als Yokohama selbst. Das Gleiche gilt für die Geschäftsbeziehung zwischen Kamakura und Yokohama. Sowohl Yokohama als auch Tokyo Motors haben den Vorteil ihrer Größe genutzt, um ein Kostenmanagementsystem aufzubauen, das sich über ihre organisatorischen Grenzen erstreckt. Demgegenüber ist Kamakura zu klein, um ein solches System zu entwickeln, aber das Unternehmen versucht, die geschaffenen organisationsübergreifenden Systeme bestmöglich zu nutzen. Die in diesem Abschnitt beschriebenen Beziehungen sind für diese Unternehmen nicht ungewöhnlich. Tokyo Motors behandelt Yokohama genauso wie andere Zulieferer der ersten Stufe und ähnlicher Größe, und Yokohama hat das gleiche Verhältnis zu Kamakura wie zu anderen kleinen Zulieferern. Die komplexen Wechselwirkungen zwischen den Unternehmen gingen mit beträchtlichen Innovationen im Kostenmanagement einher. Insbesondere vier zentrale interorganisatorische Techniken sind dabei von Bedeutung: Informationsteilung, Target Costing, Preis-Qualitäts-Funktionalitäts-Trade-offs und Kostensenkungsanalysen.

Informationsteilung

Ein Großteil der Informationen unterliegt dem gemeinsamen Zugriff der Organisation in der TYK Zulieferkette. Dabei wird die Information primär von Tokyo Motors eingesetzt, um eine Atmosphäre zu erzeugen, die durch einen kontinuierlichen Kostensenkungsdruck geprägt ist:

> Meistens lag es in der Hand von Yokohamas Technikern, die Entwicklung kontinuierlich voranzutreiben und neue Wege zur Herstellung der Produkte zu finden, so daß sie zum Zielpreis bei zufriedenstellenden Gewinnen verkauft werden können. Theoretisch interessiert sich der Kunde nicht für die Höhe der Gewinnspanne von Yokohama, nur die Fähigkeit zur Einhaltung des Zielpreises ist relevant. Somit konnte Yokohama einen hohen Gewinn verbuchen, falls es gelingt, die Kosten eines Produktes erheblich zu senken. Da jedoch ein beständiger Informationsaustausch zwischen Yokohama und seinen Kunden stattfand, dauerte es nicht lange, bis der Zielpreis den neuen Produktkosten angepaßt war. Zusätzlich würden Yokohamas Kunden die Innovationsinformationen ihren anderen Zulieferern zukommen lassen, die natürlich Yokohamas Konkurrenten waren. Dieser Know-how Transfer versetzt die Konkurrenten in die Lage, auf Yokohamas Kostenniveau nachzuziehen. Waren erst einmal die Kosten der Konkurrenten gesunken, so fie-

len die Zielverkaufspreise rapide auf die Basisproduktkosten ab. (COOPER UND YOSHIKAWA 1994d, 4)

Um zu gewährleisten, daß die Zulieferer weiterhin am Informationsaustausch teilnehmen, offeriert Tokyo Leistungsanreize:

> Die Teilelieferanten waren gefordert, Kostensenkungsideen vorzuschlagen. Ein Anreizsystem sollte die Zulieferer motivieren. Falls ein Vorschlag akzeptiert wurde, erhielt z.b. der kreative Zulieferer den Zuschlag für einen erheblichen Prozentsatz des Komponentenbedarfes für eine bestimmte Zeit - beispielsweise 50% für 12 Monate. Dieses Anreizschema wurde als besonders wichtig angesehen, da gerade, wenn eine Kostensenkung innerhalb dieses Modells nicht erreicht wurde, der Zulieferer daraus schließen konnte, daß beim nächsten Modell die Komponenten einem intensiven Kostensenkungsdruck ausgesetzt sein würden. (COOPER 1995b)

Damit wird ein Gleichgewicht erzeugt: Tokyo prämiert den innovativen Lieferanten, stellt aber gleichzeitig sicher, daß die Innovation allen anderen Lieferanten zugänglich ist. Dies verstärkt den Druck auf die Zulieferer, die Kosten zu senken.

Isuzu wendet annähernd dasselbe Verfahren bei der Steuerung der Lieferanten an:

> Die Art der Ausschreibung für eine Komponente hängt von der Stärke der Geschäftsbeziehung zwischen Lieferant und Unternehmen ab. Bei einigen Lieferanten würde Isuzu Kapital- und Designsupport zur Verfügung stellen, damit diese die weiterentwickelten Komponenten für die nächste Produktgeneration produzieren können. Für andere Unternehmen spielt die Bindung eine untergeordnete Rolle, und der Zulieferer, dessen Angebot den höchsten Wert verspricht, wird ausgewählt; bei diesem Ausschreibungstyp werden für eine Komponente drei Zulieferer aufgefordert, einen Prototypen zu entwickeln. Dabei werden ihnen die geforderten Qualitäts-, Funktionalitäts- und Preisziele der Komponente vorgegeben, wobei die Prototypen allen drei Anforderungen gerecht werden müssen... Das Produkt mit dem höchsten wahrgenommen Wert

wird ausgesucht, und dem Komponentenlieferanten wird typischerweise der gesamte Auftrag erteilt.

Der Hauptnutzen dieses Auswahlverfahrens zur Wertmaximierung liegt in der Ausnutzung der Stärken jedes Zulieferers. Dort, wo es moralisch vertretbar ist, übermittelt Isuzu die Innovationen eines Lieferanten an andere Zulieferer, um diese bei der Zielkostenerreichung und Realisierung eines befriedigenden Gewinns zu unterstützen. Originalität ist ein entscheidender Faktor bei der Auswahl des erfolgreichen Designs. Falls es einem Lieferanten gelingt, der Komponente eine zusätzliche Funktionalität hinzuzufügen (unter Einhaltung der Zielkosten) und so den Wert zu erhöhen, so werden Isuzus Ingenieure diese Funktionalität in die Teilebeschreibung integrieren. Natürlich erreicht der kreative Zulieferer einen höheren Komponentenwert, da seine Komponente bereits die zusätzliche Funktionalität aufweist. Auf diesem Wege werden die Lieferanten angeregt, als ausgegliedertes Forschungs- und Entwicklungslabor für Isuzu zu arbeiten. Die Integration der zusätzlichen Funktionalität verbreitet die Innovation unter den anderen Lieferanten, womit deren Know-how-Basis ausgebaut wird, um in Zukunft hochwertigere Komponenten bereitzustellen. (COOPER UND YOSHIKAWA 1994a, 5)

Da die kurzfristige Orientierung an nur vorübergehenden Wertvorteilen für Isuzu nicht vorteilhaft ist, werden bestimmte Lieferanten geschützt, um deren Existenz zu sichern:

Obwohl derjenige Lieferant mit der am hochwertigsten eingestuften Komponente normalerweise die Ausschreibung gewinnt, erhalten Unternehmen mit dem Image eines guten Zulieferers einen Mindestanteil der Ausschreibung, selbst wenn ihre Produkte nicht den höchsten Wert aufweisen. Beispiele für solche Unternehmen sind Yuasa bei Batterien, Tokyo Valve bei Ventilen und Nikon Seiko bei Kugellagern. Diesen Unternehmen werden Teilaufträge zugesagt, um die guten Beziehungen mit Isuzu aufrechtzuerhalten. (COOPER UND YOSHIKAWA 1994a, 5)

Olympus hat nicht so einen ausgereiften Ansatz für seine Lieferantensteuerung entwickelt. Statt dessen vertraut es auf innerbetriebliche Ressourcen, um die Teileanforderungen zu erfüllen: „Die Kosten von fremdbezogenen Teilen werden gesenkt durch a) Durchführung strenger Kontrollmaßnahmen zur Einhaltung der Zielkosten; b) Ausweitung der Beschaffungsquellen; c) Akquisition mehrerer Lieferanten für eine Komponente, um einen Konkurrenzdruck zu erzeugen" (COOPER 1994j, 8).

Target Costing und die Erhaltung eines Kräftegleichgewichts

Die Beziehung zwischen Tokyo und Yokohama auf der Kostenmanagementebene wird durch Tokyos Target Costing System gesteuert, das den Preis festlegt, zu dem Tokyo bereit ist, Teile von seinen Lieferanten abzunehmen. Aus Yokohamas Perspektive wird damit der Absatzpreis seiner Produkte fixiert. Um weiterhin profitabel zu agieren und die Unabhängigkeit von Tokyo Motors und anderen Großkunden zu erhalten, muß Yokohama Rahmenbedingungen zur Wahrung seiner Autarkie schaffen. Dabei ist zuerst darauf zu achten, daß kein einzelner Kunde einen ausreichend großen Produktionsanteil aufweist, um die Absatzpreise oder andere Konditionen zu diktieren; zweitens muß Yokohama eine Unternehmenskultur aufbauen, die es ermöglicht, nicht profitable Geschäfte abzulehnen; und drittens müssen die Marktverhältnisse so gestaltet werden, daß Trade-offs im Erfolgsdreieck möglich sind.

Yokohama führte kürzlich eine neue Strategie zur Rentabilitätssicherung ein, die Maßnahmen skizziert, um unrentable Produkte nicht zu verkaufen:

> Im Zuge dieser neuen Strategie beschloß Yokohama, daß jedes neue Produkt, das über seinen Lebenszyklus betrachtet keine befriedigende Umsatzrendite erzielt, nicht am Markt eingeführt wird.... Eines von Yokohamas Managementzielen war der Aufbau einer Unternehmenskultur, in der ein „Nein" möglich ist, falls das Produkt nicht rentabel getrimmt werden kann.... Das Management von Yokohama hält diese Kultur für einen entscheidenden Erfolgsfaktor, da damit die Unabhängigkeit von seinen Kunden bewahrt wird. (COOPER UND YOSHIKAWA 1994d, 3, 5)

Da die Kommunikation zwischen Kunden und Lieferanten sehr intensiv ist, weisen die Verkaufspreise den Charakter einer öffentlichen Information auf, wodurch die Verhinderung eines Absatzpreiseinbruches an hoher Bedeutung gewinnt:

> Gelegentlich lehnte Yokohama es ab, Produkte zu den vom Kunden geforderten Zielpreis zu verkaufen. Mehrere Faktoren beeinflussen diese Entscheidung. Erstens muß Yokohama als ein selbstständiges Unternehmen auf die Rentabilität achten, um den Unternehmensfortbestand zu sichern, der durch zu viele unprofitable Verträge gefährdet wird. Zweitens hält Yokohama Geschäftsbeziehungen mit einer ausreichenden Anzahl von Kunden aufrecht, so daß der Verlust eines einzelnen Auftrages kein erhebliches Risiko birgt. Drittens existiert für das Produkt ein effektiver Marktpreis, falls es ebenfalls an andere Unternehmen geliefert wird. Wenn Yokohama dieses Produkt unter seinem effektiven Marktpreis absetzt, besteht ein beträchtliches Risiko, daß - sobald der Preis am Markt bekannt wird - der Marktpreis schnell auf dieses Niveau gedrückt wird. (COOPER UND YOSHIKAWA 1994 d, 5)

Auf der anderen Seite betreiben Yokohamas Kunden im Automobilsektor (eingeschlossen Nissan, Isuzu, Mazda und Toyota genauso wie etliche europäische und koreanische Automobilproduzenten wie Volvo, Volkswagen und Hyundai - oder andere wichtige Kunden wie Komatsu, Fuji Heavy Industries, Control System Company, Ltd., und Daewoo Heavy Industries) Multisourcing, um zu verhindern, daß die Lieferanten zu viel Marktmacht erhalten und Monopolrenten abschöpfen. Yokohama seinerseits reagiert auf diese Strategie, indem es versucht, durch Trade-offs auf der Ebene Qualität-Preis-Funktionalität zum besten Lieferanten zu avancieren. Dieses Ziel erreicht es mit dem kreativen Management des Erfolgsdreiecks über die organisatorischen Grenzen hinweg.

Der Trade-off auf der Qualität-Funktionalität-Preis-Ebene

Die Gestaltung des QFP-Trade-off soll durch Druck auf die Lage der Erfolgszone, die Tokyo Motors und andere Kunden versuchen durchzusetzen, die Stärke des Target Costing Systems des Kunden entkräften (vgl. Abb. 9-2). Wenn Yokohama nachweisen kann, daß die Erfolgszone modifizierbar ist, so können die Teile zu relativ geringeren Kosten hergestellt werden (vgl. Abb. 9-3). Yokohama hat die beste Verhandlungsposition, wenn es gelingt, die Qualität und Funktionalität der Teile - bei unverändertem Zielpreis - abzuspecken (bzw. den Zielpreis nicht in dem Maße zu reduzieren, wie die beiden anderen Eigenschaften):

> Wenn Yokohama anhand eines QFD-Trade-offs demonstrieren konnte, daß eine Lockerung von Qualität oder Funktionalität eines Teiles nicht zu geringwertigen Endprodukten hinsichtlich Qualität oder Funktionalität führt, dann würde Nissan meistens die Änderung der Teilespezifikation akzeptieren anstatt höherer Preise. Yokohama betrachtete diese QFP-Trade-offs als entscheidend zum Überleben. Zum Beispiel könnte Yoko-

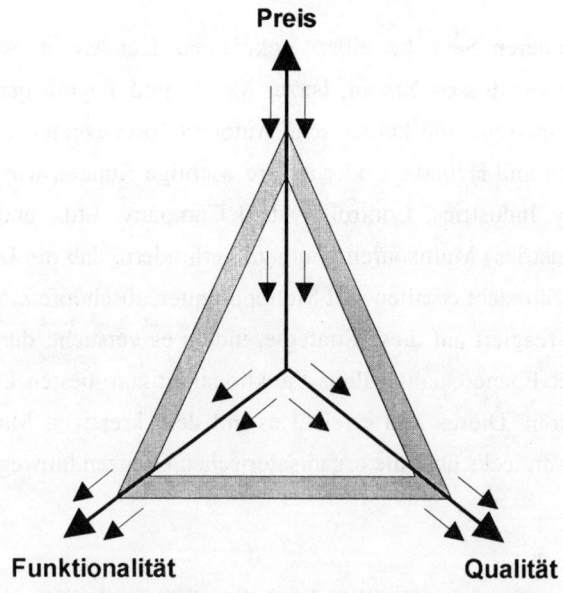

Abb. 9-2: Wie Tokyo Motors versucht, die Erfolgszone von fremdbezogenen Teilen zu drücken

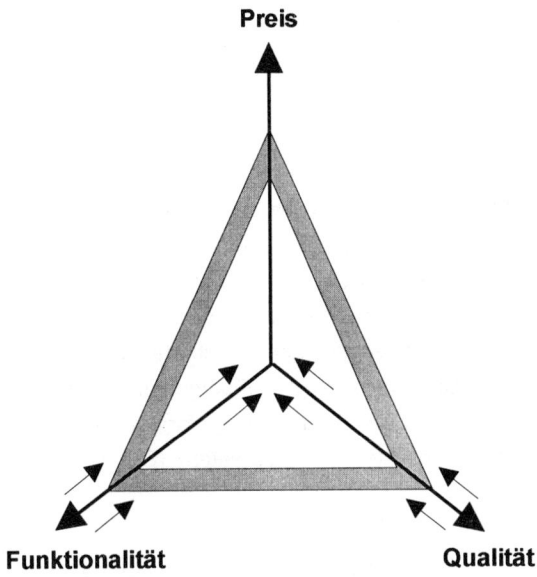

Abb. 9-3: Wie Yokohama versucht, die Erfolgszone von Einkaufsteilen von Tokyo Motors zu modifizieren

hama ein Verfahren entwickelt haben, bei dem die Fertigung eines Teiles durch Pressen im Gegensatz zu einer spannenden Bearbeitung ermöglicht wird. Das gepreßte Teil würde billiger herzustellen sein aber auch dementsprechend qualitativ minderwertiger. (COOPER UND YOSHIKAWA 1994d, 5)

Wenn Qualität und Funktionalität nicht in dem Umfang reduziert werden können, so daß Yokohama eine rentable Teilefertigung möglich ist, zeigen Yokohamas Kunden manchmal die Bereitschaft, die Zielpreise zu lockern, aber nur vorübergehend: „Die meisten mächtigen Kunden würden normalerweise einer langfristigen Änderung der Zielpreise nicht zustimmen. Jedoch gestatten sie manchmal ein erhöhtes Preisniveau für die ersten Jahre nach Vertragsabschluß, um Yokohama Zeit für Kostensenkungen zu geben, die einen zufriedenstellenden Gewinn bei den geforderten Zielkosten sichern" (COOPER UND YOSHIKAWA 1994d, 3).

Daneben können andere Bedingungen auftreten, unter denen der Zielpreis gelockert wird, jedoch - wie erwähnt - nur für eine Gnadenfrist:

> Eine weitere Gelegenheit zur Preisverhandlung bot sich, wenn Yokohama intensiv im Designprozeß und der Produktplanung eingebunden war. Unter diesen Voraussetzungen gestaltete sich ein Eingriff der Konkurrenz als äußerst schwierig, da Yokohama den Status eines abhängigen internen Lieferanten hatte. Falls Yokohama den Zielpreis nicht einhalten konnte, war der Kunde gezwungen, den höheren Preis, der Yokohama eine angemessene Rendite sicherte, zu akzeptieren. Jedoch wurde in dieser Situation nur ein vorübergehendes Preiszugeständnis gegeben; langfristig war Yokohama aufgefordert, seine Produkte zum vom Kunden gewünschten Preis zu liefern (COOPER UND YOSHIKAWA 1994d, 5-6)

Eine andere gute Ausgangsposition für Verhandlung ergibt sich, wenn Yokohama der einzige Anbieter des Teiles ist:

> Wenn ein Produkt nur an einen Kunden verkauft wurde, wie z.B. Nissan, dann würde Yokohama eine vorläufige Aufschlüsselung der Produktkostenstrukturen für den Kunden erstellen. Diese Kostenaufgliederung erlaubte es Nissan, die Gewinnspanne, die Yokohama voraussichtlich mit diesem Produkt verdient, festzulegen. Wenn die Spanne zu gering bemessen war, würde Yokohama verständlicherweise versuchen, QFP-Trade-offs umzusetzen, um über Veränderungen hinsichtlich Zielpreis oder Produktspezifikationen zu verhandeln. (COOPER UND YOSHIKAWA 1994d, 5)

Während in dieser Situation Yokohama sein Rentabilitätsniveau behaupten kann, treffen manchmal andere Abteilungen von Tokyo Motors für Yokohama nicht vorteilhafte Entscheidungen:

> Wichtige Kunden besaßen wesentliche Verhandlungsmacht über Yokohama während der Preisverhandlungen. Durch Vorteile aus der ständigen Anwendung von QFP-Trade-offs erhielt sich Yokohama bestmöglichst seine Rentabilität. Das starke Image und die guten Beziehungen mit Stammkunden boten einen gewissen Schutz, der jedoch nicht immer ausreichte. Zum Beispiel wurde die Teiledesignabteilung im hohen

Maße von Yokohama unterstützt. Die Ingenieure dieser Abteilung legten Wert auf eine gute Beziehung zu Yokohama und machten eher Zugeständnisse bei Preis und Funktionalität als andere Abteilungen wie beispielsweise der Einkauf. Gelegentlich griff der Einkauf in Verhandlungen zwischen Yokohama und der Teiledesignabteilung ein und veranlaßte, daß ein Konkurrent mit einem niedrigeren Preisangebot den Auftrag erhielt. (COOPER UND YOSHIKAWA 1994d, 6)

Dieses Verhalten läßt sich nur schwer nachvollziehen. Es kann zum einen dahingehend interpretiert werden, daß der Einkauf den Einfluß eines einzigen Lieferanten begrenzt und damit die Integrität des Target Costing Systems schützt. Zum anderen kann es als ein schädlicher Eingriff bewertet werden, der die Effektivität des interorganisatorischen Abbaus von Grenzen zwischen Tokyo Motors und Yokohama beeinträchtigt.

Der QFD-Trade-off ist nur wirksam bei Produkten, die zu einem gewissen Grade verändert werden können. Obwohl Massengüter diese Forderung nicht erfüllen, produziert Yokohama einige dieser Produkte:

Yokohama... vermied solche Produkte, da die Verhandlungspotentiale für QFP-Trade-offs begrenzt waren. Manchmal ließ sich jedoch die Herstellung dieser Verbrauchsgüter nicht verhindern.... Auf dem Markt für Klimaanlagen ließen sich über 30 Anbieter ausmachen. Der Marktführer bei Volumen und Preis war Nippon Denso. Alle anderen Konkurrenten sahen sich gezwungen, dessen Preispolitik zu folgen. Unter diesen Bedingungen konnte Yokohama jedoch des öfteren Verhandlungen erwirken, insbesondere wenn ein entscheidender Vorteil bei der Qualität, den Kosten oder der Lieferzeit entwickelt werden konnte. (COOPER UND YOSHIKAWA 1994d, 4)

Kostensenkungsanalysen

Tokyo Motors implementierte Kostensenkungsanalysen (KSA), um die Ineffizienzen aufgrund der Involvierung vieler Unternehmen bei der

Herstellung eines gekauften Teiles zu vermeiden. Mit KSA können alle Beteiligten zusammenkommen und ein Teil entwickeln, als ob alle Angestellte eines einzigen Unternehmens wären. Ursprünglich entwikkelte die Jamco Consulting Company diesen Ansatz zur Kostenreduzierung. Er besteht aus fünf Hauptschritten:

1. Sammele Kosteninformationen über jede Funktion eines Produktes.

2. Suche nach Wegen, die Kosten zu minimieren.

3. Schlage Alternativen zur Kostenreduzierung vor, und entwickle Richtlinien für die Gestaltung kostengünstiger Produkte.

4. Führe Machbarkeitsstudien für die Vorschläge aus Schritt 3 durch.

5. Entwickle einen Realisierungsplan für die in Schritt 4 positiv beurteilten Kostensenkungsvorschläge.

Normalerweise treffen sich Ingenieure von Tokyo Motors, Yokohama und Kamakura für KSA-Meetings. Als Ergebnis dieser Meetings sind die Teile so gestaltet, daß die gesamte Wertschöpfung vom Rohstoff bis zum Endprodukt effizienter vollzogen wird:

> Zum Beispiel gestalteten die Ingenieure von Kamakura Iron Works Co., LTD., ein Zulieferer von Yokohama für geschmiedetes Metall, die Schmiedeteile so, daß der notwendige Aufwand bei Yokohama zur Weiterverarbeitung reduziert wurde. Yokohama war bereit, für so eine Komponente mehr zu zahlen, da die Montagekosten geringer waren.
> (COOPER UND YOSHIKAWA 1994d, 4)

Der KSA-Prozeß beginnt mit der Festlegung der Zielkosten für das Teil durch das Target Costing System von Tokyo. Yokohama wird um ein KSA-Meeting ersuchen, falls es glaubt, das Teil nicht rentabel zum Zielpreis herstellen zu können. Das KSA-Meeting ermöglicht jeden Beteiligten, Vorschläge anzubringen, wie die Produktionskosten minimiert werden können. Sobald das Design und die Fertigungsprozesse feststehen, so daß die Zielkosten von Tokyo eingehalten werden, bestimmen

Tokyos Ingenieure die Verrechnungspreise für die Produkte von Kamakura und von Yokohama. Damit legt Tokyo im Zuge der Verhandlungen die Gewinnspannen beider Unternehmen fest.

Überleben am Ende der Kette

Kamakura, das Unternehmen am Ende der Kette, produziert Guß- und Schmiedeteile, die anschließend von Unternehmen wie Yokohama weiterverarbeitet und dann z.b. an Tokyo Motors verkauft werden. Kamakura ist in eine Marktnische vorgedrungen, in der es Guß- und Schmiedeteile bei einem geringen Profit absetzen kann. Um zu überleben, ist Kamakura gezwungen, so effizient wie nur möglich zu sein:

Kamakura hat sich auf die Produktion geringer Auftragsmengen spezialisiert. Diese Strategie wurde verfolgt, da die meisten Kunden bei einem großen Mengenbedarf die Schmiedeteile selbst fertigen. So war es nicht ungewöhnlich, daß ein anfänglich von Kamakura bezogenes Teil aufgrund eines gestiegenen Bedarfes wieder in eigener Produktion hergestellt wurde, oder daß ein zuerst selbstgefertigtes Teil an Kamakura zur Fremdproduktion vergeben wird, falls die Bedarfsmenge zurückgeht.

Als Ergebnis dieser Strategie ist der Produktionsprozeß stark durch manuelle Tätigkeiten geprägt, wobei dies unter Kostengesichtspunkten nur aufgrund der geringen Stückzahlen zu rechtfertigen ist. (COOPER UND YOSHIKAWA 1994b, 2)

Gerade aufgrund seiner kleinen Unternehmensgröße muß Kamakura seine Innovationen mit anderen Unternehmen austauschen:

Weil Kamakura von Yokohama als ein hervorragender Lieferant eingestuft wurde, waren die Ingenieure Kamakuras eingeladen, ihre VE-Methoden vorzustellen. VE-Methoden wurden bei Kamakura nur bei neuen Produkten angewendet. Obwohl die meisten Produktdesigns den Kundenbedürfnissen entsprangen, überprüften Kamakuras Mitarbeiter das entworfene Design und ließen dort, wo es geeignet erschien, Verbesserungsvorschläge einfließen, um den Schmiedeprozeß zu vereinfachen oder kostengünstiger zu gestalten. Diese Designreviews wurden von multifunktionalen Teams durchgeführt, die sich aus Marketing, Produktion, Entwicklung, Fertigungssteuerung, Qualitätssicherung zusammensetzen. Kamakura traf sich mit seinen Kunden vier- bis fünfmal im Monat zum Austausch technischer Informationen. Die meisten Kunden, wie auch Yokohama, besaßen keine Kenntnisse über die Schmiedetechnologie. Kamakura war des öfteren intensiv in dem Designprozeß eingebunden, indem funktionale Anforderungen mit dem Kunden abgeklärt und eine enge Zusammenarbeit mit den Ingenieuren der Kunden praktiziert wurden. (COOPER UND YOSHIKAWA 1994b, 3)

Obwohl Kamakura einen ziemlich breiten Kundenstamm aufbauen kann, ist das Unternehmen zu sehr von seinen Kunden abhängig, um als eigenständige, autarke Einheit am Markt aufzutreten. Während Yokohama über bestimmte Mechanismen verfügt, den Druck des Target Costing Systems vom Kunden zu schwächen, kann Kamakura diese Art von Mechanismen nicht einsetzen:

Die Verkaufspreise der meisten Produkte von Kamakura wurden vom Markt diktiert oder von dem Target Costing System der Kunden abgeleitet. Bei neuen Produkten wird der Kunde entweder ebenfalls auf sein Target Costing System zurückgreifen oder Kamakura auffordern, ein Angebot abzugeben - das Vorgehen hängt von der Art des neuen Produktes ab. Weist es eine Ähnlichkeit mit existierenden Produkten auf, wird der Zielpreis anhand des Preises des ähnlichen Teils fixiert. Wenn die Unterschiede zu bestehenden Produkten zu groß sind, wird ein Angebot eingeholt. In diesem Falle würde Kamakura zuerst die erwarteten Kosten des neuen Produktes mit seinem Preiskalkulationssystem ermitteln. Der Angebotspreis hängt dann von den geschätzten Kosten des Teiles, vom anfragenden Kunden sowie von den allgemeinen Absatzbedingungen ab. Anschließend wird der Kunde gewöhnlich das Preisgebot von Kamakura mit dem Zielpreis, den sein Target Costing System liefert, vergleichen. (COOPER UND YOSHIKAWA 1994b, 4)

Kamakuras Kunden sind sich der mißlichen Lage des Unternehmens bewußt und gestatten - zumindest zeitweise - für einige Produkte erhöhte Zielkosten:

Organisationsübergreifende Kostenmanagementsysteme 235

Häufig empfand der Kunde Kamakuras Angebotspreis als zu hoch, und es kam zu Preisverhandlungen zwischen den Unternehmen. Der eigentliche Sinn dieser Verhandlungen bestand darin, daß Kamakura zwar nicht erlaubt wurde, den Preis zu bestimmen, sondern daß es erklärte, warum das Produkt nicht zum gewünschten Zielpreis hergestellt werden könne. Kamakura zielte bei den Verhandlungen darauf ab, dem Kunden zu Preiszugeständnissen zu bewegen. Großkunden wie Yokohama (und zum Teil kleinere Kunden) dominierten die Verhandlungen und setzten, nachdem sie Kamakuras Argumente zur Kenntnis genommen haben, den Verkaufspreis fest. Jedoch besaß Kamakura eine sehr gute Verhandlungsposition aufgrund drei relativer Konkurrenzvorteile: hochwertige technologische Kapazitäten, hohe Qualitätsstandards und exzellente Liefertermintreue....

Wenn Kamakura den Kunden davon überzeugen konnte, daß die höhere Produktqualität bei ihm zu geringeren Gesamtkosten führt (durch weniger Ausschuß und Nacharbeit), dann war er bereit, einen entsprechend höheren Preis zu bezahlen.

Nur selten entschloß sich Kamakura, ein neues Produkt mit Verlust zu verkaufen. Die meisten Kunden akzeptierten diese Entscheidung; da sie Kamakuras Kostenstrukturen verstanden, würden sie selten einen für Kamakura unrentablen Preis durchdrücken.... Falls das Management von Kamakura das Produktionsvolumen eines Auftrages als zu klein beurteilte, um wirtschaftlich zu produzieren, würde es auf einen höheren Preis drängen. (COOPER UND YOSHIKAWA 1994b, 4)

Kamakuras Schwäche führt dazu, daß die seinen Kunden offenzulegenden Kosteninformationen von größerer Bedeutung sind als diejenigen, die Yokohama seinen Kunden anvertraut:

Kamakura war aufgefordert, einen Großteil seiner Kostenstrukturen seinen Kunden offenzulegen. Zum Beispiel setzte Yokohama ein formales Kalkulationsblatt ein, das bei jedem Angebot eingereicht werden muß. Dabei ist der Angebotspreis in acht Positionen aufzuschlüsseln: Materialkosten, Schmelzkosten, Kapitalkosten, Lohnkosten, Kosten für Wärmebehandlungen,...., Management- und Verwaltungskosten und Gewinn. Theoretisch, falls jeder Kunde den aus dieser Kalkulation resultierenden Verkaufspreis akzeptiert, würde Kamakura einen Gewinn vor

Steuern von 7% erzielen. Die Rentabilität in den letzten Jahren lag jedoch bei 2%. Die 5% Differenz war zum größtenteils auf zu optimistische Schätzungen bei Produkten, deren Produktionsvolumen sank bzw. bei denen Preissenkungen vorgenommen wurden, auf eine gesunkene Produktivität, auf verkürzte Produktlebenszyklen oder auf Produkte, deren Fertigungszeiten länger als erwartet sind, zurückzuführen. (COOPER UND YOSHIKAWA, 1994b, 5)

Aufgrund der von seinen Kunden ausgeübten Marktmacht ist Kamakura nicht in der Lage, einen für sich angemessenen Gewinn zu realisieren. Jedoch manchmal verfolgt Yokohama bei KSA-Meetings eine für Kamakura vorteilhafte Politik, um Kamakuras Existenz zu sichern:

Um Kamakura vor einem übermäßigen Preisdruck zu schützen, intervenierte Yokohama zugunsten Kamakura bei KSA-Verhandlungen. Das von Yokohama verfolgte Managementziel, eine Unternehmenskultur aufzubauen, die trotz Marktdruck eine Ablehnung unrentabler Produkte erlaubt, sollte dabei auf Kamakura versucht werden zu übertragen, um das Unternehmen vor zu starken Druck zu schützen. Yokohamas Management ist der Überzeugung, daß diese Kultur ein entscheidender Faktor für den Fortbestand des Unternehmens verkörpert, da sie verhindert, ein Sklave der Kunden zu werden. (COOPER UND YOSHIKAWA, 1994b, 5)

Zusammenfassung

Dieses Kapitel verdeutlicht, wie Unternehmen in einer japanischen Zulieferkette der Automobilindustrie ein organisationsübergreifendes Kostenmanagementsystem aufbauten. Dieses System ist nur ein Beispiel von vielen Möglichkeiten, die organisatorischen Grenzen aufzuweichen. Neben Kosteninformationen tauschen die Unternehmen Informationen über Produktionssteuerung, Qualitätssicherung, den Einsatz neuer Materialien und Technologien sowie Konstruktions- und Entwicklungserfolge aus. Diese drei Unternehmen der TYK-Zulieferkette implementierten ein organisationsübergreifendes Kostenmanagementsystem in dem Bemühen, ihre langfristige Existenz zu sichern. Dabei liegt der Schwerpunkt auf der Erhöhung der Wirtschaftlichkeit über die gesamte Zulieferkette durch den Austausch von Produktdesign- und Kosteninformationen. Die Effizienzsteigerungen sind unabdingbare Voraussetzungen für den Unternehmensfortbestand in der wettbewerbsintensiven japanischen Automobilbranche.

Mit den Systemen sollen drei Ziele erreicht werden. Erstens stellen sie Mechanismen zur Verfügung, um den Wettbewerbsdruck, dem Tokyo ausgesetzt ist, an die beiden anderen Unternehmen weiterzugeben. Tokkos Target Costing System überträgt die Kundenanforderungen nach hkherer Funktionalität bei gleichbleibenden bzw. geringeren Kosten auf die Zulieferkette. Bei einem funktionierenden Target Costing System wird der Kostendruck auf alle drei Unternehmen gleichmäßig verteilt.

Zweitens erlauben die Systeme eine gemeinschaftliche Produktentwicklung aller beteiligten Unternehmen, so daß die Produkte kostengünstiger hergestellt werden können als wenn jedes Unternehmen unabhängig agiert. Formal bedeutet dies, daß ein einzelnes globales Kostenminimum angestrebt wird und nicht drei isolierte Teiloptima, deren Sukme vermutlich höher liegt. KSA-Verhandlungen z.B. unterstützen dieses Ziel während des Designprozesses durch die Betrachtung sämtlicher Kosten in allen drei Unternehmen.

Schließlich drittens integriert das Kostenmanagementsystem mit QFP-Trade-offs Prozesse, die die Veränderung der von Tokyo festgesetzten Produktmerkmale für die Kaufteile ermöglichen. Diese Produktmodifikationen gestatten die Einhaltung der Zielkosten bei einem angemessenen Gewinn für alle drei Unternehmen.

Der Erfolg dieser Systeme hängt zum großen Teil von der kooperativen Geschäftsbeziehung zwischen den Unternehmen ab. Es ist entscheidend für jedes Unternehmen in der Kette, demjenigen über sich zu vertrauen, daß er die ausgetauschten Informationen nicht nur zum eigenen Vorteil verwendet. Dies ist wichtig, da trotz des kooperativen Verhältnisses

Tokyo Yokohama beherrscht und Yokohama seinerseits Kamakura. Während das dominierende Unternehmen die Rentabilität des beherrschten Unternehmens in unterschiedlichen Maßen kontrolliert, ist sich jeder der Bedeutung des anderen für seine langfristige Existenz bewußt. Trotkdem greifen die dominierten Unternehmen auf zwei Strategien zurück, um sich gegen die Enteignung ihrer Gewinne zu wehren: Zum einen haben sie Grundsätze zur Behandlung von unrentablen Produkten eingkführt und durchgesetzt. Bei Anwendung dieser Grundsätze können ukrentable Kundenaufträge abgewiesen werden. Zweitens haben sie einen ausreichend reiten Kundenstamm, so daß sie problemlos ein Angebot aklehnen können.

Auf Basis dieser gegenseitigen Überwachung und des Kräftegleichgewichts sind die Unternehmen in dieser Zulieferkette bereit, detaillierte Kosten- und Produktdesigninformationen auszutauschen, die normalerweise als streng geheim eingestuft werden. Der Informationsaustausch trägt dazu bei, daß Produktkosten gesenkt werden und daß Tokyo und Yokohama ihre Zielkosten lockern - obgleich nur vorübergehend - wenn nachgewiesen wird, daß ihre Zielkosten unzumutbar sind.

Diese organisationsübergreifende Systeme weisen jedoch Rückwirkungen auf: Insbesondere ziehen sie eine Technologiediffusion nach sich, die jedes Unternehmen daran hindert, einen langfristigen komparativen Konkurrenzvorteil durch einen Technologievorsprung aufzubauen. Dies resultiert daraus, daß Tokyo Yokohamas Innovationen an andere Zulieferer, die Yokohamas direkte Konkurrenten sind, weiterleitet und umgekehrt. Da Yokohama und seine Wettbewerber ebenfalls Tokyos Konkurrenten beliefern, wird sich jegliche Innovation rapide in der Branche verbreitern.

Die erhöhte Diffusion der technologischen Innovationen aufgrund der institutionalen horizontalen Verflechtungen über die Unternehmensgrenzen hinweg verstärkt die Wettbewerbsintensität, in deren Umfeld die Konfrontationsstrategie angewendet wird. Unternehmen sehen sich deshalb einen Zwiespalt ausgesetzt: Sie können den Informationsaustausch nicht unterbinden, ohne einen strategischen Nachteil hinnehmen zu müssen, und solange sie ihn nicht unterbinden, wird es ihnen nicht gelingen, sich durch einen längerfristigen Wettbewerbsvorteil zu differenzieren.

Teil IV

Management der Kosten von existierenden Produkten

2.952 people were required in 1972 in watch movement production; by 1980 it was down to 2.520 and by 1990 it had fallen to 1.542.

Citizen Watch Compnay, Ltd.

EINFÜHRUNG

Allein die Tatsache, daß ein Produkt bei seiner Markteinführung rentabel ist, bietet noch keine Erfolgsgarantie für die gesamte Lebenszeit des Produktes. Da sich die Erfolgszonen hinsichtlich Form und Lage im Zeitablauf verändern (Wettbewerber drängen mit neuen Produkten auf den Markt, oder Konsumentenbedürfnisse wandeln sich), können die Produkte sehr schnell in die Verlustzone geraten. Auf Märkten, die durch einen Preisverfall gekennzeichnet sind, muß das Unternehmen ständig die Rentabilität überwachen und bei Produkten, die unrentabel sind oder in die Verlustzone abzurutschen drohen, geeignete Gegenmaßnahmen einleiten. Solche Maßnahmen können Kostenreduzierung, Redesign, Sortimentsbereinigungen oder Outsourcing umfassen.

Solange das Produkt keinem Redesign unterworfen wird, sind die Funktionalitäts- und Qualitätsanforderungen im wesentlichen vorgegeben. Deshalb liegt der Fokus auf dem Kostenmanagement, das bei existierenden Produkten auf drei zentrale Instrumente zurückgreift: Produktkostenmanagement, operative Steuerungs- und Kontrollsysteme und *Kaizen* Costing (vgl. Abb. IV-1).

Im Rahmen des Produktkostenmanagements werden aktuelle am Markt befindliche Produkte kalkuliert und ihre Rentabilität überwacht. Diese Nachkalkulationen werden zur Produktprogrammplanung, zur Festlegung der Verkaufspreise, zur Identifizierung von Produkten, die weiterer Kostensenkungsmaßnahmen bedürfen, und zur Auswahl von Produkten für Outsourcing, Überarbeitung und Programmbereinigung eingesetzt.

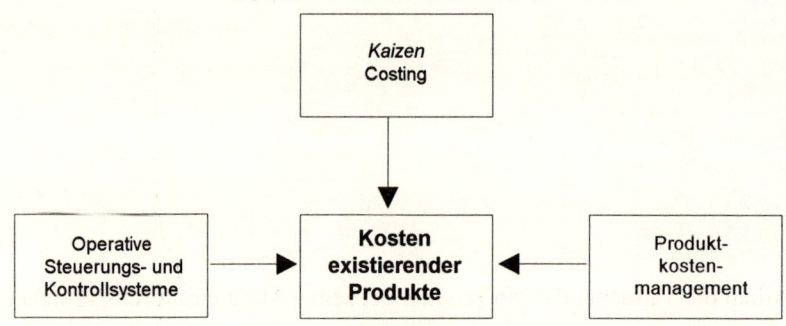

*Abb. IV-1: Eingesetzte Systeme
zur Steuerung der Kosten bestehender Produkte*

Instrumente zur operativen Steuerung und Kontrolle erzeugen einen Kostensenkungsdruck auf das Produkt und die Produktionsprozesse. Dkbei sind einzelne Mitarbeiter für Kosten verantwortlich, die sie selbst beeinflussen können, und Abweichungen von den geplanten Ergebnissen sind zu berichten. Mögliche Ergebnisse können die Einsparungen des *Kaizen* Costing Systems auf der Basis von Plankosten oder erwarteten Kosten sein. *Kaizen* Costing Systeme konzentrieren sich auf die Verbesserung der Produktionsprozesse bestehender Produkte. So soll die Effektivität erhöht, die Qualität verbessert oder die Sicherheit gesteigert werden, um die Produktionseffizienz zu steigern und damit die Produktionskosten zu senken.

Einführung

Sowohl die operative Steuerung und Kontrolle als auch das *Kaizen* Costing System spielen eine kritische Rolle bei der Kostensenkung. Gewöhnlich kommt dem *Kaizen* Costing System eine höhere Bedeutung zu, da es die kreativen Fähigkeiten der gesamten Belegschaft integriert. Aus diesem Grunde werden die operativen Systeme zur Kontrolle der *Kaizen* Costing Maßnahmen eingesetzt und nicht zur Erzeugung eines Kostensenkungsdrucks. Einige Unternehmen nutzen die Synergien beider Systeme, um zusätzlichen Druck aufzubauen, indem sie leicht erreichbare Ziele für ihr *Kaizen* Costing System vorgeben, um dann einen maximalen Kostensenkungsdruck durch die operativen Steuerungs- und Kontrollsysteme zu erzeugen.

KAPITEL 10

PRODUKTKOSTENMANAGEMENT

Die Kalkulation von Produktkosten unterstützt eine Vielzahl von produktbezogenen Entscheidungen wie die Ermittlung von Verkaufspreisen, das Aufspüren von unrentablen Produkten bzw. von Kandidaten für Redesign, Outsourcing oder Sortimentsbereinigungen (vgl. Kapitel 5). Zwar sind einige japanische Produktkalkulationssysteme sehr innovativ, die Mehrheit ist jedoch eher konventioneller Art und entspricht den Systemen in den westlichen Unternehmen. Es gibt dafür mehrere Gründe. Erstens sind Target Costing Systeme und damit verbundene VE-Programme darauf ausgerichtet, Kosten von Produkten während der Designphase abzubauen. Wenn dieses Ziel erreicht wurde, bedarf es in der Produktionsphase nicht mehr einer so intensiven Überwachung der Produktrentabilität. Zweitens verfügen die Produktionssysteme über hochentwickelte Steuerungsinstrumente, so daß das Kostenrechnungssystem nicht für die Kostenüberwachung eingesetzt werden muß. Zur Ermittlung der Produktkosten wird jedoch einmal jährlich darauf zurückgegriffen, wie z.B. bei Kamakura Iron Works:

> Das Kostenrechnungssystem wurde einmal im Jahr während der Budgetierungsphase beansprucht, um die Rentabilität aller Produkte zu

berechnen und die Gemeinkostenzuschlagssätze abzuleiten, die während der nächsten Periode zur Rentabilitätsabschätzung neuer Produkte verwandt werden.

Bei der Neueinführung eines Produktes wurden die Produktionskosten auf der Basis dieser Zuschlagssätze kalkuliert. Gewöhnlich dauerte es sechs Monate, bis die Produktionsprozesse vollständig eingespielt waren und die Maschinen- und Fertigungszeiten nicht mehr sanken. Die größten Lernkurveneffekte wurden in den ersten beiden Monaten realisiert. Die langfristige Produktrentabilität konnte nach zwei Monaten festgesetzt werden, wenn sich die Kosten stabilisiert hatten. (COOPER UND YOSHIKAWA 1994b, 5)

Obwohl in jüngster Zeit den Activity-Based Costing (ABC) Systemen in Japan eine erhöhte Aufmerksamkeit geschenkt wurde und einige Unternehmen, wie z.B. Yamatake-Honeywell, solche Systeme implementierten, wendet ein Großteil der Unternehmen aus fünf Gründen dieses System nicht an:

❏ Andere Instrumente wie VE-Programme unterstützen bereits eine genaue Produktkostenermittlung und geben Anreize für eine kostengünstige Produktgestaltung (die beiden Hauptziele bei der Anwendung von ABC-Systemen). Da viele Unternehmen schon Instrumente zur Erhöhung der Gleichteileverwendung nutzen, besteht keine Veranlassung, Produktkalkulationssysteme zum selben Zweck einzuführen.

❏ Die Mehrheit der Unternehmen produzieren keine Produkte in geringen Stückzahlen. Die sorgfältige Marktsegmentierung sorgt für hohe Produktionsvolumina, so daß die Verzerrung der Kosteninformationen bei Anwendung traditioneller Systeme nicht so groß ist. Deshalb kann die Genauigkeit der Produktkalkulation durch ABC-Systeme nur in geringeren Maßen verbessert werden als zuerst angenommen wurde.

❏ Die Betrachtung der Produktlinien als eine Einheit, die möglichst ein vollständiges Sortiment umfaßt, verringert die Notwendigkeit, die einzelnen Produktkosten genauer zu kennen. Solange die Produktlinie hinreichend genau bewertet ist, lassen sich wichtige Entscheidungen (ob das Verkaufsvolumen zu steigern ist oder die Linie aufzugeben ist) damit unterstützen. Tatsächlich haben Unternehmen erkannt, daß viele Entscheidungen auf der Ebene der Produktlinien getroffen werden und nur wenige auf Produktebene, so daß sich die Informationen ihres Kostenrechnungssystems nur auf Produktlinien beziehen. Aufgrund des höheren Aggregationsgrades ist der Betrieb eines solchen Systems nicht so aufwendig. Wenn trotzdem einmal Produktkosten benötigt werden, so wird auf Sonderauswertungen zurückgegriffen.

❐ Die Verbreitung einer neuen Technologie erfordert Zeit. 1988 wurde ABC zum erstenmal in der westlichen Literatur diskutiert, und es dauerte einige Jahre, bis es in der westlichen Praxis Fuß faßte. Da ein Großteil der Artikel zu ABC bis 1992 nicht in japanischer Sprache erschien, hat die Sprachbarriere den Einsatz dieser Systeme verzögert.

❐ Japanische Unternehmen wenden ihre Produktkalkulationssysteme außerdem eher zur Unterstützung ihrer Kostensenkungsprogramme an als zur Ermittlung genauer Produktkosten. Dabei erfordert die Realisierung einer wirkungsvollen Kostensenkungsstrategie nur ziemlich einfache Verrechnungsschemata und nicht die fein ausgeklügelten Algorithmen der meisten ABC-Systeme. Zum Beispiel kann bei Anwendung der direkten Lohnstunden oder -kosten als Bezugsgröße, was häufig zu verzerrten Produktkosten führt, eine Unternehmensentscheidung im Hinblick auf eine Erhöhung des Automationsgrades gestützt werden, da eine solche Verrechnung die direkte Arbeit teurer erscheinen läßt. Bei westlichen Unternehmen würde dieses Vorgehen auf herbe Kritik stoßen, da es zu Fehlentscheidungen führen kann, durch die die direkten Arbeitsstunden zwar reduziert, aber gleichzeitig die Gemeinkosten steigen würden. Da der Abbau von Lohneinzelkosten im Produktionsprozeß bei japanischen Unternehmen als oberstes Kostensenkungsziel angesehen wird (nicht indirekte, Service- oder Verwaltungsaufwendungen), offeriert ein auf Fertigungsstunden basierendes Kostenverrechnungssystem die geeigneten Anreize. In den meisten Unternehmen ist sich das Management der Gefahr bewußt, daß durch solche Systeme ineffiziente Kostensenkungsprojekte entstehen können, so daß jedes Projekt ständig überprüft und hinterfragt wird, um einen Mißerfolg zu vermeiden.

Ein traditionelles Kostenrechnungssystem

Das Kostenrechnungssystem von Nippon Kayaku, einem Hersteller von Pharmazeutika und hochwertigen Chemieprodukten, ist idealtypisch nach einem westlichen Lehrbuch aufgebaut. Im Vordergrund des Systems stehen die Kosten einer Produkteinheit, die auf der Basis der dkrekten Fertigungsstunden bestimmt werden. Trotzdem ist es kein einfaches, sondern ein sehr ausgeklügeltes System, dessen hohe Komplexität den hohen Komplexitätsgrad der Produktionsprozesse widerspiegelt. Der Aufbau des Systems kann aber nicht vom traditionellen Standpunkt ausgehend kritisiert werden. Solange die Produkte in relativ großen Mengen gefertigt werden und sich nicht signifikant voneinander unterscheiden, sind die ermittelten Produktkosten für die Belange des Managements präzise genug.

Zur Bestimmung der Produktkosten waren zahlreiche Verrechnungen und Umlagen durch das Kostenrechnungssystem des Unternehmens zu bewerkstelligen....

Das aktuelle System war eine Kombination aus Plan- und Istkostenrechnung. Die Sollkosten wurden im Zuge einer halbjährlichen Budgetplanung alle sechs Monate aktualisiert, wobei ein monatlicher Vergleich der Istkosten mit den Sollkosten stattfand.

... Die Produktkosten ergeben sich durch Addition der Produktionsprozeßkosten, die für die Herstellung eines bestimmten Farbstoffes erforderlich sind. Daher ist das Kostenrechnungssystem darauf ausgerichtet, die Kosten jedes Produktionsprozesses separat zu bestimmen. Annähernd 1.000 Prozesse wurden beim Fukuyama Werk erfaßt. (COOPER UND YOSHIKAWA 1994c, 5)

Die Struktur des Kostenrechnungssystems verdeutlicht die große Bedeutung, die das Unternehmen den genauen Produktkosten beimißt (vgl. Abb. 10-1). Dabei konzentriert sich die Kostenverrechnung eher auf die Produktionsprozesse als auf das Produkt, wie sich anhand der Zuordnung direkter und indirekter Kosten erkennen läßt. Die Produktionsprozeßkosten setzen sich aus einzelnen Kostenelementen und Anteilen von Kostenstellenkosten zusammen. Die Produktkosten leiten sich aus den Kosten derjenigen Prozesse ab, die für die Herstellung des Prkduktes notwendig sind.

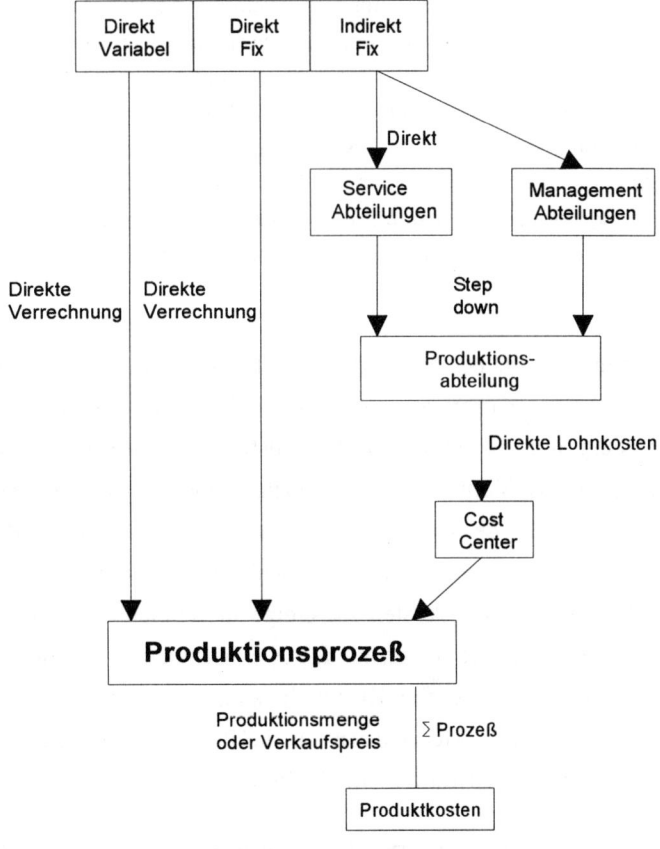

Abb. 10-1: Die Struktur des Kostenrechnungssystems von Nippon Kayaku

Die Zurechnung von direkten Kosten auf Produktionsprozesse ist unkompliziert, während die Verrechnung von indirekten Kosten schon definitionsgemäß problematisch erscheint. Indirekte Kosten werden in Verantwortungsbereichen gepoolt, die eine wirksame Kostenüberwachung garantieren, um sie danach auf die Produktionsprozesse zu schlüsseln. Hierzu wird ein step-down Verfahren zur Bewältigung der innerbetrieblichen Leistungsverrechnung angewandt:

> Die indirekten Kosten wurden zuerst gemäß dem Kostenverursachungsprinzip auf Service- und Werkssteuerungsabteilungen verrechnet. Es existieren bei Fukuyama drei Serviceabteilungen (Stromerzeugung und Abwasser, Qualitätssicherung und Lagerverwaltung) und eine Werkssteuerungsabteilung. Jede Serviceabteilung agierte als separater Verantwortungsbereich. Die Werkssteuerungsabteilung bestand aus sechs Verantwortungsbereichen: Produktionssteuerung, Forschung und Entwicklung, Instandhaltung, allgemeine Verwaltung, Umweltschutz sowie Rechnungswesen. Die Kosten aller Abteilungen wurden in einem Umlageverfahren auf die Fertigungsabteilungen verrechnet. (COOPER UND YOSHIKAWA 1994c, 6)

Im nächsten Schritt, bei der Verteilung aller auf die Produktionsabteilung verrechneten Kosten auf die Kostenstellen und der anschließenden Schlüsselung auf die in diesen Kostenstellen ablaufenden Prozesse, kommt das starke Vertrauen in die Bezugsgröße „direkte Lohnkosten" zum Ausdruck. Bei der Umlage der indirekten Kosten von den Kostenstellen auf Prozesse werden direkte Lohnkosten für indirekte Arbeitsaufwendungen, Wartungskosten für einige maschinenbezogene Kosten und spezielle Indizes (Laufzeitstunden X Einsatzquote) für die verbleibenden maschinenbezogenen Kosten herangezogen. Die Verrechnung der direkten und indirekten Kosten auf die Produktionsprozesse ist die Voraussetzung für die Bestimmung der Produktkosten.

> Nachdem die Kosten jedes Prozesses ermittelt waren, können die Produktkosten durch einfache Addition der Kosten von den durch das Produkt beanspruchten Prozessen kalkuliert werden, wobei zwei Verfahren

zu unterscheiden sind. Falls nur Hauptprodukte aus dem Prozeß hervorgingen, werden die Prozeßkosten anhand der Produktionsmengen verrechnet. Fallen jedoch Abfallprodukte bzw. Nebenerzeugnisse als Prozeßoutput an, dann werden die den Nebenerzeugnissen zugewiesenen Kosten auf der Basis der Verkaufspreise aufgeteilt und die verbleibenden Kosten wiederum anhand der Produktionsmenge auf die Hauptprodukte geschlüsselt. Nach diesem letzten Schritt sind alle Kosten auf Produktebene verrechnet. (COOPER UND YOSHIKAWA 1994c, 6)

Einige innovative Produktkalkulationssysteme

Es existieren mindestens drei Typen von innovativen Systemen, die das Wettbewerbsumfeld der Unternehmen, die Art der Produktionsprozesse und die Entscheidungen, die vom Management als wichtig eingestuft werden, reflektieren.

☐ Die von Komatsu und Mitsubishi Kasei eingesetzten Systeme berichten nur Produktlinienkosten und keine Produktkosten.

☐ Shionogi verwendet ein traditionelles System, das durch eine hohe Genauigkeit gekennzeichnet ist.

☐ Yamatake-Honeywell vertraut auf ein ABC-System.

Die Systemgestaltung beruht auf einem Ausgleich zwischen den Erfassungs- und Verrechnungskosten und den Kosten, die durch Fehlentscheidungen aufgrund ungenauer Produktkosteninformationen entstehen. Zum Beispiel kommen Systeme, die nur Produktlinienkosten ausweisen, in einem Umfeld zum Einsatz, in denen kaum individuelle produktbezogene Entscheidungen anstehen, sondern die Mehrheit der Entscheidungen nur auf Produktlinienebene getroffen wird. Hinter den sehr differenzierten Systemen mit hohem Genauigkeitsgrad steht die Forderung nach genauer Produktkosteninformation aufgrund der gestiegenen Marktkomplexität und der erhöhten Wettbewerbsintensität. Das ABC-System von Yamatake-Honeywell wurde eingeführt, um die Verzerrungen der Produktkosten beim alten traditionellen System zu eliminieren. Das intensive Wettbewerbsumfeld erforderte die Kenntnis genauer Produktkosten.

Systeme zur Berichterstattung von Produktlinienkosten

Sowohl Komatsu als auch Mitsubishi Kasei wollten mit den neuen Systemen den verzerrten Ausweis von Produktmodellkosten bei Anwendung eines traditionellen Zuschlagsystems vermeiden. Bei Komatsu wechselte man hinsichtlich der Berichterstattung der Kosten von der Produktmodellebene zur Produktgruppenebene, während man bei Mitsubishi Kasei auf die Ebene der Produktlinien umstellte. Komatsus System verkörpert die geplante Devolution der Komplexität von Kostenrechnungssystemen. Nachdem Komatsus Manager die Unzulänglichkeiten ihres bisherigen Systems bezüglich der Behandlung von Produktgemeinkosten erkannt hatten, modifizierten sie das System so, daß die Genauigkeit auf Produktlinienebene erhöht wurde, nicht aber auf Produktebene.

Das Kostenrechnungssystem von Komatsu

Das alte System basierte auf einem relativ ausgeklügelten Umlageverfahren für die Verrechnung der Gemeinkosten auf die Produktionsabteilungen (vgl. Abb. 10-2). Der Gemeinkostenblock unterteilte sich - im Hinblick auf die Komplexität der Kostenverrechnung auf die Produktionsabteilungen - in drei große Blöcke. Der erste Block wurde direkt verrechnet; der zweite Block konnte mit Hilfe von Bezugsgrößen weiterverrechnet werden; und der dritte Block wurde über einen Zuschlag auf die Herstellkosten verrechnet. Die Zuordnung der Kosten auf Produkte erfolgte nach traditionellem Vorbild anhand von drei Bezugsgrößen: Gewicht, Maschinenstunden und Fertigungsstunden. Dieser Systemaufbau war vergleichbar mit der Vorstufe eines ABC-Systems bei der John Deere Component Works. Leider lieferte dieses alte System keine verläßlichen Produktkosten:

Analysen der Verrechnungsmethodik von Fertigungsgemeinkosten auf die Produktmodelle kamen zum Ergebnis, daß die Produktkosten zu ungenau waren. Bei der Entwicklung des alten Systems war die Anzahl der Techniker zur Unterstützung der Produktion relativ klein und damit auch die Höhe des Gemeinkostenblocks; Ungenauigkeiten bei der Umlage dieser Kosten waren noch tolerierbar. Mit der Zunahme des Anteils der Gemeinkosten an den Gesamtkosten und der Erhöhung des Automationsgrades führte die Verrechnung nur auf Basis von Fertigungsstunden zu höheren Zuschlagssätzen und damit zu größeren Ungenauigkeiten. Schließlich waren die Verzerrungen der Produktkosten nicht mehr akzeptabel. (COOPER 1994f, 5)

Tatsächlich sind die meisten traditionellen Systeme nicht in der Lage, bei hohen, nicht produktionsmengenabhängigen Overheadkosten eine zufriedenstellende Gemeinkostenverrechnung zu gewährleisten. Die Gemeinkosten stiegen bei Komatsu sehr stark, wobei vier Hauptgründe von dem Unternehmen erkannt wurden: (COOPER 1994f, 4)

① Zunahme der indirekten Lohnkosten ohne entsprechende Kompensation durch gestiegene Produktivität.

② Automation, insbesondere die Einführung flexibler Maschinenkonzepte und CIM, die den Umfang der direkten Fertigungsstunden eines Produktes senkten, während der indirekte Kostenanteil zunahm - einschließlich Abschreibungen für Maschinen und Kosten für den technischen Kundendienst.

③ Gestiegene Produktdiversifizierung, die zu einer Erhöhung der relativen Bedeutung von indirekten Kosten führte.

④ Tendenz zur Offshore-Produktion bei einigen Komponenten und Produkten, die die administrativen Aufwendungen erhöhten.

Das neue System soll allerdings *nicht* die Fehler des alten Systems beheben, sondern die Kosten auf der Produktgruppenebene ermitteln:

Das Management traf die Entscheidung, das alte Kostenrechnungssystem zu vereinfachen, indem Fertigungs- und Produktionsgemein

Management der Kosten existierender Produkte

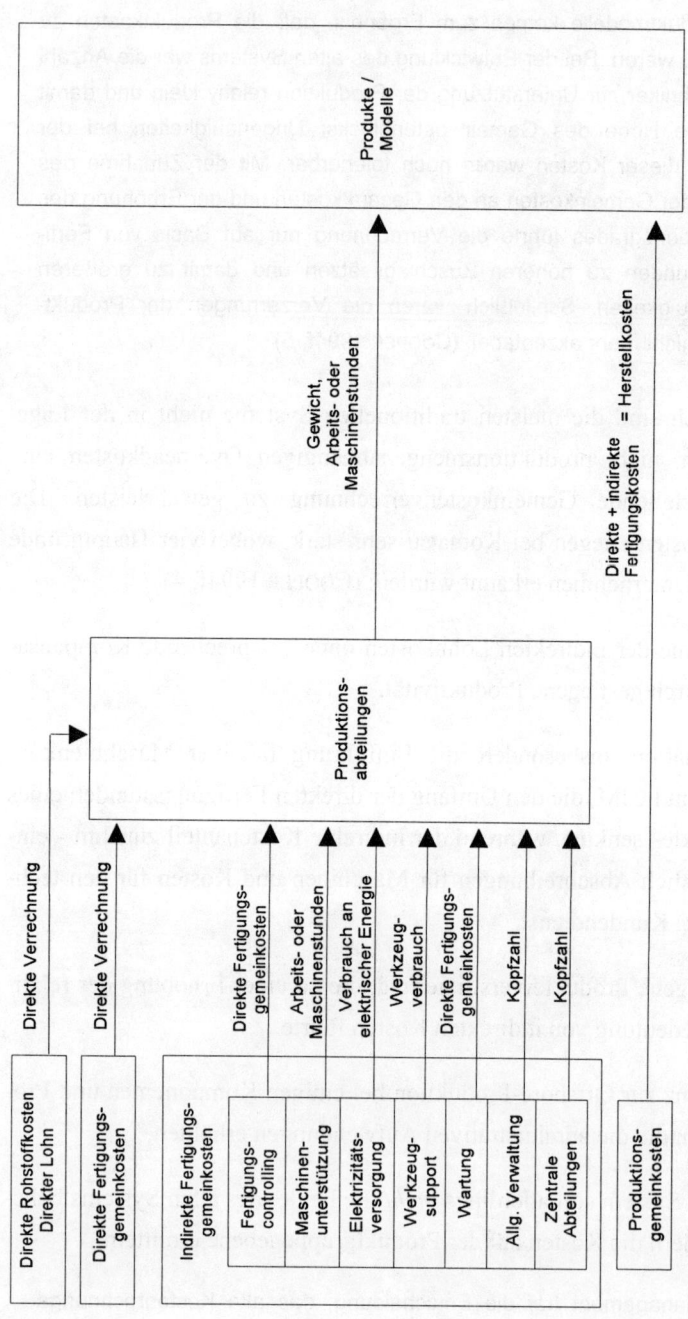

Abb. 10-2: Komatsus altes Kostenrechnungssystem

Quelle: R. COOPER, "Komatsu, Ltd. (B): Profit Planing and Product Costing", case study 9-195-061 (Boston: Harvard Business School, 1994), 11.

kosten zu einer Position „Werksteuerungskosten" zusammengefaßt und dann auf die einzelnen Produktgruppen verteilt wurden. Produktgruppen bestanden aus den Kategorien Endprodukte, Zusatzgeräte, Ersatzteile, Prototypen und Sonstiges. Die Produktgruppe „Endpro-dukte" bestand aus Produktlinien, wie z.b. Bulldozer und Bagger. (COOPER 1994f, 5)

Der Vorteil dieses Verfahrens liegt in dem geringen Erfassungs- und Verrechnungsaufwand der Kosten; die Schwachstelle ist das Fehlen einer genauen Kalkulation auf Produktmodellebene.

Das neue System war darauf ausgerichtet, exakte Kosten auf Produktgruppenebene auszuweisen mit dem vornehmlichen Ziel, bessere Kostenkontrollen zu ermöglichen. Dementsprechend wurden Produktionsleiter nur für direkte Fertigungskosten der Produkte verantwortlich gemacht, während die Manager der Serviceabteilungen die indirekten Kosten zu vertreten hatten. Das Management war sich dessen bewußt, daß das neue System eine verursachungsgerechte Gemeinkostenverrechnung auf individuelle Produktmodelle nicht leisten kann. Es war jedoch kostengünstiger zu unterhalten, einfacher zu verstehen und trug somit zur verbesserten Steuerung von Overhead-Abteilungen bei. (COOPER 1994f, 5-6)

Das neue System (vgl. Abb. 10-3) ist wesentlich einfacher aufgebaut. Um die Genauigkeit der Kostenverrechnung auf Produktgruppen sicherzustellen, entwickelte Komatsu einige spezifische Bezugsgrößen. Die am häufigsten angewandte ist der Produktions-Yen, auf dessen Grundlage die Kosten der Verwaltung, der Wartung und der technischen Serviceabteilung verrechnet werden. Die Bezugsgröße korrigierter Produktions-Yen dient der Schlüsselung der Kosten für Planung und Koordination sowie Einkauf. Eine Korrektur des Produktions-Yens berücksichtigt die komplexeren Managementprozesse bei Zusatzgeräten, Ersatzteilen und Prototypen, da die Betreuung dieser Prozesse aufgrund des unregelmäßigen Anfalls und des vom Kunden geforderten schnellen Services mehr Zeit erfordert als die Abwicklung der „normalen" Produktion.

Management der Kosten existierender Produkte

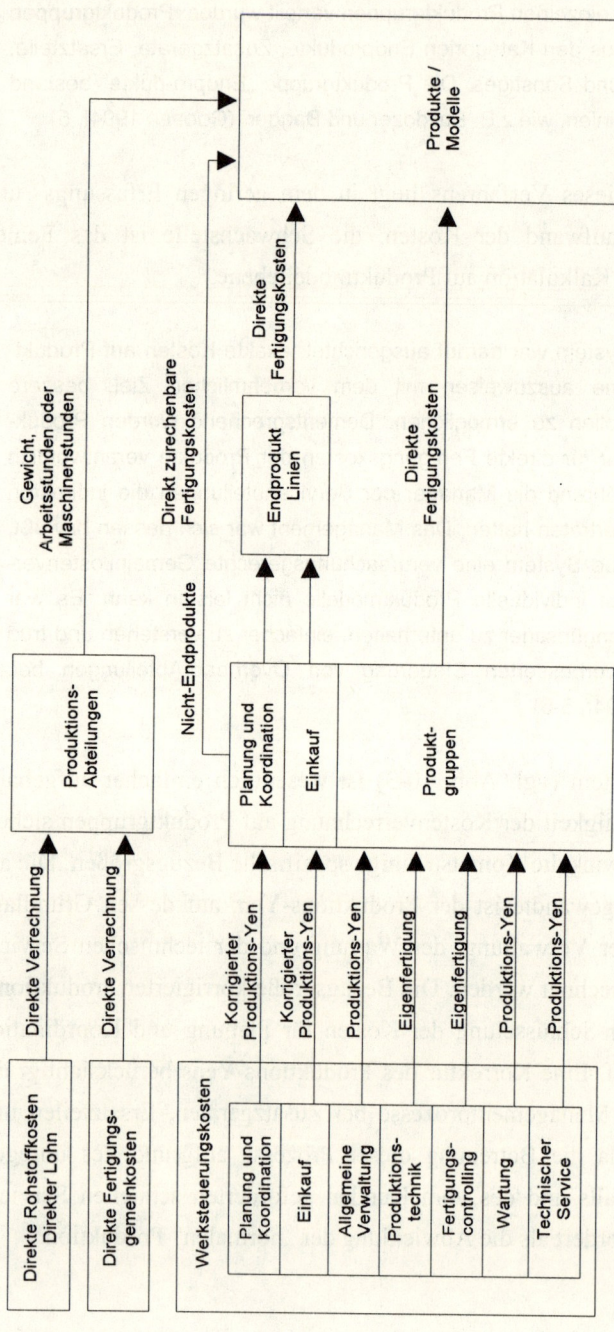

Quelle: R. COOPER, "Komatsu, Ltd. (B): Profit Planning and Product Costing", case study 9-195-061 (Boston: Harvard Business School, 1994), 12.

Abb. 10-3: Das neue Kostenrechnungssystem von Komatsu

Ein spezielles zweistufiges Verrechnungsverfahren wird bei den Kosten der Planungs- / Koordinations- sowie der Einkaufsabteilung angewendet. Im ersten Schritt werden diese Kosten auf der Basis des korrigierten Produktions-Yens auf die Endproduktgruppen verteilt. Anschließend erfolgt im zweiten Schritt die Umlage der Endproduktgruppenkosten auf die verschiedenen Produktlinien (Bulldozer und Bagger) anhand der Kopfzahl (=Anzahl der Mitarbeiter in den Gemeinkostenbereichen, die Aufgaben für die Produktlinie übernehmen).

Planungs-, Koordinations- und Beschaffungskosten werden den anderen vier Produktkategorien auf der Basis des korrigierten Produktions-Yens zugeordnet. Mit Ausnahme der Ersatzteile, deren Beschaffung einer separaten Abteilung obliegt, bestehen keine Ähnlichkeiten mit den Produktlinien. Die Kosten dieser Beschaffung werden direkt der Ersatzteilgruppe angelastet. Die Kosten von In-House-Prozessen dienen der Verrechnung von Kosten der Produktionstechnik und des Fertigungscontrollings.

Japanische Unternehmen lösen Probleme, wie veraltete Kostenrechnungssysteme, häufig in zwei Schritten. Zuerst erklären sie das alte System für ungültig, um es danach durch ein Neues zu ersetzen. Komatsu wandte jedoch eine dreistufige Vorgehensweise an. Das alte System war weder für eine laufende Steuerung und Überwachung noch zur Ermittlung genauer Kosten auf Produktmodellebene tauglich. Das neue System stellt eine Übergangslösung dar. Es sorgt für eine verbesserte Steuerung und Überwachung, weist aber ungenauere Kosten auf Produktmodellebene aus. Schließlich wird es durch ein System ersetzt werden, das beide Ansprüche befriedigt. Obwohl Komatsus Management das neue System als überlegen einstuft - mit Einschränkungen im Kostenbereich - und die in der Produktgruppe ausgewiesenen Kosten für genau genug hält, glaubt keiner im Unternehmen daran, daß die Produktmodellkosten auch nur annähernd korrekt sind. Dementsprechend läßt es sich durch die Kostenberichte weniger irreführen, als das beim alten System der Fall war. Trotzdem bilden diese kalkulierten Kosten die Grundlage für produktbezogene Entscheidungen:

> Ungeachtet der Bedenken hinsichtlich der Genauigkeit der Produktmodellkosten des neuen Systems traf Komatsus Management auf der Basis dieser Kosten einige produktbezogene Entscheidungen einschließlich der Festlegung der Transferpreise und des Produktmixes sowie der Ablehnung von Aufträgen. Die für diese Entscheidungen verwandten Kosteninformationen schlossen die Verrechnung von Produktions- und Verwaltungsgemeinkostenbereichen ein. Gerade diese Verwendung der Produktkosten bewirkte eine skeptische Einstellung des Managements gegenüber dem neuen System. Es herrschte Einstimmigkeit darüber, daß Produkte und Modelle die Gemeinkostenbereiche in unterschiedlichem Ausmaß beanspruchten und daß dies weder im alten noch im neuen System ausreichend genau berücksichtigt wurde. Langfristig plant das Unternehmen, ein neues Kostenrechnungssystem einzuführen, das alle entstehenden Kosten verursachungsgerecht verrechnen kann, um dabei die Möglichkeiten zur gezielten Steuerung der Gemeinkostenbereiche zu verbessern. (COOPER 1994f, 6)

Das Mitsubishi Kasei Kostenrechnungssystem

Unternehmen müssen über individuelle Produktkosteninformationen verfügen, um produktbezogene Entscheidungen treffen zu können. Bei Komatsu sind viele Entscheidungen dieser Art zu fällen, so daß ein System entwickelt wurde, das Produktkosten ausweist - auch wenn sie ungenau sind. Mit abnehmender Anzahl derartiger Entscheidungen wird die Notwendigkeit der Bestimmung von Produktkosten durch das Kostenrechnungssystem in Frage gestellt. Mitsubishi Kaseis neues System umgeht das Problem ungenauer Produktmodellkosten, indem nur Produktlinienkosten und keine individuellen Produktkosten ausgewiesen werden.

Abgesehen davon, daß in der zweiten Stufe mehr Kosten über die direkten Fertigungsstunden verrechnet wurden, waren Mitsubishi Kaseis und Komatsus alte Systeme vergleichbar. Drei wichtige Kostenkategorien

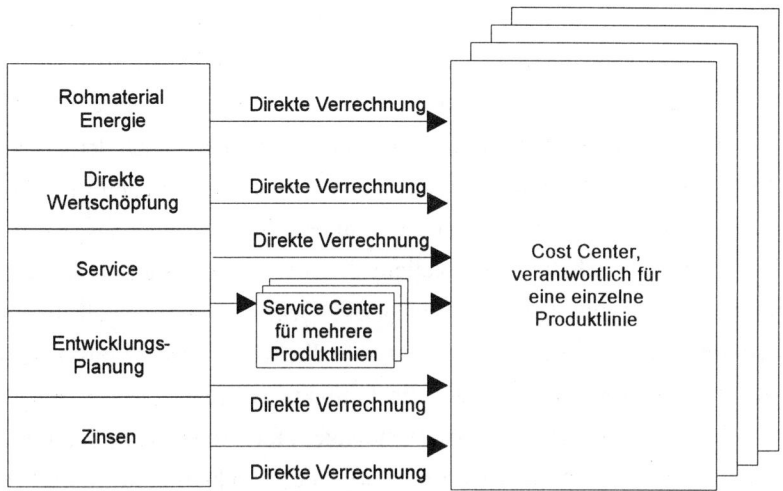

Quelle: R. COOPER, „Mitsubishi" Kasei Corporation: Product Line Cost System," Fallstudie 9-195-066 (Boston: Harvard Business School, 1994), 17.

Abb. 10-4: Die Kalkulation von Produktlinienkosten durch Mitsubishi Kaseis altes System

wurden unterschieden: **Fertigungskosten, direkte Vertriebskosten** und **administrative Kosten** (vgl. Abb. 10-4). Fertigungskosten bestanden aus Rohstoff-, Energieversorgungs-, Lohn- und Gemeinkosten, die im Fertigungsprozeß anfielen; direkte Vertriebskosten umfaßten Transport-, Verlade-, und Verpackungsaufwendungen; administrative Kosten wurden durch Marketing, Absatz und allgemeine Verwaltungsausgaben verursacht.

Die **Fertigungskosten** spalteten sich in variable und fixe Kosten auf. Als variabel wurden die Rohstoffkosten und deren Handlingaufwendungen sowie der Energieverbrauch in den Produktionsprozessen betrachtet. Solange im Produktionsprozeß keine Kuppelprodukte anfielen, wie z.b. beim Kracken von Erdöl, wurden die variablen Kosten direkt auf das Produkt verrechnet. Traten Kuppelprodukte auf, so ließ sich die Anwendung von Zuschlagssätzen nicht vermeiden. Bei den fixen Kosten waren zwei Kategorien zu unterscheiden: Direkte fixe Kosten (Arbeitskräfte, Abschreibungen und Reparaturaufwendungen) und indirekte fixe Kosten (Fertigungsgemeinkosten). Direkte fixe Kosten wurden zuerst auf die Produktionsprozesse verteilt und dann auf die Produkte nach deren Prozeßbeanspruchung. Indirekte fixe Kosten wurden im Rahmen der Verrechnung nochmals in zwei Gruppen unterteilt. A) Abteilungsgemeinkosten, die die Gehälter der Abteilungsleiter und die Kosten für Koordination und Planung sowie für technische Organisationseinheiten innerhalb der Abteilung einschlossen, wurden direkt den Produktionskostenstellen angelastet und dann auf die Produkte verrechnet. B) Werksgemeinkosten, bestehend aus Aufwendungen für Abwasseraufbereitung und zentrale Planung, wurden auf die Produktionskostenstellen geschlüsselt und anschließend auf die Produkte umgelegt.

Direkte **Vertriebsaufwendungen** wurden nach dem Verursachungsprinzip auf die Produkte verrechnet. Für die Umlage der **administrativen Kosten** auf Produktionskostenstellen galten spezielle Regeln. Die administrativen Funktionen wie z.B. allgemeine Geschäfte, Personal oder Rechnungswesen spalteten sich in separate Dienstleistungskostenstellen (Service Center) auf. Die Personalabteilung z.B. unterteilte sich in fünf verschiedene Service Center: Organisatorischer Support, Gewerkschaftsbetreuung, Fortbildung, Soziales und Lohnberechnung. Die Schlüsselung dieser Gemeinkosten auf die Produktionsbereiche erfolgte anhand von Bezugsgrößen, die maßgeblich für die durch die Produktionsbereiche verursachte Arbeitsbelastung in den Service Centern gehalten wurde. Zum Beispiel wurden die Aufwendungen für die Sozialeinrichtung nach der Anzahl der Mitarbeiter in den Produktionskostenstellen verteilt.

Die Weiterverrechnung der gesamten Gemeinkosten von den Produktionskostenstellen auf die Produkte erfolgte über einzelne Anlagen innerhalb der Kostenstelle. Somit erforderte das System drei verschiedene Kostenschlüsselungen:

Gemeinkosten ➔ Produktionskostenstelle ➔ Anlagen ➔ Produkte

Dabei wurde die Verrechnung der administrativen Gemeinkosten von den Kostenstellen auf die einzelnen Anlagen nach der gleichen Bezugsgröße wie bei der Umlage auf die Kostenstelle vorgenommen. Da auf Produktebene die meisten vorher angewandten Bezugsgrößen unbrauchbar waren, griff man hier gewöhnlich auf direkte Fertigungsstunden zurück oder ließ Führungskräfte eine Schätzung der Beanspruchung vornehmen.

1987 wurde ein computergestütztes System eingeführt, um die Nachteile dieses alten Systems auszubessern, wobei insbesondere vier Hauptziele angestrebt wurden:

① Bildung von Verantwortungsbereichen für alle Kosten,

② Erhöhung der Effizienz bei der Überwachung und Steuerung der Servicekosten,

③ Bereitstellung von Instrumenten, mit denen Abteilungsleiter und Gruppenführer ihre Kosten im Hinblick auf geplante Ziele überwachen und steuern können,

④ Bei Bedarf soll eine hinreichend genaue Produktkostenermittlung möglich sein.

Die Besonderheit des neuen Systems liegt in seiner Unfähigkeit, Produktkosten zu ermitteln; statt dessen liefert es auf einer höheren Aggregationsebene nur Produktlinienkosten (vgl. Abb. 10-5). Obwohl die meisten Entscheidungen auf Ebene der Produktlinien anfallen, stehen gelegentlich produktbezogene Entscheidungen an:

Es gab drei wichtige Gründe, warum individuelle Produktkosten benötigt wurden. Zum einen unterstützten sie die Preisfindung einzelner Produkte, falls es für eine Produktlinie mehrere Verwendungsmöglichkeiten gab. Zum Beispiel wurde Polyethylen im Spritzgußverfahren zur Herstellung von Bierkisten, Eimern oder Spielzeug verwendet. Anderer-

Management der Kosten existierender Produkte

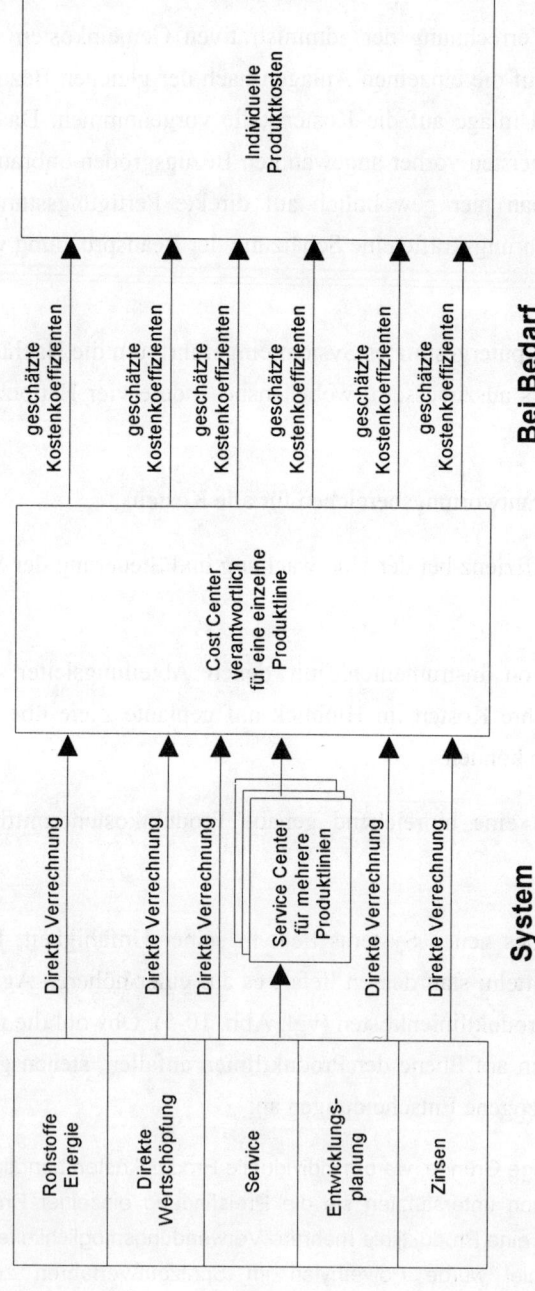

Abb. 10-5: *Die Kalkulation von Produktlinienkosten durch Mitsubishi Kaseis neues System*

Quelle: R. COOPER, "Mitsubishi Kasei Corporation: Product Line Cost System", case study 9-195-066 (Boston: Harvard Business School, 1994), 19.

seits können in einem Blasverfahren Behälter für Reinigungsmittel oder in einem Strangpreßverfahren Filme produziert werden. Jede Anwendung erforderte einen anderen Harztyp mit unterschiedlichen Herstellkosten, die die Vertriebsmitarbeiter kennen mußten, um die Harze verkaufen zu können. Zweitens waren Produktkosten notwendig, um zu entscheiden, welche Sorte innerhalb einer Produktlinie herzustellen war. Produktprogrammentscheidungen dieser Art standen gewöhnlich an, wenn ein Werk die Kapazitätsgrenze erreicht hatte und Aufträge abgewiesen werden mußten. In diesem Falle sollte das profitabelste Geschäft abgeschlossen werden. Schließlich sollte eine Kontrolle der Produktrentabilität möglich sein. Ein Vergleich des Verkaufspreises mit den Produktkosten wurde durchgeführt, wenn Gefahr bestand, daß der Preis die variablen Kosten nicht deckte. Bei Exporten lag das Preisniveau um einiges niedriger als bei Inlandsware. Die Inlandsprodukte waren aufgrund tariflicher Vereinbarungen und eines speziellen Services für inländische Kunden höher kalkuliert. Mitsubishi Kasei akzeptierte diese geringeren Preise, um die Auslastung der Anlagen zu sichern. Jedoch waren solche Geschäfte nur sinnvoll, wenn die Verkaufspreise mindestens die variablen Kosten überstiegen. (COOPER 1994h, 6)

Individuelle Produktkosten können bei Bedarf für spezielle Entscheidungskalküle außerhalb des institutionalisierten Kostenrechnungssystems kalkuliert werden. In diesem Falle ist ein Ingenieur gefragt, auf der Basis seiner Erfahrungen und Kenntnisse der Produktionsprozesse die Kosten zu schätzen. Der Ingenieur leitet Kostenkoeffizienten für jede der fünf Kostenkategorien ab. Mit Hilfe dieser Kostenkoeffizienten können der Kostenanteil des einzelnen Produktes an den Produktlinienkosten berechnet und somit die individuellen Produktkosten geschätzt werden. Für bilanzielle Zwecke wird das Vorratsvermögen anhand der Produktlinienkosten mit Durchschnittswerten bewertet.

Sowohl Komatsus als auch Mitsubishis Systemarchitektur sollen hauptsächlich eine laufende Kostenüberwachung und -steuerung garantieren. Beide verdeutlichen das Ziel, einen Ausgleich zwischen der Genauigkeit der Kosten auf Produktebene und auf einem höheren Aggregationsniveau - z.B. auf Produktlinienebene - zu schaffen.

Shionogis Kostenrechnungssystem

Obwohl das System von Shionogi traditionelle Strukturen aufweist, zielt es auf eine hohe Genauigkeit ab. Ein interessanter Unterschied besteht zwischen Shionogi und anderen japanischen Unternehmen hinsichtlich der Steuerung des Kostenrechnungssystems. Während die meisten japanischen Unternehmen die Kostenrechnungsfunktion zentral in der Hauptverwaltung ansiedeln, übernehmen bei Shionogi dezentrale Einheiten in den Werken diese Aufgaben (COOPER 1995a, 4). Nur durch diese dezentrale Organisation kann das System den aktuellen Erfordernissen angepaßt werden und die notwendige Genauigkeit liefern. Wie in Kapitel 12 erörtert wird, erlaubt diese Organisation eine bessere Integration der Systeme zum *Kaizen* Costing und zur Produktkalkulation.

Shionogi begann 1974 mit der Systementwicklung:

> Das Kostenrechnungssystem von Shionogi wurde über einen Zeitraum von 15 Jahren entwickelt. Die kontinuierliche Evolution spiegelte die Forderung nach genauer kalkulierten Produktkosten im Zuge der gestiegenen Komplexität des Wettbewerbsumfeldes wider. Die konzeptionellen Arbeiten begannen 1974, als die vier Kostenkategorien Rohstoffe, Verpackungsmaterial, Personal und Sonstiges innerhalb des damaligen Systems auf neun Kategorien erweitert wurden. Die fünf neuen Kategorien entstanden durch eine Aufsplittung der Position Sonstiges in die sechs Kategorien Energieversorgung, Instandhaltung, Prüfen, Fremdvergabe, direkte Gemeinkosten und indirekte Gemeinkosten. (COOPER 1995a, 4-5)

Die zusätzlichen Kostenkategorien sollen eine verbesserte Kalkulationsbasis liefern. Dazu muß die Kostenverrechnung sowohl auf der ersten Stufe (Erfassung der Kostenkategorien auf Abteilungsebene bzw. Kostenstellenebene sowie Kostenumlage) als auch auf der zweiten Stufe (Verrechnung der Abteilungs- bzw. Kostenstellenkosten auf Produkte) sorgfältig konzipiert sein:

> Der Vorteil der gestiegenen Anzahl von Gemeinkostenkategorien innerhalb des Systems lag in einer genaueren Zuordnung der anfallenden Kosten auf die Abteilungen entsprechend des Ressourcenverzehrs. Im alten System wurden die sonstigen Kosten auf Abteilungen und Produkte auf der Basis der direkten Fertigungsstunden verrechnet. Die Genauigkeit dieser Verrechnungsmethodik wurde aufgrund des höheren Automationsgrades in den Werken immer fraglicher und führte notwendigerweise zu der stärkeren Differenzierung der Kostenkategorien. Die Verrechnungsproblematik wurde durch eine Veränderung der Arbeitsinhalte von direkten Arbeitsoperationen hin zu eher indirekten Tätigkeiten wie technische Entwicklung und Prozeßüberwachung verstärkt. (COOPER 1995a, 6)

Um die Komplexität der Produktionsprozesse abzubilden, sind drei Arten von Abteilungen gebildet worden, so daß die unterschiedlichen Tätigkeitsspektren individuell berücksichtigt werden konnten:

> Drei Abteilungstypen - Produktion, Service und indirekter Bereich - wurden gebildet. Innerhalb der Produktion existierten drei verschiedene Abteilungen - für jede der drei Hauptproduktionsstufen jeweils eine. Die Serviceabteilungen führten für die Produktionsabteilungen direkte unterstützende Tätigkeiten durch, die Instandhaltung, Energieversorgung und Prüfen umfaßten. Indirekte Abteilungen waren nur für allgemeine Verwaltung, Public Relations, Finanzen und Rechnungswesen, Produktionsplanung und technische Entwicklung verantwortlich. (COOPER 1995a, 6)

Die Differenzierung zwischen den drei Abteilungsarten bedingt notwendigerweise eine Unterteilung der Kostenerfassung und -umlage auf Abteilungsebene innerhalb der ersten Stufe in zwei Schritte. Im ersten Schritt werden alle Kosten auf Abteilungsebene erfaßt, wobei neben den Gemeinkosten auch direkte Kosten wie Rohstoffe, Verpackungsmaterial und Lohn eingeschlossen sind. Im zweitem schwieriger durchzuführenden Schritt sind die Kosten der Serviceabteilungen und indirekten Abteilungen auf die Produktionsabteilungen umzulegen, bevor sie auf Produkte verrechnet werden können. Diese innerbetriebliche Leistungsverrechnung wird in einem dreistufigen Verfahren bewältigt.

1) *Verrechnung der Kosten der Serviceabteilungen auf die indirekten Bereiche und die Produktionsabteilungen*: Um das Problem der interdependenten Leistungsverflechtungen zu umgehen, startet das Verfahren mit der Umlage der Instandhaltungskosten auf die anderen Serviceabteilungen sowie auf Produktionsabteilungen und indirekte Bereiche. Anschließend werden die Energieversorgung und dann die Kosten der Prüfabteilung verrechnet.

2) *Verrechnung der Kosten der technischen Entwicklung (einschließlich der Umlage der Serviceabteilungen)*: Die Kosten für die Weiterentwicklung der drei Hauptprozesse können den Produktionsabteilungen relativ einfach direkt zugeordnet werden, da der Ressourceneinsatz für die produktionsorientierte Entwicklung auf Prozeßebene erfaßt und überwacht wird.

3) *Verrechnung der Kosten der indirekten Abteilungen, die allgemeine Leistungen, wie z.B. Verwaltung, erbringen*: Diese Kosten können den Produktionsabteilungen nicht direkt zugeordnet werden. Daher werden sie in Form eines prozentualen Zuschlages auf die Herstellkosten (= Kosten der Produktions- und Serviceabteilungen) verrechnet.

Dieses äußerst komplexe und differenzierte System ist notwendig, um Produktionsprogrammentscheidungen zu unterstützen. Auf dem durch hohe Wettbewerbsintensität gekennzeichneten pharmazeutischen Markt hält Shionogis Management detaillierte Produktkosteninformationen für einen entscheidenden Faktor bei der Erreichung seiner Gewinnziele.

Das Yamatake-Honeywell ABC-System

Im Juni 1992 beauftragte NOBOYUKI TAKAI, der Leiter des Rechnungswesens von Yamatake-Honeywell, die Kostenrechnungsabteilung in der Unternehmenszentrale, die im Shonan Werk angesiedelt ist, mit der Umstellung des bisherigen Kostenrechnungssystems auf ein ABC-

System. Diese Maßnahmen wurden ergriffen, da das bestehende System Kostenverzerrungen verursachte, die negative Auswirkungen auf Unternehmensentscheidungen hatten. Zwei Monate später war ein Teil des neuen Systems installiert und lieferte die Kosten für einzelne Produkte im Geschäftsfeld Ventilsteuerung, das aus drei Gründen als Pilotprojekt ausgewählt wurde. Erstens handelte es sich um einfache Produkte mit nur drei Produktlinien. Zweitens bestanden die Linien aus nur wenigen Varianten. Drittens hatte das Unternehmen den starken Verdacht, daß die Produktkosten des alten Systems in hohem Maße verfälscht waren.

Auf der Basis von Informationen des alten Systems erschienen die kleinen Steuerventile besonders wettbewerbsfähig, während die großen Steuerventile schlechte Marktchancen aufwiesen. Diese Einschätzung führte dazu, daß Aufträge für große Steuerventile nur ungern angenommen wurden. Da die Produktion überzeugt war, daß beide Ventilgrößen gleich gute Absatzchancen besaßen, gab es nur eine logische Erklärung für die unterschiedlichen Gewinnhöhen: Das Kostenrechnungssystem verursachte Verzerrungen bei den berichteten Produktkosten. (COOPER 1994p, 2-3)

Das alte System war sehr traditionell ausgerichtet und arbeitete mit einem Kostenpool für jede Produktlinie, der verrechnete Gemeinkosten sammelte. Zum einen waren dies die Kosten der indirekten Produktionsabteilungen wie Fertigungssteuerung, Fertigungstechnik, Qualitätswesen und Einkauf. Andererseits wurden die direkten Produktionsgemeinkosten als *Material-, Personal-* und *sonstige Gemeinkosten* separat erfaßt und auf die Produktlinienpools verrechnet. Der Gemeinkostenzuschlagssatz der Produktlinie ermittelte sich durch die Division der gesamten Gemeinkosten des Kostenpools durch die direkten Kosten der Produktlinie, bestehend aus direkten Material-, direkten Lohnkosten, Kosten für Werkzeugbestückung und Abschreibungen. Die Produktkalkulation einer Linie erfolgte nach dem Schema: Produktkosten = direkte Kosten ∗ (1 + Gemeinkostenzuschlagssatz), wobei der jeweilige produktlinienbezogene Zuschlagssatz angewendet wurde (vgl. Abb. 10-6).

270 Management der Kosten existierender Produkte

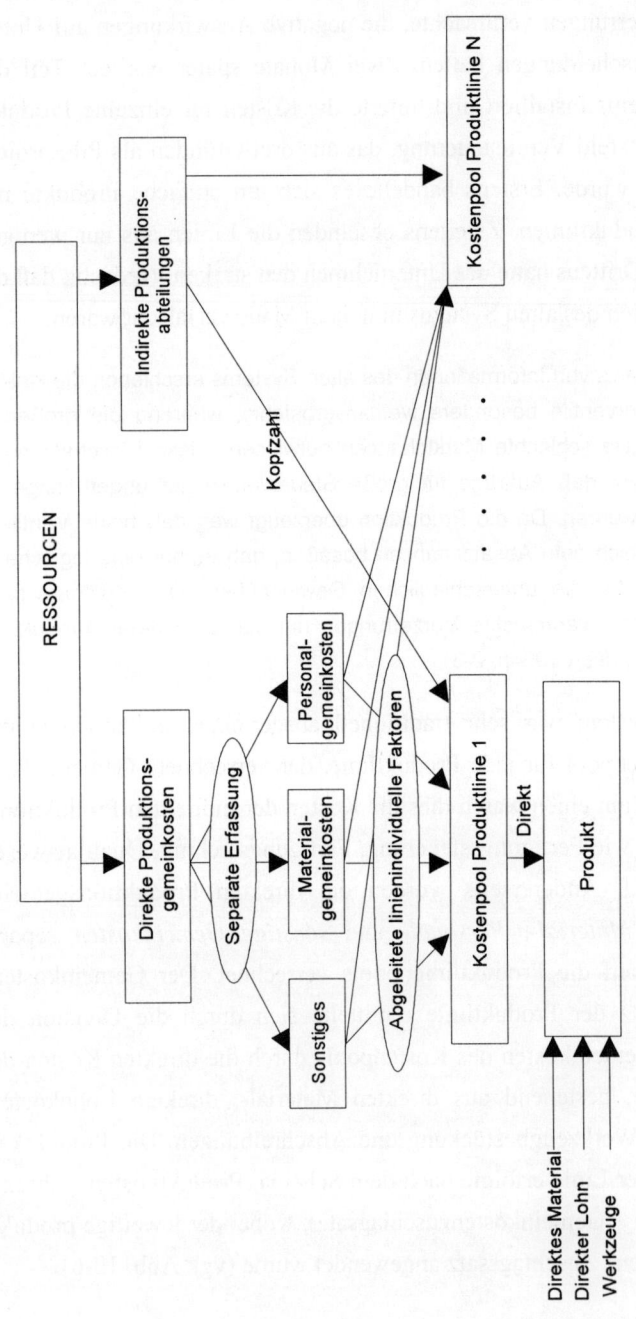

Abb. 10-6: Das existierende Kostenrechnungssystem bei Yamatake-Honeywell

Die Verrechnung der Gemeinkosten auf die Kostenpools einer jeden Linie erfolgte anhand von Arbeitsaufwandtableaus der Abteilungen. Da das Personal in diesen Abteilungen meistens jede Produktlinie bearbeitete, wurden Zeitaufschriebe für die Kostenverrechnung zugrunde gelegt, die alle sechs Monate durch Befragung der Mitarbeiter bestimmt wurden. Hieraus ließen sich halbjährlich für jede Abteilung linienindividuelle Faktoren ableiten, durch deren Multiplikation mit den entsprechenden indirekten Abteilungskosten für Personal und Sonstiges die Belastung der Kostenpools ermittelt werden konnte. Die Arbeitsaufwandtableaus enthielten Daten über ca. 100 verschiedene Tätigkeiten, die zur Produktherstellung notwendig waren. Klar, daß das alte System verzerrte Produktkosten lieferte, wenn die Tätigkeiten im Gemeinkostenbereich für die verschiedenen Ventilgrößen einen unterschiedlichen Ressourceneinsatz erforderten.

Der Teil des anfänglich entwickelten und hier im folgenden dargestellten ABC-Systems bezieht sich auf den Materialgemeinkostenblock. Es existierten bereits Pläne für die Systementwicklung für Personalgemein- und Anlagenkosten sowie für die Ausweitung des Systems auf andere Produktgruppen. Ein Abschluß des Projektes mit Einführung von ABC bei anderen Yamatake-Honeywell Werken wurde für 1995 erwartet.

Das neue System erhöhte die Anzahl der Gemeinkostenzuschlagssätze (Material) für jede Produktlinie von eins auf drei. Drei Arten von Gemeinkosten wurden unterschieden: Material, Personal und Abschreibungen sowie Werksgemeinkosten. Materialgemeinkosten bestehen aus allen Kosten, die in Verbindung mit der Materialversorgung stehen, d.h. Aktivitäten zum Einkauf von Teilen, zur Auswahl und Unterstützung von Lieferanten, zur Überwachung des Qualitätsstandards der Lieferanten und zur Steuerung und Kontrolle der Kosten von Kaufteilen. Personalgemeinkosten umfassen solche Tätigkeiten wie Produktdesign, Fertigungsvorbereitung, Versandüberwachung und Sonderkonstruktionen. Werksgemeinkosten bilden die tägliche und monatliche Produktionsplanung, Überwachung der Fertigungsaufträge, Werksleitung, Personalabteilung und Rechnungswesen (vgl. Abb. 10-7).

In einer dreistufigen Vorgehensweise wurde das neue System aufgebaut.

1) Die fünf Hauptprozesse zur Produktion von Steuerventilen (und anderen Produkten) wurden identifiziert als Management der Organisation, Produktionsplanung, Materialbeschaffung, Herstellung von Produkten und Qualitätssicherung.

2) Als nächstes wurden diejenigen Teilprozesse definiert, die zur Durchführung der Hauptprozesse notwendig sind. Zum Beispiel läßt sich der Hauptprozeß Materialbeschaffung in fünf Teilprozesse zerlegen: Teileeinkauf, Lieferantenauswahl, Überwachung der Kosten von Kaufteilen, Kontrolle der Lieferantenqualität und Unterstützung der Lieferanten.

3) Danach mußten die Teilprozesse nochmals feiner in einzelne Tätigkeiten untergliedert werden. Zum Beispiel setzte sich der Teilprozeß Teileeinkauf aus acht Tätigkeiten zusammen: Bestellung, Warenannahme, Liefertermmanagement, Management aktueller Warenlieferungen, Rechnungsabwicklung, Materialversorgung von Unterlieferanten, Stornierung/Änderung des Bestellplans und Datenverwaltung.

Jede Abteilung war selbst verantwortlich für das Aufstellen des Tätigkeitskataloges und die Definition der Haupt- und Teilprozesse sowie die Schätzung der Zeitaufwendungen zur Durchführung der Tätigkeiten und Prozesse. Einige unterstützende Abteilungen wiesen ein Tätigkeitsspektrum auf, das mehr als einem Hauptprozeß diente. Zum Beispiel hatte die Produktionsplanung und -steuerung zwei Hauptaufgaben: Die Produktionssteuerungsfunktion war ein Teil des Hauptprozesses Herstellung von Produkten und gehörte deshalb zu den Personalgemeinkosten. Dagegen war die Disposition ein Teil des Materialbeschaffungsprozesses und daher den Materialgemeinkosten zuzuordnen.

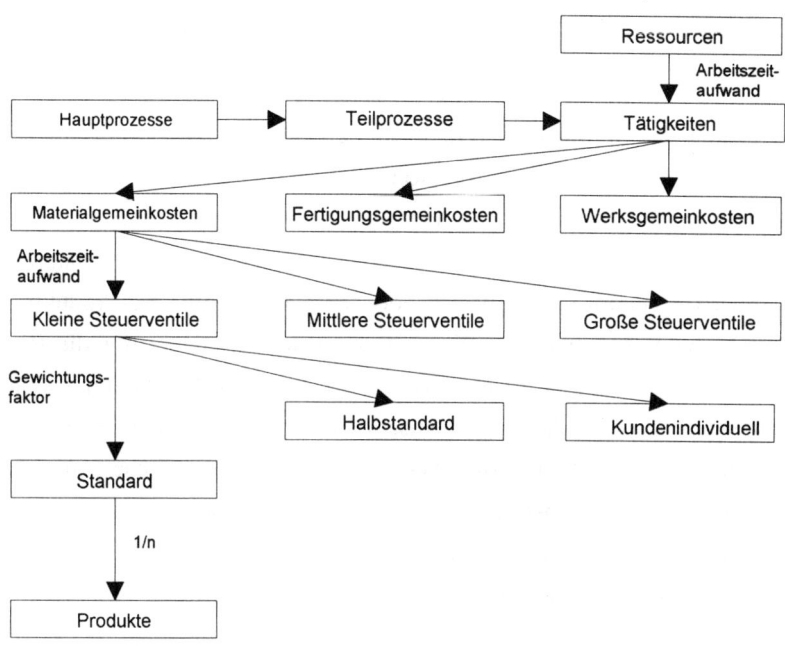

Abb. 10-7: Das ABC-System bei Yamatake-Honeywell

Die Arbeitsgruppen innerhalb einer Abteilung trugen die Verantwortung für die Definition der Tätigkeiten und für die Schätzung ihrer Zeitbeanspruchung. Die Schätzungen der Gruppen wurden in speziellen Fragebögen zu den Arbeitsinhalten, die in der ISO 9000 dokumentiert waren, schriftlich festgehalten. Diese Fragebögen waren von SABURO SHIMADA, dem Manager für Kostenrechnungsangelegenheiten im Bereich Finanzen, vorbereitet und von den Angestellten der Kostenrechnungsabteilung im Shonan Werk vervollständigt worden. Da jede Abteilung aus mehreren Gruppen bestand und das Prozeßmodell nicht zu komplex werden sollte, war jede Gruppe aufgefordert, ihre Aktivitäten zu verdichten, z.B. die Produktionsgruppe für die Freifeldinstrumente wies fünf Untergruppen auf: Produktionsplanung, Beschaffung, Produktionssteuerung, Prozeßtechnik und Qualitätssteuerung. Ihre jeweiligen Tätigkeiten wurden als Organisatorisches Management, Produktionsplanung,

Beschaffung, Herstellung von Produkten und Qualitätssicherung zusammengefaßt.

Nachdem die Gruppen die Tätigkeiten definiert und mit Zeitaufwendungen bewertet hatten, ordnete NOBUYUKI TAKAI die Tätigkeiten den Gemeinkostenpools zu, wobei der Auslöser für die Aktivität entscheidend für die Zuordnung war. Tätigkeitskosten gingen in den Materialgemeinkostenpool ein, wenn sie notwendig waren, um die Produktion mit Material zu versorgen. Wenn sie eine Serviceleistung für die Produktion erbrachten, wurden sie dem Personal- und Abschreibungspool zugewiesen, und falls sie gemeinsame Werksfunktionen unterstützten, wurden sie dem Werkskostenpool zugeordnet. Zusätzliche Angaben dokumentierten, für welche Produktlinie die Tätigkeiten durchgeführt wurden, so daß die entsprechenden Kosten einem Produktlinienkostenpool zugeordnet werden konnten.

Diese Kostenpools einer jeden Produktlinie waren nun auf die verschiedenen Produkttypen der Linien zu verteilen, wobei objektive Informationen vom EDV-gestützten Produktionssteuerungssystem FADE (final assembly daily explosion) hinzugezogen wurden. Das FADE-System enthält ein MRP-Modul zur Auftragsterminierung und -steuerung sowie zur bedarfsgerechten Teile- und Materialbereitstellung und unterscheidet dabei drei Produkttypen:

1) Standardprodukte werden als Massenprodukte für das Lager gefertigt. Die Teilelisten werden im FADE-System geführt, um Bestellungen automatisch auszulösen.

2) Kundenprodukte werden auf speziellen Kundenwunsch gefertigt. Das FADE-System verwaltet diese Stücklisten nicht und übernimmt folglich auch nicht die Teiledisposition für diese Kundenprodukte.

3) Bei Zwitter- bzw. Halbstandardprodukten wird nur ein Bruchteil der Teileliste vom FADE-System geführt.

Bei der Entwicklung des neuen Kostenrechnungssystems mußte zwischen Teilen, deren Stammdaten im FADE-System hinterlegt waren und solchen, denen keine EDV-Unterstützung zukam, unterschieden werden. Die manuelle Beschaffung von Spezialteilen war zeitaufwendiger als die automatische Disposition von Standardteilen und mußte somit auch entsprechend teurer sein. Um diesen unterschiedlichen Ressourcenverzehr angemessen zu berücksichtigen, wurde ein zusammengesetzter Gewichtungsfaktor berechnet. Ausgangsbasis war ein Arbeitsaufwandsfaktor, der wiedergibt, wieviel Zeit die Bearbeitung von Standard- bzw. Spezialteilen erforderte. Bei Halbstandardprodukten errechnete sich ein gewichteter Durchschnittsfaktor aus dem durchschnittlichen Verhältnis von Standard- und Spezialteilen über alle Produktlinien für Steuerungsventile. Anschließend wurden die drei Arbeitsaufwandsfaktoren mit den Absatzmengen jedes Produkttyps gewichtet. Der resultierende gewichtete Faktor kann herangezogen werden, um die Steuerungskosten auf jeden Produkttyp zu verrechnen.

Teilt man die Gesamtkosten eines Produkttypen durch die entsprechende Produktionsmenge, lassen sich die Materialgemeinkosten je Ausbringungseinheit eines Produkttypen bestimmen. Damit setzt sich das zweistufige Verfahren zur Bestimmung der Materialgemeinkostenzuschlagssätze für jeden Produkttyp aus der Anwendung eines Arbeitsaufwandsschlüssels in der ersten Stufe, um die Kostenpools für jede Produktlinie zu bilden, und einem zusammengesetzten gewichteten Faktor in der zweiten Stufe, um die Materialgemeinkosten der Linie auf die verschiedenen Produkttypen zu verteilen, zusammen. Für das Kostenrechnungssystem der Steuerventile existieren daher drei Kostenpools (kleine, mittlere und große Ventile) und drei Produkttypen in jeder Linie (Standard-, Halbstandard- und Kundenprodukte), so daß insgesamt neun Materialgemeinkostenzuschlagssätze für den Produktionsbereich der Steuerungsventile zu bilden sind.

Die Kosten für Verbrauchsmaterial und die Abschreibungen von Stanz- und Gußformen sind in den Materialgemeinkosten enthalten. Jedoch wird - wo immer es möglich ist - dieser zusätzliche Ressourcenverzehr einzelnen Produkten zugeordnet. Zum Beispiel werden die Gußformen bei der Steuerventilherstellung häufig nur für eine bestimmte Ventilart bzw. -größe eingesetzt. Deshalb wird ein Zuschlagssatz zur Verrechnung der Abschreibung auf der Basis der geplanten Materialkosten bestimmt:

Zuschlagssatz für Abschreibungen =
1 + Abschreibungskosten in ¥ / Material in ¥

Gewöhnlich kann aber jede Gußform nicht nur für ein einzelnes Produkt, sondern für verschiedene Varianten verwendet werden. In diesem Falle errechnet sich ein variantenfamilienbezogener Abschreibungszuschlagssatz, indem die gesamten geplanten Materialkosten der Ventilfamilie in die Formel eingehen. Damit setzten sich die Materialgemeinkosten eines Produktes aus drei verschiedenen Komponenten zusammen: Tätigkeitsorientierte Kosten, Kosten für Verbrauchsmaterial und Abschreibungen für Spritz- und Gußformen.

Die Materialgemeinkostenverrechnung des tätigkeitsorientierten Kostenrechnungssystems bei Yamatake Honeywell ist sehr ausgeklügelt und korrigiert viele Fehler des alten Systems. Die Kostendifferenz zwischen kleinen und großen Ventilen wurde abgebaut, und das neue System berechnet tatsächlich genauere Produktkosten. Erstaunlicherweise unterscheidet es dabei nicht zwischen Tätigkeiten, die auf Stück-, Chargen-, Produkt- oder Werksebene durchgeführt werden. Offensichtlich sind einige materialbezogene Tätigkeiten nicht stückbezogen, so daß kleine Verzerrungen nicht ausbleiben. Wenn die Produktionsmengen für unterschiedliche Ventile in jeder Produktlinie und -größe jedoch ungefähr gleich groß sind, werden die Verzerrungen nur gering sein.

Zusammenfassung

Die in diesem Kapitel diskutierten Produktkalkulationssysteme variierten von extrem konventionell bis sehr innovativ. Nur eines war ein ABC-System. Andere innovative Systeme wiesen nur die Kosten auf Ebene der Produktlinien aus. Die konventionellen Systeme waren den westlichen Gegenstücken ähnlich, wenn nicht sogar mit ihnen identisch. Der hierbei mangelnde Innovationstrieb verdeutlicht das starke Vertrauen auf Target Costing und Value Engineering, die in Verbindung mit einem sorgfältigen Absatzprogrammanagement die Forderung nach Produkt-(nach)kalkulationen basierend auf einer ABC-Philosophie abschwächt.

Die Entscheidungen von Komatsu und Mitsubishi Kasei, nur noch die Kosten auf Produktlinienebene auszuweisen, wurden aufgrund von Kosten-Nutzen-Abwägungen getroffen. Weil nur wenige Entscheidungen auf Produktebene zu fällen sind und Target Costing unter Berücksichtigung der kurzen Produktlebenszyklen im Grunde genommen vermeidet, daß Produkte vor ihrem Ersatz am Ende des Lebenszyklusses unprofitabel werden, ist der Nutzen von genauen Produktkosten sehr gering. Weiterhin werden in den meisten Produktionswerken die Produktlinien in jeweils räumlich getrennten Bereichen gefertigt, so daß Kosten relativ einfach den Produktlinien zugerechnet werden können. Die Kenntnis der genauen Produktlinienkosten ermöglicht dem Unternehmen eine Rentabilitätsüberwachung auf der jeweiligen Ebene, auf der auch die relevanten Entscheidungen getroffen werden.

In den meisten Fällen können konventionelle Systeme keine so hohe Genauigkeit wie ABC-Systeme erreichen. Dementsprechend sollten ABC-Systeme dort eingesetzt werden, wo das Marktumfeld die Kenntnis genauer Produktkosten erfordert. Obwohl Shionogis verläßliche Produktkosteninformationen benötigt, setzt es kein ABC-System ein, sondern ein sehr raffiniertes System, das auf der Erfassung von mehreren Kostenarten und einer anschließenden Verrechnung auf die verschiedenen Produktionsabteilungen mittels direkter Bezugsgrößen beruht. Die Kosten von Serviceabteilungen und indirekten Abteilungen werden auf die Produktionskostenstellen in einem dreistufigen Verfahren umgelegt, wobei durch eine geeignete Bezugsgrößenwahl die Ressourcenbeanspruchung der Produktionsabteilungen möglichst genau erfaßt wird.

Yamatake-Honeywell befindet sich mitten in einem Projekt zur Implementierung eines ABC-Systems, das fünf Schichten von Aktivitäten aufweist. Die unterste Schicht bilden die Tätigkeiten, anhand derer die Kosten auf die Produkte verrechnet werden. Obwohl das System sehr detailliert aufgebaut ist, zieht es keinen Vorteil aus dem hierarchischen Aufbau der Tätigkeiten.

KAPITEL 11

KAIZEN COSTING

Durch den Ausweis von Produktkosten identifizieren Produktkalkulationssysteme diejenigen Produkte, die unrentabel sind bzw. bei denen das Risiko besteht, daß sie unprofitabel werden können. Wenn diese Produkte erkannt worden sind, wird *Kaizen* Costing eingesetzt. *Kaizen* ist die japanische Bezeichnung für kontinuierliche Verbesserung basierend auf Kostensenkungen in der Herstellungsphase eines Produktes. Während *Kaizen* Costing die Kosten der existierenden Produkte reduziert, erhöhen *Kaizen* Systeme zusätzlich die Produktqualität und die Sicherheit der Produktionsprozesse.

Nicht alle Unternehmen wenden *Kaizen* Costing an. Zum Beispiel wurden bei Nissans Montagefabriken

... keine Anstrengungen zur Kostensenkung während der Produktionsphase unternommen, sobald die Produktionskosten die Zielkosten erreichten. Das Management hatte entschieden, daß die resultierenden zusätzlichen Einsparungen durch auftretende Störungen im Produktionsprozeß bei Umsetzung der Kostensenkungsmaßnahmen überkompensiert würden. Wenn Inflation oder andere Faktoren Kostensteigerungen verursachten, wurden die Zulieferer unter Druck gesetzt, Kostensenkungspotentiale für die gelieferten Komponenten zur Einhaltung der vorgegebenen Zielgrößen aufzuzeigen. Ein ähnlicher Druck wurde auf die Montagewerke ausgeübt, um die Montagezielkosten zu erreichen.

Kaizen Costing wird dann als unangebracht betrachtet, wenn die Kosten der initiierten Maßnahmen zur Veränderung der Produktionsprozesse aufgrund von Störungen größer sind als die Einsparungen. Um die Produktionsausfallkosten so klein wie möglich zu halten, führen viele Unternehmen Veränderungen nur dann durch, wenn die kumulierten Einsparungen oder Verbesserungen zur Rechtfertigung ausreichen. Somit könnten Änderungen im Produktionsprozeß nur alle sechs bis zwölf Monate auftreten. Ungefähr nach einem Monat kann ein nach einer Änderung instabil gewordener Produktionsprozeß wieder unter Kontrolle gebracht werden.

Genauso wie Target Costing sind *Kaizen* Costing Systeme am effektivsten, wenn genaue Kostensenkungsziele vereinbart werden. Im Gegensatz zum Target Costing bezieht das *Kaizen* Costing die Produktgestaltung nicht mit ein, sondern fokussiert statt dessen auf den Produktionsprozeß eines bestimmtes Produkts oder allgemeinen auf einen Prozeß. Das Ziel des *Kaizen* Costing Programms ist es, Ineffizienzen innerhalb der Produktionsprozesse zu beseitigen. Erreicht ein *Kaizen* Costing Programm seine Ziele, so sinken die gesamten Produktionskosten und damit auch die Produktkosten.

Der Hauptunterschied zwischen *Kaizen* Costing und Target Costing liegt im Freiheitsgrad bei der Kostenreduktion. Beim Target Costing ist die Produktgestaltung nicht endgültig abgeschlossen, so daß die Funktionalität noch geändert werden kann. Beim *Kaizen* Costing befindet sich das Produkt bereits in der Produktion, d.h. es können nur noch geringfügige Gestaltungsänderungen am Produkt vorgenommen werden. Diese Restriktion reduziert das erreichbare Kostensenkungspotential. Gemäß einer Studie sind bereits 90 Prozent der Produktkosten nach Verabschiedung des Designs determiniert (BLANCHARD 1978). Wenn diese Einschätzung zutrifft, so kann *Kaizen* Costing nur die verbleibenden 10 Prozent der Kosten beeinflussen. Trotzdem werden *Kaizen* Costing Programme als wichtige Bestandteile der unternehmensweiten Kostensenkungsbemühungen betrachtet.

Der Fokus eines *Kaizen* Costing Systems leitet sich aus der Unternehmensstrategie und den aus Unternehmenssicht effektivsten Ansatzpunkten zur Erschließung von Kostensenkungspotentialen ab. Bei Citizen z.b. konzentriert sich das *Kaizen* Costing Programm auf eine Reduktion der direkten Lohnstunden. Hauptansatzpunkt ist hier eine Verkürzung der Zeiten für die Bedienung und Pflege der Produktionsmaschinen, wobei dies auf zwei verschiedenen Wegen erreicht werden kann. Erstens kann die Geschwindigkeit der Maschine gesteigert werden, so daß ein höherer Teiledurchsatz erzielt wird. Zweitens kann ein einzelner Arbeiter zur Bedienung mehrerer Maschinen eingesetzt werden. Für Citizen

> ließ sich der Erfolg dieses Programms anhand einer Abteilung mit Drehmaschinen illustrieren. Die 150 Drehmaschinen wurden von 15 Leuten in der Tagschicht bedient, während in der Nachtschicht nur zwei Leute anwesend waren. Dies günstige Verhältnis von Maschinen zu Mitarbeitern wurde erreicht, indem die Ursachen von Ausfallzeiten analysiert und anschließend beseitigt wurden. Die 15 Mitarbeiter der Tagschicht beschäftigten sich hauptsächlich mit der Aufrüstung der Drehmaschinen, mit der Bearbeitung von Störungen und mit der Drahtbestückung der Maschinen. In der Nachtschicht dagegen wurden nur zwei Mitarbeiter benötigt, da dort nur große Lose ohne zeitintensive Rüstprozesse durchgeschleust wurden. Die einzige Aufgabe der Nachtschicht war es, die Maschinen am Laufen zu halten. Fiel eine Maschine aus oder überschritt sie die festgelegte Toleranz, so wurde die Problemlösung der Tagschicht überlassen (COOPER 1994a, 7).

Im Gegensatz dazu ist bei Sumitomo Electric Industries der Anteil der Materialkosten eines Produkt hoch, während die Lohnkosten eher gering sind. Dementsprechend setzt das *Kaizen* Costing System bei den Materialkosten an. Die Evolution des Systems von Sumitomo verdeutlicht die Motivation des Mitarbeiter- und Managementteams:

Erste Ansätze von konsequenten Kostensenkungen setzte SEI 1955 zum ersten Mal um, weil die Gewerkschaftsführer glaubten, daß jeder von ihnen geforderte Lohnanstieg aus den eigenen Leistungen resultieren und nicht aus den Taschen der anderen Interessengruppen des Unternehmens finanziert werden sollte. Auf dieses Ersuchen der Gewerkschaft hin begann die Firma stark in den Aufbau eines Personalmanagements zu investieren...

SEI´s Personalpolitik beinhaltete die Absicht, die Bezahlung der Arbeitnehmer zu verbessern, wenn diese effizienter arbeiteten. Diese Personalpolitik erlaubte den Arbeitnehmern, eine höhere Bezahlung für eine höhere Produktivität zu verlangen. Als Resultat dieser Philosophie entstand eine Arbeitnehmerschaft, die gegenüber Veränderungen im Arbeitsumfeld aufgeschlossen war und Effizienzsteigerungen vorantrieb. Die somit gestiegene Flexibilität des Unternehmens ermöglichte SEI eine sehr schnelle und effektive Einführung der Massenproduktion. (COOPER 1994m)

Das von Sumitomo in den 50er Jahren entwickelte Entlohnungssystem ist sehr ungewöhnlich; es beinhaltet eine monetäre Belohnung, die an Produktivitätssteigerungen gekoppelt ist:

Die Löhne bestanden aus drei Elementen: Grundlohn, Bonus und Produktivitätssteigerungsbonus. Jedes Jahr wurde der Finanzpool eines jeden Werkes, der für eine Prämienausschüttung an die Arbeitnehmer aufgrund ihrer Bemühungen bei Produktivitätssteigerungen zur Verfügung stand, durch die Werksproduktivität determiniert. Der individuelle Produktivitätsbonus wurde bestimmt, indem der Grundlohn (ohne Bonus) mit der jeweiligen Werksproduktivitätskennzahl multipliziert wurde. Diese Kennzahl ergibt sich durch Division des gesamten Finanzpools durch die gesamte Lohnsumme der partizipierenden Arbeitnehmer. Auf diese Weise wurde das Vergütungssystem so gestaltet, daß es einen positiven Druck für einen Anstieg der Produktivität in der gesamten Organisation ausübt. (COOPER 1994m, 3)

Zur Umsetzung dieses Konzeptes muß das Unternehmen in der Lage sein, die Produktivitätsverbesserungen exakt zu messen. Hierzu entwickelte bzw. modifizierte Sumitomo einige Systeme. Unter diesen Systemen waren das Gesamtbudgetierungssystem, ein Teilkostenrechnungs-

Kaizen Costing 283

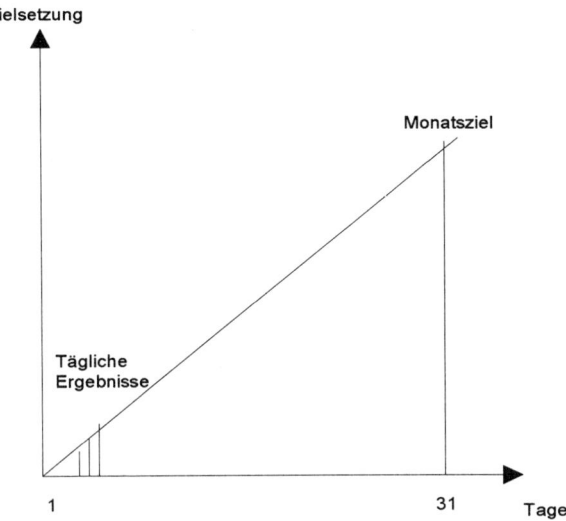

Quelle: R. COOPER, „Sumitoma Electric Industries, Ltd.: The Kaizen Program", case study 9-195-078 (Boston: Harvard Business School, 1994), 13.

Abb. 11-1: SEI's Kennzahl für die Beurteilung der Erreichung der Kostensenkungsziele

system genauso wie Programme zur Kostenreduzierung auf Gruppenebene. Diese Kostensenkungsprogramme sind der zentrale Dreh- und Angelpunkt des *Kaizen* Costing Programms des Unternehmens:

Tagespläne wurden in jedem Werk entwickelt, um Kostensenkungspotentiale zu identifizieren. Diese Pläne basierten auf den monatlichen Budgets, die bereits die von dem *Kaizen* Costing Programm erwarteten Einsparungen einschlossen. Diskussionsthemen von täglichen Treffen waren die erreichten Einsparungen des vorhergehenden Tages und wie diese sich zum Budget verhielten sowie die erwarteten Einsparungen für den laufenden Tag. Der erreichte Anteil dieser Kosteneinsparungen wurde dem Monatsbudget gegenübergestellt (vgl. Abb. 11-1). Kostensenkungspläne wurden auf Ebene der Werke ausgearbeitet und dann auf Divisionsebene konsolidiert, um abschätzen zu können, ob sie ein zufriedenstellendes Gesamtkostensenkungsziel für die Division bilden. (COOPER 1994m,5)

Detailbetrachtungen sind von großer Bedeutung für den Erfolg von *Kaizen* Programmen. Keine Verbesserungsmaßnahme - egal wie klein die resultierende Einsparung ist - kann ignoriert werden. Aus diesem Grund belohnen viele Unternehmen die Mitarbeiter, die Kostensenkungspotentiale identifizieren. Normalerweise werden keine monetären Belohnungen ausgeschrieben, sondern es wird vielmehr die Aufmerksamkeit auf den Erfolg und die Leistung der Mitarbeiter gelenkt, wie z.B. bei Citizen:

> Um für die Belegschaft Anreize zur Aufdeckung von Einsparungen zu schaffen, wurden überall in dem Werk Bildtafeln plaziert. An ihnen hingen Fotos und Beschreibungen über den Zustand vor und nach der Verbesserungsmaßnahme. Desweiteren wurden dort die Gruppe oder die Mitarbeiter, die die Einsparungen entdeckt hatten, sowie die Höhe der Einsparungen hervorgehoben. Zum Beispiel dokumentierten eine Reihe von Fotos vor und nach der Änderung eine Reduktion der Zeit für das Ablesen von mehreren Meßinstrumenten. Der zuständige Mitarbeiter entdeckte, daß die für das Ablesen erforderliche Zeit durch ein Umhängen der Meßgeräte reduziert werden konnte. Benötigte er vorher zwei Minuten und 58 Sekunden für den Ableseprozeß, so erreichte er nach der Veränderung alle Meßinstrumente in nur einer Minute und 20 Sekunden. (COOPER 1994a, 8)

Die Bestimmung von *Kaizen* Costing Zielen

Während die Verantwortung für die *Kaizen* Costing Programme in den Händen der Belegschaft lag, erzeugten die meisten Unternehmen einen top-down Druck in der Organisation, um ausreichende Einsparungen zu erzielen. Da die einzelnen Arbeitsgruppen ihre eigenen Kostensenkungsziele ausarbeiten und anschließend mit der Geschäftsführung darüber verhandeln, läßt sich dieser top-down Druck manchmal schwer wahrnehmen. Die Verhandlungen - eine interessante Kombination aus top-down und bottom-up Philosophien - führen normalerweise zu Kostensenkungszielen, die weitaus aggressiver sind als ursprünglich geplant. Die Stärke dieser Verhandlungen liegt in den gemeinsam vereinbarten Zielen, denen alle Unternehmensbereiche zustimmen und sich verpflichtet fühlen, insbesondere wenn diese Ziele von der Geschäftsführung mitbestimmt worden sind.

Bei Sumitomo Electric verläuft der Verhandlungsprozeß zur Bestimmung der endgültigen Kostensenkungsziele wie folgt:

> Jedes Werk wurde in eine bestimmte Anzahl von Produktionsprozessen zerlegt, die jeweils von einem eigenständigen Team betreut wurden. Gewöhnlich bildeten diese Gruppen eine Kostenstelle und waren für die Aufbereitung von Kosteninformationen verantwortlich. Jedoch waren manchmal mehrere Gruppen in einer Kostenstelle, so daß dort die Kosteninformationen auf Gruppenebene und nicht auf Kostenstellenebene erhoben wurden.... Jede Stelle war für die Erstellung eines Sechs-Monats-Budgets verantwortlich. Genauso wie bei den anderen Budgets wurden die ersten drei Monate detailliert ausgearbeitet, während bei den letzten drei Monaten Durchschnittswerte angesetzt wurden. Mit dem Budget sollten alle Ausgaben des Centers einschließlich Lohn- und Gehaltszahlungen, Überstundenzuschläge, Reisekosten und administrative Kosten abgedeckt werden. Jedes eigenständig agierende Center übermittelt sein Budget dem Divisionsleiter zur Genehmigung. Jegliche Diskrepanzen zwischen den Unternehmenszielen und dem Budget des Centers wurden in Verhandlungen ausgeräumt, bevor das Management das eventuell modifizierte Budget genehmigte. (COOPER 1994m, 11)

Dieser Prozeß erzeugt einen top-down Druck auf die Gruppen, die beabsichtigten Kostensenkungen umzusetzen. Manchmal war der Druck nur unterschwellig zu spüren, aber teilweise war er offensichtlich:

> Einige Ziele zur Senkung der indirekten Kosten wurden von der für das Budget zuständigen Gruppe des Rechnungswesens in der Zentrale vorgegeben. Diese Gruppe hatte die Verantwortung für eine einheitliche Vorgehensweise im Rahmen der Senkung der indirekten Kosten. Zum Beispiel könnten sie vorgeben, die indirekten Kosten sollen im nächsten Jahr um drei Prozent sinken, oder es sollen die Reisekosten um zehn Prozent abgebaut werden. Diese Vorgaben wurden den Divisionen

Management der Kosten existierender Produkte

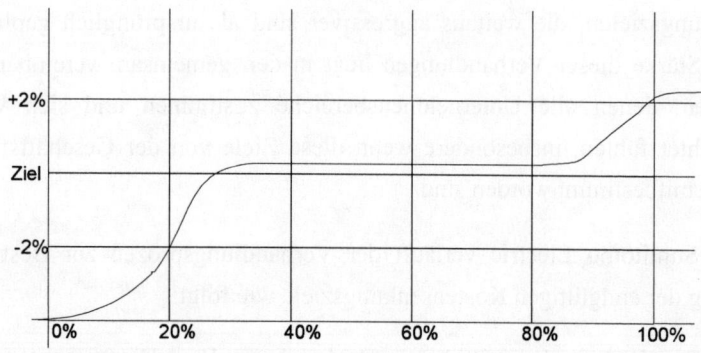

Quelle: R. COOPER, „Sumitoma Electric Industries, Ltd.: The Kaizen Program", case study 9-195-078 (Boston: Harvard Business School, 1994), 14.

Abb. 11-2: *SEI's Rentabilitätschart einer Gruppe, die zwischen +/-2% ihrer Kostensenkungsziele erreicht*

mitgeteilt und sollten in den Gewinnplan der Division implementiert werden. (COOPER 1994m, 11)

Der von den Kostensenkungszielen ausgehende enorme Druck kann nur aufrecht erhalten werden, wenn die vereinbarten Zieleniveaus der einzelnen Gruppen erreichbar sind. Bei Sumitomo z.B.

> erreichten die meisten Gruppen ihre Zielvorgaben mit Abweichungen von ± 2 Prozent. Normalerweise scheitern zehn bis zwanzig Prozent der Gruppen bei der Realisierung ihrer Ziele; ungefähr gleich viele Gruppen erzielen höhere Einsparungen als geplant. Hinsichtlich der Gruppenperformance werden keine Statistiken geführt, da das Management es für wichtiger hielt zu beobachten, wie jede Gruppe ihre Leistung erbringt und nicht wie hoch ihr Zielerreichungsgrad ist. (COOPER 1994m, 6)

Um die Gruppenperformance zu überwachen, setzt Sumitomo spezielle Graphiken ein (vgl. Abb. 11-2). Da die von jeder Gruppe verwirklichten Kostensenkungen von der Produktbeschaffenheit, von der Stabilität der Produktionsprozesse und von den Erfahrungen der Gruppen abhängig sind, muß mit Fingerspitzengefühl vorgegangen werden, um keinen Leistungsvergleich zwischen den Gruppen vorzunehmen: „Das Niveau der erwarteten Kostensenkungen wurde durch das Produkt determiniert. Einige Produkte wiesen hohe Einsparungspotentiale durch *Kaizen* Maßnahmen auf, während sich die Kosten anderer, schon ausgereifterer Produkte nur schwer noch weiter reduzieren ließen. Aus diesem Grund wurde kein Versuch unternommen, die Leistungen bei den Kostensenkungsmaßnahmen unter den Gruppen zu vergleichen" (COOPER 1994m, 6). Dies bedeutet jedoch nicht, daß keine anderen Vergleiche durchgeführt werden, sie werden sogar zu einer Steigerung der Gesamteffizienz eingesetzt:

> Sank der Marktpreis eines Produktes, und das Produkt lief Gefahr, unrentabel zu werden, so wurden die Kostensenkungsziele der Gruppen nach unten korrigiert. Das Ausmaß der Anpassung hing von dem erwarteten Preisverfall in der nächsten Zeit ab.... Das neue Kostensenkungsziel war weitaus aggressiver als das vorherige Ziel, so daß nun Ingenieure über die *Kaizen* Ebene hinausgehen und nach Möglichkeiten suchen müssen, das Produktdesign oder die erforderlichen Produktionsprozesse grundlegend zu verändern. (COOPER 1994m, 10)

Die Bewertung von *Kaizen* Costing Maßnahmen

Da Kostensenkungen ein Ziel des *Kaizen* Systems sind, beeinflussen diese Systeme die von den Standardkostenrechnungssystemen berechneten Abweichungen.

Obwohl *Kaizen* Costing Programme und Standardkostenrechnungssysteme bei den meisten Unternehmungen integriert sind, werden die abgeleiteten Kosteninformationen nicht unbedingt als der zentrale Bewertungsmaßstab für *Kaizen* Costing Maßnahmen betrachtet. Es werden eher direkte Produktivitätskennzahlen eingesetzt, wie z.B. bei Citizen:

> Der Erfolg von Kostensenkungsbemühungen wurde anhand einer Kennzahl „Zielerreichungsgrad" gemessen, die als Verhältnis von Istarbeitsstunden zu Standardarbeitsstunden definiert war. Der Grad der Zielerreichung wurde für jede Gruppe monatlich und für jedes Produkt halb-

jährlich ausgewertet. Der erwartete Wert lag bei 100%, wobei die Kostensenkungsziele in die monatliche Standardwerte einflossen. (COOPER 1994a, 7)

Citizen setzt eine Kombination aus selbststeuernden Teams und zentralem Management ein, um die Effizienz des *Kaizen* Costing Programms zu sichern. Wie in vorhergehenden Kapiteln erwähnt, können die Gruppenleiter solange dezentral ihre eigenen Entscheidungen treffen, wie die vereinbarten Ziele eingehalten werden. Sinkt die Gruppenperformance, so werden zuerst die Leiter gefragt, welche Maßnahmen sie dagegen ergreifen. Wenn sich die Performance nicht verbessert, wird für technische Unterstützung gesorgt. Greift auch diese Aktion nicht, so wird der Gruppenleiter ersetzt:

> Lag der Zielerreichungsgrad einer Gruppe über 100%, so wurde ein Review einberufen. Bei diesem Review mußte der Gruppenleiter Maßnahmen vorstellen, die eine Einhaltung der 100% Grenze im nächsten Monat garantieren sollte. Der Standard wurde für den ersten Monat nach Überschreiten der 100% nicht geändert, wodurch die Gruppe einem zusätzlichen Druck zur Erreichung des Kostensenkungsziels ausgesetzt war. Wenn die Kennzahl im zweiten Monat in Folge die 100% Marke überschritt, wurde der Standard für den darauffolgenden Monat angepaßt, um das Scheitern der Gruppe bei der Realisierung der geforderten Kostensenkungen zum Ausdruck zu bringen. Im Endeffekt bedeutete dies eine Revision der ursprünglichen Kostensenkungsziele für die Gruppe.

> Obwohl das Ziel revidiert wurde, ging man weiter der Frage nach, warum die geplanten Einsparungen nicht erzielt wurden und mit welchen Maßnahmen sie trotzdem schrittweise realisiert werden könnten. Es gab keine direkte Belohnung oder Bestrafung bei Über- oder Unterschreiten des Zielwertes. Die Gründe für das Scheitern bei der Erreichung der 100% Marke wurden gründlich diskutiert und analysiert. Stellte sich heraus, daß der Gruppenleiter inkompetent war, so würde sich dies in seinen persönlichen Entwicklungs- bzw. Aufstiegsmöglichkeiten widerspiegeln (COOPER 1994a, 7-8)

Die erlaubte Bandbreite für einen variierenden Zielerreichungsgrad, bevor zentral eine Maßnahme eingeleitet wird, ist bezeichnend: Bei einer nur einprozentigen Abweichung beginnt der Reviewprozeß. Diese geringe Toleranz weist darauf hin, wie genau die Produktion in vielen japanischen Unternehmen gesteuert wird.

Im Gegensatz zu Citizen stützt sich Sumitomo sehr stark auf die Kenntnisse der Belegschaft hinsichtlich des Kostenrechnungssystems des Unternehmens, um die geplanten Kostensenkungen zu realisieren:

> Alle einfachen Arbeiter waren sehr genau über das Kostenrechnungssystem informiert. Charts hingen im gesamten Werk und gaben Auskunft über die Kosten der Produkte und Prozesse sowie über das Niveau der bereits erreichten Kostensenkungen (die Charts enthielten Graphiken oder Tabellen). Diese Verbreitung von Kosteninformationen wurde als ein kritischer Teil des *Kaizen* Programms des Unternehmens betrachtet. Nur durch die Kommunikation der relevanten Kosten- und Qualitätsinformationen konnte das Management von den Arbeitern erwarten, daß sie die Kostensenkungen am effektivsten erreichen, indem vernünftige Ziele vereinbart und festgeschrieben werden. (COOPER 1994m, 5)

Das Vertrauen auf Kosteninformationen bedingt eine Belegschaft, die die Informationen verstehen und nutzen kann. Aus Unternehmenssicht läßt sich dies am einfachsten verwirklichen, indem die Arbeiter selbst diese Informationen generieren:

> Bei *Kaizen* Kostensenkungen ging der Trend dahin, daß die Verantwortung für Kostenreduzierungen auf die Produktionsebene delegiert wird - insbesondere versuchte das Management Kostendaten auf dieser Ebene zu verwenden.... Um die Verantwortung für Rechnungswesendaten von der Controllingabteilung auf die Werkstattebene zu verlagern, begann die Belegschaft im Werk, die relevanten Kosteninformationen zur Steuerung des Werkes zusammenzustellen. Anschließend wurden einige dieser Informationen von der Controllingabteilung in finanzielle Ergebnisberichte übernommen. (COOPER 1994m, 6)

Sumitomos erster Ansatz zur Einbindung der Arbeiter in das Kostenmanagement enthielt fünf Kernelemente:

1. Die Arbeiter werden mit Kosteninformationen versorgt, und es wird von ihnen erwartet, daß sie diese zur Steuerung nutzen.
2. Die Erstellung von Rechnungswesendaten wird nicht nur in der Zentrale, sondern auch in den Werken durchgeführt.
3. Einige Investitionentscheidungen werden von den einfachen Arbeitern getroffen.
4. Es existierte ein getrenntes internes und externes Rechnungswesen.
5. Es werden monatliche Treffen mit den einfachen Arbeitern abgehalten, um die Werks- und Divisionsperformance zu bewerten.

Da nun die Verantwortung für das *Kaizen* Costing Programm und die Erzeugung der damit verbundenen Kostenmanagementinformationen auf einer tieferen Ebene in der Organisation liegt, setzt Sumitomo gezielt das Rechnungswesen ein, um die Erreichung der Kostensenkungsziele zu gewährleisten:

> Das Rechnungswesen wurde genutzt, um Abweichungen einzelner Divisionen von den vorgegebenen Kostensenkungszielen festzustellen. Es lag im Verantwortungsbereich des Werkscontrolling, jegliche negative Abweichung bei den Kostensenkungen zu erkennen und darauf hinzuweisen sowie von dem Divisionsleiter eine Erklärung einzufordern, warum das geplante Kostensenkungsziel verfehlt wurde. Alle sechs Monate wurde ein detaillierter Review angestoßen, der eine Analyse der Kostensenkungsaufwendungen im Verhältnis zu den Investitionen umfaßte. Investitionsbezogene Kostensenkungsanalysen wurden nur alle sechs Monate durchgeführt, da sie im Gegensatz zu den einfachen Kostensenkungen aufwendige Berechnungen außerhalb des Systems erforderten. (COOPER 1994m, 7)

Obwohl der Zugriff der Arbeiter auf detaillierte Kosteninformationen nicht unbedingt notwendig ist, um das *Kaizen* Costing Programm zu betreiben, gibt es Hinweise darauf, daß Programme mit diesen Eigenschaften effektiver sind. Bei dem altem System der Kirin Brauerei waren den Mitarbeiter beispielsweise keine Kosteninformationen zur Verfügung gestellt worden, und dieses Defizit wurde als ein Nachteil des Systems angesehen:

> Die mangelnde Kenntnis der Kosten und damit der Rentabilität machte es für die Arbeiter unmöglich, ihren Beitrag zu dem Gesamtunternehmensergebnis zu beurteilen. Zum Beispiel wurde die prozentuale Ausbeute (nicht die Kosten des verlorenen Biers) als Maßgröße für die Prozeßeffizienz beim Transport des Bieres von den Gärungsbottichen zu den Vorratstanks herangezogen. Die Information, daß die Transporteffizienz während des Jahres um fünf Prozent gestiegen ist, läßt jedoch kein Urteil darüber zu, ob die entstandenen Einsparungen bedeutend oder eher marginal sind. Ebenso können ohne Ansatzpunkte für ein Benchmarking der Leistungen zwischen den sich selbststeuernden Gruppen in jeder Brauerei das Management nur sehr schwer die Performance dieser Gruppen auf finanzieller Ebene beurteilen und die Gruppen selbst ihre eigene Leistung einschätzen. (COOPER 1994d, 9)

Die Problematik bestand nicht darin, daß die einzelnen Brauereien versuchten, das System zu überlisten oder zu ihren eigenen Vorteil zu nutzen, sondern daß niemand genug finanzielle Informationen besaß, um fundierte Entscheidungen zu treffen, z.b. ein optimaler Ausgleich zwischen Überstunden und befristeten Arbeitsverträgen. Dieses Problem wurde durch das neue System gelöst (vgl. Kapitel 11), indem es Kosteninformationen breit zugänglich machte.

Die Stagnation von *Kaizen* Costing Systemen

Wenn *Kaizen* Costing Systeme altern, verlieren sie ihre Effektivität. Das Hauptproblem scheint zu sein, daß den Mitarbeitern die Ideen ausgehen, wie sie die Produktivität verbessern könnten. Nach den Jahren mit der Umsetzung vieler Verbesserungsmaßnahmen ist es nicht verwunderlich, daß die Anzahl der Vorschläge und die damit verbundenen Einsparungspotentiale sinken. Bei Citizen z.B.

wurden zwei Ansätze zur Reduktion der Arbeitsinhalte verfolgt: Zum einen änderten die Produktionsingenieure die Fertigungsprozesse eines Produktes, und andererseits findet die Belegschaft Möglichkeiten zur Effizienzsteigerung. In den frühen 90ern wurde von den Produktionsingenieuren erwartet, daß sie ungefähr 80% der Kosteneinsparungen durch Änderungen realisieren, während von der Belegschaft nur 20% gefordert wurden, da sie schon über Jahre hinweg ihre Effizienz gesteigert hatte und das Management die verbleibenden Einsparungspotentiale als begrenzt einstufte. (COOPER 1994a, 6)

Der Verlust an Effektivität dieser Programme spiegelt eher ihren Verfall als die Unfähigkeit der Belegschaft wieder. Manchmal erreicht das Programm die technischen Grenzen des Machbaren, so daß weitere Einsparungen offensichtlich nicht mehr realisiert werden können. In diesem Falle könnten der Belegschaft Investitionsentscheidungen übertragen werden, um diese Grenzen zu umgehen, wie z.B. bei Sumitomo Electric:

In den Anfängen der *Kaizen* Programme wurden alle Investitionsanträge von den Ingenieuren gestellt. Mit der Zeit begann der einfache Arbeiter, Investitionsvorschläge zu unterbreiten. Diese Veränderung wurde z.T. durch die für viele Produktionsprozesse fixierten *Kaizen* Ziele bewirkt. Diese ausgereiften Prozesse liefen so effizient ab, daß die Arbeiter keine Chance mehr sahen, diese ohne Investitionen in neue Arbeitsmittel zu verbessern. Zum Beispiel konnte die Produktionsgeschwindigkeit von mit Polyethylen umhüllten Kabeln nur gesteigert werden, wenn neue Hilfsmittel für den Ummantelungsprozeß angeschafft würden. (COOPER 1994m, 9)

Als Reaktion auf die ausgereiften *Kaizen* Costing Programme entwickelten einige Unternehmen neue Systeme, um ihren *Kaizen* Costing Programmen neuen Schwung zu geben (vgl. Kapitel 13 und 14). Bei der Kyoto Brauerei für das Kirin Bier wurden durch Kostensenkungsprogramme „normalerweise jedes Jahr vier bis fünf Ziele für Verbesserungen vereinbart. Mit dieser kontinuierlichen Veränderung der Sichtweise konnten die Programme am Leben gehalten werden." (COOPER 1994d, 8)

Ein Anstieg der Gemeinkosten aufgrund der Entwicklung neuer Kostenrechnungssysteme bei etlichen der in Kapitel 10 beschriebenen Unternehmen beeinflußte ebenfalls die Ausrichtung der *Kaizen* Costing Programme. Bei Citizen verlagerte sich der Schwerpunkt auf die indirekten Kosten:

> Die Arbeitsinhalte jedes im indirekten Bereich eingesetzten Mitarbeiters werden daraufhin überprüft, ob seine Stelle gestrichen oder sein Aufgabengebiet verkleinert werden konnte. Diese Analyse zog normalerweise eine neue Stellenbeschreibung nach sich, die von der Kostenstellengruppe, der der indirekte Mitarbeiter angehörte, vorbereitet und anschließend von dem Management genehmigt wurde. Diesem Kostensenkungsansatz lag der Gedanke zugrunde, daß keine langfristigen Einsparungen auftreten, wenn sich der Arbeitsanfall nicht verkleinern läßt. In einem zweiten Ansatz wurden die notwendigen indirekten Aktivitäten identifiziert und wo immer möglich automatisiert, so daß sie kostengünstiger durchgeführt werden konnten. (COOPER 1994a, 8)

Zusätzlich zu den veränderten Kostensenkungszielen offerierte die Modernisierungen der Produktionsprozesse neue Ansatzpunkte für *Kaizen* Costing Maßnahmen. Bei Kirin

> erzeugten ein Nachfragewandel und eine Veränderung der Brauereitechnologie neue Prozesse, an denen sich nun die Kostensenkungsprogramme ausrichten mußten. Während z.B. pasteurisiertes Bier in der Vergangenheit beliebt gewesen war, gewann nun unpasteurisiertes Bier an Aufmerksamkeit. Die resultierende Veränderung im Brauprozeß war Anlaß für neue Kostensenkungsprogramme. (COOPER 1994d, 8)

Schließlich erfordert oft eine verlängerte Lebensdauer der Produkte Umstellungen der Produktionsanlagen und -prozesse und erzeugt so neue Kostensenkungspotentiale. Es existieren jedoch Grenzen für diese Ansätze zur Revitalisierung der *Kaizen* Programme. Bei Kirin „hatte das Management das Gefühl, daß trotz einer ständigen Schwerpunktverlagerung der Kostensenkungsprogramme diese ihre Effektivität verlieren." (COOPER 1994d, 8) Ähnliche Erfahrungen wurden bei Olympus gemacht: „Die Entscheidung für die Einführung eines neuen Programms stützte sich z.T. auf die Beobachtung, daß die Einsparungen aus dem Plan für

1987 sich innerhalb weniger Monate reduziert haben." (COOPER 1994j, 10)

Zusammenfassung

Kaizen als eine Philosophie der kontinuierlichen Verbesserung spielt eine entscheidende Rolle bei den meisten der untersuchten Unternehmen - insbesondere bei denen, die langlebige Produkte anbieten. Die Länge der Produktlebenszyklen ist wichtig, da langlebige Produkte mehr Möglichkeiten für *Kaizen* Maßnahmen offerieren als kurzlebige. Die Einsparungspotentiale eines *Kaizen* Costing Systems sind geringer als die des Target Costing Systems, da die Freiheitsgrade für Kostenreduktionen kleiner sind - insbesondere das Produktdesign ist schon festgelegt. Das Hauptziel dieser *Kaizen* Costing Systeme liegt in der Steigerung der Produktionsprozeßeffizienz. Daher operiert *Kaizen* Costing auf Produktebene.

Um ein effektives *Kaizen* Costing Programm zu betreiben, müssen die fixierten Ziele erreichbar sein. Die Ziele werden im Rahmen eines Ansatzes abgeleitet, der top-down und bottom-up Vorgehensweise kombiniert. Im top-down Prozeß der Verhandlungen werden Gesamtkostensenkungsziele festgelegt. Der bottom-up Prozeß fixiert die Kostensenkungsziele für die einzelne Gruppe. Für den Erfolg der Programme muß einem detaillierten und kontinuierlichen Feedback Aufmerksamkeit gewidmet werden. Es bieten sich Tafeln, Graphiken oder Charts an, um den Fortschritt der Programme zu kommunizieren.

Damit mit einer *Kaizen* Abweichungsanalyse die Effektivität der *Kaizen* Costing Programme überwacht werden kann, muß das Kostenrechnungssystem solche Standards aufweisen, so daß Aussagen über die erwarteten Einsparungen getroffen werden können. Abweichungen treten somit nicht auf, wenn die geplanten Einsparungen realisiert werden. Eine positive Abweichung signalisiert die Realisierung einer höheren Einsparung als erwartet. Bei negativen Abweichungen wurde das vorgegebene Ziel nicht erreicht, und Gegenmaßnahmen sind erforderlich. Einige Unternehmen erzeugen zusätzlichen Kostensenkungsdruck, indem sie den Gruppen mit positiven Abweichungen Prämien ausbezahlen. Die Verbindung von fixierten Kostensenkungszielen mit der Ausschreibung von Prämien für die Erzielung größerer Kosteneinsparungen erzeugt den maximalen Kostensenkungsdruck innerhalb der Organisation.

Bei der Bewertung der Leistung eines *Kaizen* Programms werden gewöhnlich nicht finanzielle Größen herangezogen, wie z.b. der Zielerreichungsgrad bei Citizen. Übersteigt diese Kennzahl 101%, so muß der Gruppenleiter erklären, warum das Kostensenkungsziel nicht erreicht wurde und welche Maßnahmen nun zur Erreichung ergriffen werden. Verbessert sich die Situation nicht, so werden von der Zentrale zusätzliche Aktionen eingeleitet, die auch die Neubesetzung der Gruppenleiterposition bedeuten können. Kosteninformationen scheinen eine wichtige Rolle für den Erfolg der *Kaizen* Programme zu spielen. Arbeiter mit einem Zugriff auf Kosteninformationen sind offensichtlich besser in der Lage, ihre Ressourcen effizient einzusetzen

Es gibt Anzeichen dafür, daß die *Kaizen* Programme bei einigen Unternehmen schon ausgereift sind und anfangen, ihre Effektivität zu verlieren. In dieser Situation können die Unternehmen die Ausrichtung ihrer Programme ändern, indem die sich auf andere Ziele konzentrieren und insbesondere gerade neu integrierten Produktionsprozessen eine höhere Aufmerksamkeit schenken, oder indem sie Systeme zur „Motivation des Unternehmergeistes" der Belegschaft einführen.

KAPITEL 12

OPERATIVE STEUERUNGS- UND KONTROLLSYSTEME

Es gibt zwei Kostenmanagementinstrumente, die japanische Unternehmen im Rahmen der Herstellung ihrer aktuellen Produkte zur Effizienzsteigerung anwenden: *Kaizen* Costing Systeme und Methoden zur Steuerung und Kontrolle der betrieblichen Prozesse. Häufig werden diese beiden Instrumente eingesetzt, um sich gegenseitig zu verstärken. In diesem Fall weisen die operativen Steuerungs- und Kontrollsysteme auf das Auftreten eines Problems hin, worauf mit den *Kaizen* Costing Systemen Problemlösungen entwickelt werden.

Ein effektives operatives Steuerungs- und Kontrollsystem erfordert eine genaue Kostenklassifikation, die Bildung von Verantwortungsbereichen und die Durchführung einer Abweichungsanalyse auf der Basis von Plankosten. Der Aufbau betrieblicher Verantwortungsbereiche soll den Mitarbeitern aufzeigen, für welche Kosten sie verantwortlich sind. Deshalb muß die Kostenklassifikation gleichzeitig mit der Bildung von betrieb-lichen Verantwortungsbereichen erfolgen. Der Mitarbeiter sollte nur für die Kosten verantwortlich sein, die er auch steuern kann. Kosten, auf die er keinen Einfluß hat, sollten nicht von diesen operativen Steuerungs- und Kontrollsystemen erfaßt werden. Mit einer Abweichungsanalyse kann der Erfolg der Mitarbeiter bei der Kostensteuerung beurteilt werden. Einerseits kann die Einhaltung der Budgetvorgaben überwacht, und andererseits können Abweichungen von vereinbarten *Kaizen Costing* Zielen offengelegt werden. Unternehmen kalkulieren ihre Plankosten auf unterschiedliche Weise. Einige bauen auf den Istkosten der letzten Periode auf, ein Teil schätzt die aktuellen Kosten, und andere setzen die zum Ende der Planungsperiode erwarteten Istkosten an.

Kostenklassifikation

Um die Effektivität des operativen Steuerungssystems zu sichern, muß zwischen vier Kostengruppen unterschieden werden, die sich durch zwei dichotome Begriffsdefinitionen bilden lassen. Einerseits wird zwischen direkten und indirekten Kosten unterschieden und andererseits zwischen variablen und fixen Kosten. Die Abgrenzung der direkten von den indirekten Kosten ist notwendig, um dem einzelnen Mitarbeiter eine gezielte Kostensteuerung zu ermöglichen. Eine Einteilung in variable und fixe Kosten bildet die Grundlage für die Ermittlung aussagekräftiger Abweichungen.

Direkte Kosten können direkt einer Kostenstelle oder einem Profit Center zugeordnet werden, wobei keine Umlageverfahren angewendet werden müssen. Und es besteht nicht nur eine kausale Abhängigkeit hinsichtlich der Kostenverursachung, sondern dieser Zusammenhang kann auch in der Höhe genau quantifiziert werden. Wenn eine Person z.B. 60% ihrer Zeit in einem Center zubringt, dann sind 60% ihres Gehalts diesem Center als direkte Kosten zuzurechnen. Dagegen werden indirekte Kosten auf ein Center umgelegt. Es wird zwar eine Kostenverursachung vermutet, jedoch ist eine präzise Kostenzuordnung nicht möglich. Angenommen, die Stromkosten werden pauschal auf drei Abteilungen umgelegt, und der Verbrauch einer Abteilung erhöht sich. Bei der pauschalen Umlage werden nun der Stromverbrauch (und damit die

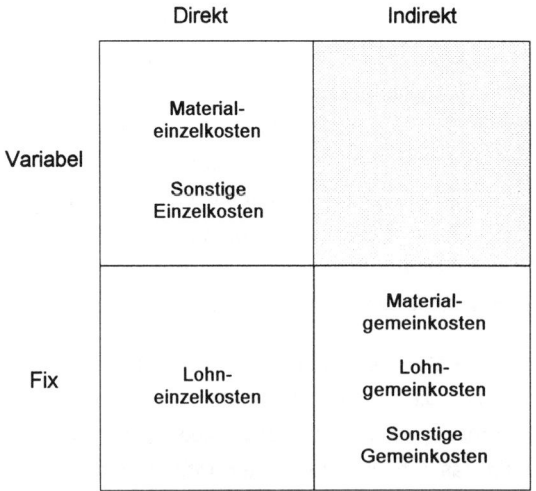

Abb. 12-1: Die Differenzierung von Kosten bei Nippon Kayaku

Kosten) aller drei Abteilungen ansteigen, obwohl nur eine Abteilung ihren Verbrauch erhöht hat.

Viele Kostenrechnungssysteme unterscheiden sowohl zwischen direkten und indirekten als auch zwischen variablen und fixen Kosten (vgl. Abb. 12-1). So bei Nippo Kayaku:

...als direkte Kosten wurden diejenigen betrachtet, die direkt einem Produktionsprozeß zugeordnet werden konnten. Indirekte Kosten waren die Kosten, die nicht direkt einem Produktionsprozeß zugeordnet werden konnten, und daher umgelegt werden mußten. Als variable Kosten wurden die Kosten bezeichnet, die mit dem Produktionsvolumen des Betriebs variierten, während Fixkosten unabhängig vom Produktionsvolumen anfielen. Zwar konnten direkte Kosten variabel sein, aber nicht alle direkten Kosten waren variabel. Daher beinhalteten die direkten Kosten sowohl variable als auch fixe Bestandteile, während die indirekten Kosten ausschließlich als fix eingestuft wurden.

Bei den variablen Kosten wurde zwischen Materialeinzelkosten und sonstigen Einzelkosten differenziert. Die Materialeinzelkosten umfaßten die Kosten aller Materialien, die direkt einem Produktionsprozeß zugeordnet werden konnten. Dies waren hauptsächlich Grundstoffe für die chemischen Reaktionen, durch die die Farbstoffe hergestellt wurden. Die sonstigen Einzelkosten setzten sich aus den Aufwendungen für Strom, Wasser und Subunternehmer zusammen. Diese Kostenbestandteile ließen sich jedem Produktionsprozeß direkt zuordnen, da ihr Verbrauch auf operativer Ebene gemessen werden konnte. Die Aufwendungen für Strom und Wasser wurden auf die Produkte aufgrund von standardisierten Produktionskoeffizienten verrechnet. Die Kosten für Subunternehmer wurden jedem Prozeß zugeordnet.

Die direkten Fixkosten bestanden aus den Lohneinzelkosten der Produktionsprozesse. Die Lohnkosten wurden als fix betrachtet, da ihnen lebenslange Arbeitsverträgen zugrunde lagen, durch die es unmöglich war, kurzfristig das Arbeitsangebot dem Produktionsvolumen anzupassen. Obwohl Mitarbeiter in gewissen Grenzen bei verschiedenen Prozessen eingesetzt werden konnten, ließen sich plötzliche Schwankungen der Gesamtnachfrage kaum kompensieren.

Die indirekten Fixkosten setzten sich aus drei Blöcken zusammen: Materialgemeinkosten, Lohngemeinkosten und sonstige Gemeinkosten. Die Materialgemeinkosten bestanden aus Vorräten, Werkzeugen, Büroausstattung, Ersatzteilen und Treibstoffen. Die Lohngemeinkosten enthielten Gehälter, Entgelte für Teilzeitkräfte, Bonusvergütungen, Pensionsrückstellungen, Pensionszahlungen und Sozialabgaben. Die sonstigen Gemeinkosten umfaßten Abschreibungen, Versicherungen, kommunale Steuern, Mieten, Instandhaltungskosten, Müllentsorgung und Reisekosten. (COOPER UND YOSHIKAWA 1994, 5-6)

Als jedoch bei Mitsubishi Kasei ein neues Kostenrechnungssystem entworfen wurde, bezog es sich nicht auf fixe oder variable Kosten, da diese Perspektive für zu undifferenziert gehalten wurde. Statt dessen wurden fünf spezielle Kostenkategorien bestimmt, die es den Managern erleichtern sollten, den Einfluß ihrer Entscheidungen auf das Kostenverhalten abzuschätzen.

① Rohstoff- und Energiekosten (die Aufwendungen für die Rohstoffe und die Energie, die im Produktionsprozeß verbraucht wurden)

② Direkt wertschöpfende Kosten (die direkten Kosten der bearbeitenden und verarbeitenden Abteilungen)

③ Servicekosten (die Kosten verschiedener unterstützender Serviceleistungen)

④ Finanzierungskosten (die Kosten für Mittelbeschaffung, die durch die Spanne zwischen Guthaben- und Sollzinssatz determiniert werden)

⑤ „Zukunftskosten" (Kosten, aus denen sich in der Zukunft Erträge ergeben werden).

Betriebliche Verantwortungsbereiche

In einem effektiven operativen Steuerungs- und Kontrollsystem werden alle beeinflußbaren Kosten direkt den betrieblichen Verantwortungsbereichen zugeordnet. Bei der Umlage indirekter Kosten kann nicht eindeutig festgestellt werden, ob Veränderungen im Ressourcenverzehr auf Verzerrungen innerhalb des Umlageprozesses oder auf tatsächliche Veränderungen des Verbrauchsniveaus zurückzuführen sind. Daher werden in Kostenrechnungssystemen, die eher einer laufenden Steuerung und Kontrolle dienen als einer präzisen Produktkalkulation, nur wenige Gemeinkosten geschlüsselt. Bei Mitsubishi Kasei z.B.

machten Umlagen es unmöglich, Manager für Kosten zur Rechenschaft zu ziehen; diese waren vielmehr eine Quelle für Entschuldigungen. Um die Anzahl der Umlagen auf das absolute Minimum zu reduzieren, orientierte sich das neue Kostenrechnungssystem an Kostenstellen, die nur eine einzelne Produktlinie bearbeiteten. So wurden z.B. die Produktions-, Vertriebs- und Marketingkosten sowie die Verwaltungskosten für eine bestimmte Produktlinie direkt auf die Produktions- und Servicekostenstellen umgelegt, die nur für diese Produktlinie verantwortlich waren. (COOPER 1994h, 4)

Um das Konzept der Kostenverantwortung umzusetzen und zu kommunizieren sowie die Anzahl der Umlagen für die erforderliche Produktkalkulation zu senken, erhöhte Mitsubishi Kasei die Anzahl der Kostenstellen und veränderte ihre Struktur:

> Um eine eindeutige Verantwortlichkeit für alle Kosten zu erzielen, wurde in dem neuen System mit wesentlich mehr Kostenstellen gearbeitet. Im alten System umfaßten die Kostenstellen entweder Produktionswerke, die aus verschiedenen Anlagen bestanden, oder Zentralabteilungen, die Dienstleistungen für das Gesamtunternehmen anboten. Diese Kostenstellen waren so groß, daß sich zahlreiche Kostenumlagen nicht vermeiden ließen. Im neuen System dagegen wurden hauptsächlich Produktionsanlagen und Zentralabteilungen, die nur für eine einzelne Produktlinie verantwortlich waren, als Kostenstellen organisiert. Das Management nannte diese Kostenstellen „Cost boxes", da es sie nicht interessierte, wie im Detail die Kosten dort entstanden, sondern welche Höhe die dort anfallenden Gesamtkosten aufwiesen. (COOPER 1994h, 6-7)

Es gibt interessante Parallelen zwischen diesen „Cost boxes" und den Amöben bei Kyocera (vgl. Kapitel 14). Beide stellen die unterste Ebene im Unternehmen dar, auf der eine Berichterstattung durchgeführt wird. Amöben sind jedoch Profit Center, die „Cost boxes" hingegen Kostenstellen. Möglicherweise ist das System bei Mitsubishi Kasei eine abgeschwächte Form des internen Wettbewerbssystems, das in Kapitel 14 beschrieben wird.

Nicht immer konnten bei Mitsubishi Kasei die Kostenstellen so aufgespalten werden, daß sie nur eine einzelne Produktlinie bearbeiteten. Kostenstellen, die von mehreren Produktlinien durchlaufen wurden, zwangen das Unternehmen, für die Ermittlung der Produktlinienkosten Umlagen vorzunehmen:

> Einige Dienstleistungen wurden zentral vorgehalten, und die Verantwortlichkeit für verschiedene Produktlinien war so unvermeidbar. Die Kosten solcher Dienstleistungen wurden direkt bei diesen für mehrere Produktlinien verantwortlichen Kostenstellen erfaßt und anschließend auf die entsprechenden Produktlinien umgelegt. Diese Umlagen basierten soweit wie möglich auf Bezugsgrößen, die eine verursachungsgerechte Kostenverrechnung gewährleisteten, z.B. wurden die Kosten für die Abwasseraufbereitung auf die Produktlinien entspre-

chend ihres Abwasservolumens und des durch sie verursachten Verschmutzungsgrades geschlüsselt. (COOPER 1994h, 5)

Man hielt es für entscheidend, daß die in dem neuen System verwendeten Umlageverfahren für die kostenverantwortlichen Manager nachvollziehbar sein sollten:

> Diese unvermeidbaren Umlagen wurden sorgfältig behandelt, damit sie für die Produktlinienmanager nachvollziehbar und verständlich waren. Nur so konnte trotz der notwendigen Umlagen ein Kostensenkung-druck auf die Produktlinienmanager ausgeübt werden. Es wurden z.b. bei der Abwasseraufbereitung Anreize geschaffen, das Abwasservolumen und den Grad der Verschmutzung zu senken. (COOPER 1994h, 5)

Auf diese Weise wurde durch eine geschickte Strukturierung der Kostenstellen und der damit verbundenen Kostenverrechnungsmethoden sowie durch die Verlagerung der Berichterstattung auf die Produktlinienebene, die Anzahl der Umlagen auf ein Minimum beschränkt. Außerdem wird durch den Fokus auf die Berichterstattung der Kosten dasselbe Ziel verfolgt wie durch die operativen Steuerungs- und Kontrollsysteme.

Abweichungsanalyse

Normalerweise wird mit Hilfe der Abweichungsanalyse kontrolliert, wie der einzelne Mitarbeiter die Kosten steuert. Hierdurch soll die Einhaltung des Budgets gewährleistet werden. Bei Komatsu werden Abweichungsanalysen im Rahmen des allgemeinen Berichtswesens berechnet, genau wie in vielen westlichen Systemen:

> Das Konto für die Fertigungsgemeinkosten wurde mit den Lohnkosten und sonstigen Gemeinkosten belastet. Sobald die Bearbeitung eines Produkts in jeder Kostenstelle beendet war, wurden Fertigungsgemeinkosten auf das Produkt auf der Basis der Ist-Mengen zu Standardpreisen verrechnet. Die verbleibende monatliche Differenz zwischen den verrechneten Kosten (Lohnkosten und sonstigen Gemeinkosten) und den gesamten Aufwendungen des Fertigungsgemeinkostenkontos wurde in zwei Abweichungen aufgespalten: Die Budget- (Verbrauchs-)

abweichung und die Mengen- (Beschäftigungs-) abweichung. Die Verbrauchsabweichung erfaßte die Differenz zwischen budgetierten und tatsächlichen Aufwendungen. Die Mengenabweichung ergab sich aus den Schwankungen der Beschäftigung und beinhaltete die nicht verrechneten Gemeinkosten aufgrund der Differenz zwischen Ist- und Plan-Produktionsvolumen. (COOPER 1994f, 3)

Im Rahmen der Abweichungsanalyse wird also die Kostenabweichung bei den Lohnkosten und sonstigen Gemeinkosten in die Verbrauchs- und Beschäftigungsabweichung zerlegt. Der einzige Unterschied zu der in einem Standardlehrbuch beschriebenen Vorgehensweise besteht in der Zusammenfassung der Abweichungen bei den Lohnkosten und sonstigen Gemeinkosten. Ein konventioneller Ansatz würde eher Effizienzabweichungen hinsichtlich des Arbeitseinsatzes ausweisen. Abweichungen des Lohnsatzes wurden hier nicht gebildet, weil die Arbeitslöhne vertraglich festgelegt sind und nicht variieren. Diese Behandlung der Lohnkosten reflektiert die Auffassung, daß Lohnkosten als fixe Kosten eingestuft werden und damit die Eigenschaften von Gemeinkosten haben.

In Komatsus System wird die Abweichungsanalyse nicht als eine wichtige Kostensteuerungsmethode betrachtet, sondern vielmehr als ein Instrument des Rechnungswesens, das Finanzbuchhaltung und Managementinformationssystem miteinander integriert, wie die Zusammenfassung der fünf Abweichungen zu zwei aggregierten Abweichungen belegt:

> Die fünf Varianzen - Bestands-, Produktionsvolumen-, Budget- und die beiden Einkaufspreisabweichungen - wurden zur Fertigungsgemeinkosten- und Materialkostenabweichung zusammengefaßt. Die Materialkostenabweichung umfaßte sowohl die beiden Einkaufspreisabweichungen als auch den Anteil der Materialeinzelkosten an der Bestandsabweichung. Die Fertigungsgemeinkostenabweichung enthielt die übrigen Abweichungen. (COOPER 1994f, 3)

Die Bildung von Abweichungsanalysen ist nur dann sinnvoll, wenn der Produktionsprozeß in gewissen Grenzen stabil ist. Bei Mitsubishi Kasei verhinderten jedoch das Wettbewerbsumfeld und die Eigenarten der chemischen Prozesse eine Kostenüberwachung auf der Basis von Abweichungsanalysen in Verbindung mit einem Standardkostenrechnungssystem:

> Das neue Kostenrechnungssystem war ebenso wie der Vorgänger ein Istkosten- und kein Standardkostenrechnungssystem. Das Management hielt ein Standardkostenrechnungssystem für nicht geeignet, da es unvermeidlich große Abweichungen generiert hätte. Dafür gab es bei Mitsubishi Kasei zwei Hauptgründe: Erstens würden die Schwankungen der Währungskurse und der Rohstoffpreise - wie etwa bei Erdöl - sehr hohe Rohstoffpreisabweichungen nach sich ziehen. Zweitens sank die Prozeßausbeute nach der jährlichen Überholung der Produktionsprozesse für einige Monate, bis sich die Prozeßabläufe wieder vollständig stabilisiert hatten. Diese Einbußen konnten wenn überhaupt nur sehr ungenau abgeschätzt werden, so daß in den zwei Monaten nach der Überholung die Materialverbrauchsabweichungen sehr groß würden. Leistungsprognosen waren also zu ungenau, um von Nutzen zu sein. (COOPER 1994h, 7)

Werden in diesem Umfeld *Kaizen* Costing Systeme eingesetzt, so sollten entweder die Standardwerte, die zur Bewertung dieser Systeme gebildet werden, die durch die *Kaizen* Maßnahmen erwarteten Verbesserungen berücksichtigen, oder die Abweichungsanalysen müssen modifiziert werden. In vielen Unternehmen sind das Standardkostenrechnungssystem und das *Kaizen* System so stark integriert, daß sie sich gegenseitig unterstützen. Bei diesem Integrationsgrad liegen den Standards die erwarteten *Kaizen* Verbesserungen zugrunde. Diesen Ansatz verfolgen Citizen, Topcon, Yamanouchi und Olympus. Bei Topcon „...berücksichtigten die Kostensenkungziele ebenfalls die Kostensenkungspläne der Konstruktion, des Einkaufs und der Produktion, wobei Veränderungen bei den Materialspezifikationen, im Produktdesign und bei den Beschaffungsquellen Eingang fanden." (COOPER 1994o, 5)

Anders als bei anderen Unternehmen erzeugt Topcon zusätzlich zu seinem *Kaizen* Costing Programm einen Kostensenkungsdruck im Rahmen seines operativen Steuerungs- und Kontrollsystems. Dieser Druck entsteht durch eine Auslobung von Prämien bei Kostensenkungen, die über den im *Kaizen* Costing System veranschlagten Kostensenkungen liegen:

> Obwohl im TOV (so hieß das Kostenrechnungssystem) die erwarteten Kostensenkungen schon vorweggenommen waren, übte das System Druck auf die Arbeiter aus, sogar noch größere Einsparungen zu erzielen, indem ihr Einkommen z.T. in Abhängigkeit der Performance der Produktion errechnet wurde. Die für das Einkommen relevante Maßgröße ergab sich durch die Subtraktion der tatsächlichen Produktionskosten von den Standardproduktionskosten auf der Basis des geplanten Produktionsprogramms. War das so resultierende Einkommen aus der Produktionsperformance positiv, dann lag der Effizienzgrad des Unternehmens höher als geplant. Bei einer niedrigeren Effizienz und damit geringeren Einkommen mußte die Betriebseinheit Maßnahmen initiieren, um die Leistung zu verbessern. (COOPER 1994o, 7)

Bei Yamanouchi Pharmaceutical wird eine ähnliche Methode angewendet:

> Einmal im Jahr wurden die Standardkosten festgesetzt. Die Planarbeitsstunden resultieren aus den Verhandlungen zwischen den Produktionszentren und der Produktionsteuerung und wurden im Unternehmensplan festgelegt. Diese Vorgaben bezogen alle geplanten Kostensenkungen sowie sonstige Einsparungen mit ein, die wahrscheinlich zustande kommen würden.
>
> Trotzdem wurden positive Abweichungen erwartet, da die Produktionsabteilungen im Verlauf des Jahres effizienter werden sollten. Diese Verbesserungen waren nicht in den Standardkosten enthalten, jedoch schon im Budget berücksichtigt. Daher erwartete man insgesamt eine positive Abweichung zwischen Budget und Standardplan. 1991 betrug die erwartete Verbesserung 300 Mio. Yen, im Vergleich zu 200 Mio. im vorhergehenden Jahr. Diese 300 Mio. Yen sollten hauptsächlich aus einer verbesserten Prozeßausbeute, aus günstigeren Materialeinkaufspreisen und geringeren direkten und indirekten Produktionskosten resultieren. (COOPER 1994q, 10-11)

Das Unternehmen bestimmt die Standardlohneinzelkosten jedes Produkts, indem der Standardlohnsatz mit den geplanten direkten Vorgabestunden des Produkts multipliziert wurde. Der Standardlohnsatz beinhaltet den erwarteten Planstundensatz der Periode, einschließlich zu erwartender Veränderungen des Gehaltsniveaus. Der Lohnsatz wird in einem jährlichen Arbeitsvertrag fixiert und unterliegt während des Jahres keinen Schwankungen. Die geplanten direkten Vorgabestunden pro Stück ergeben sich aus fertigungstechnischen Daten der Konstruktionsabteilung. Diese direkten Standardlohnstunden werden auf einem erreichbaren Zielniveau festgelegt, unter der Annahme, daß die Kostensenkungsziele zur Steigerung der Arbeitseffizienz in den Produktions-, Material-, und Technikabteilungen erreicht werden.

Bei Olympus wird die Abweichungsanalyse dazu verwendet, um den Fortschritt der Kostensenkungsprogramme des Unternehmens zu überwachen.

Die Programme für Kostensteuerung und Kostensenkung in der Produktion konzentrierten sich hauptsächlich auf eine Reduktion der Material- und Lohnkosten sowie der sonstigen Gemeinkosten. Der Gewinnplan des Unternehmensbereichs gab für jedes Produkt bestimmte Kostensenkungsziele vor, jeweils heruntergebrochen auf diese Kostengruppen.... Die Standardwerte wurden alle sechs Monate neu festgesetzt und integrierten bereits die erwarteten Einsparungen des nächsten Halbjahres....

Die Materialpreisabweichung errechnete sich für jedes Produkt durch einen Abgleich der Ist-Materialkosten mit den Standardmaterialkosten für den Monat. Diese Standardkosten waren der Durchschnitt über die vergangenen sechs Monate, der entsprechend der erwarteten Materialkostenveränderungen im kommenden Monat angepaßt worden war. Die Abweichung zur Beurteilung der Verbesserung von Arbeitsprozessen ergab sich auf monatlicher Basis durch die Differenzen zwischen den Ist-Arbeitsstunden und den Standardarbeitsstunden sowie zwischen den Ist-Maschinenstunden und den Standardmaschinenlaufzeiten für den Monat. Die Berechnung der Standardwerte basierte auf der Annahme, daß sich die Lohnkosteneinsparungen im Betrachtungszeitraum gleichmäßig entwickeln würden. Ergänzend zu diesem linearen Kostensenkungsverlauf wurden spezielle Einsparungen aufgrund von geplanten Veränderungen in den Produktionsprozessen berücksichtigt.

Die Istkosten der Kategorie „Sonstiges" für die allgemeinen Aufwendungen des Werkes wurden den budgetierten Kosten gegenübergestellt, um die Budgetabweichungen für die sonstigen Kosten festzustellen. (COOPER 1994j, 8)

Nicht alle Unternehmen modifizierten ihre Standardkosten auf diese Weise. Bei Sumitomo Electric Industries

...wurden jeden Monat für alle wichtigen Bestandteile der Verarbeitungskosten die Abweichungen als Differenz zwischen den Standard- und Istkosten berechnet. Diese Abweichungen für die Verarbeitungskosten wurden für jede Abteilung bestimmt.... Jeden Monat zeichnete man diese Abweichung auf dem Abweichungschart der Abteilung auf. Da die Pläne jeweils im April aufgestellt wurden und auf der Leistung des Vorjahres basierten, erwartete man positive Abweichungen aus den verschiedenen Kostensenkungsmaßnahmen; diese Abweichungen sollten im Laufe des Jahres ansteigen. (COOPER 1994m, 9)

Bei Shionogi wird mit zwei Arten von Plangrößen gearbeitet. Zum einen sind dies Budgetpläne, die im Verlauf des Jahres nicht an voraussichtliche Veränderungen bei den Rahmenbedingungen der Betriebsabläufe angepaßt werden:

Die Budgetpläne, die einmal im Jahr festgelegt wurden, basierten auf der im letzten Monat des Vorjahres erbrachten Ist-Leistung. Diese Standards wurden modifiziert, um geplante Verbesserungen der Betriebsmittel und der Produktionsprozesse für das nächste Jahr einzubeziehen. Wenn z.B. eine neue Anlage während des nächsten Jahres zum Einsatz kommen sollte oder eine wichtige Veränderung eines Produktionsprozesses anstand, dann wurden die Planvorgaben so festgelegt, daß sie die erwarteten Ist-Effizienzen auf den einzelnen Planungsebenen wiedergaben. (COOPER 1995a, 14)

Die zweite Art von Plangrößen werden als aktualisierte Standardwerte bezeichnet. Diese werden zur Überwachung der *Kaizen* Costing Programme herangezogen und während des Jahres ständig überarbeitet:

Während die Budgetpläne für das Kostenrechnungssystem nur einmal im Jahr festgesetzt wurden, revidierte man von Zeit zu Zeit eine zweite

Art von Plangrößen - die sogenannten aktualisierten Standardwerte. Diese Standards reflektierten die Ergebnisse des *Kaizen* Programms. Sie wurden verwendet, um das aktuelle Leistungsniveau der Belegschaft zu bewerten, und sie bildeten die Basis für einen Vergleich aller Fertigungsaufträge. Die Verbrauchsabweichungen - basierend auf diesen Standardwerten - lieferten ein aktuelles Feedback über den Fortschritt der *Kaizen* Programme.

Die Differenz zwischen den beiden verschiedenen Plangrößen gab jegliche Veränderungen der Produktionskosten seit der Festlegung der Budgetpläne an. (COOPER 1995a, 15)

Die Bedeutung dieser Abweichungen wird anhand ihrer Verfügbarkeit für das Aufsichtspersonal in der Produktion deutlich. Informationen über Abweichungen sind nicht nur für die Managementebene relevant, um Probleme aufzudecken, sondern werden ebenfalls vom Aufsichtspersonal genutzt, um die Arbeiter bei Effizienzsteigerungsmaßnahmen zu unterstützen:

Das Aufsichtspersonal in der Produktion hatte On-line-Zugang zu den aktualisierten Standardwerten und den Ist-Produktionsdaten für jedes Fertigungslos und somit auch zu den *Kaizen* Abweichungen. Der Zugang beschränkte sich jedoch nur auf mengenorientierte Abweichungsgrößen. Einblick in monetär bewertete Abweichungen hatten sie nicht. Das Management stufte die On-line-Verfügbarkeit als sehr wichtig ein, da seiner Meinung nach hiermit ein großes Kostenbewußtsein bei der Belegschaft erzeugt werden könnte. Bei Auftreten von Abweichungen wurden weder die Arbeiter belohnt, noch Sanktionen verhängt. Ihre Gesamtleistung, einschließlich der Abweichungen, wurde jedoch bei Gesprächen hinsichtlich Beförderungen und Gehaltserhöhungen berücksichtigt.

Detailliertere Finanzanalysen sowie monetär bewertete Datenbestände waren ebenfalls verfügbar, aber nicht On-line. Diese Berichte konnten vom Management und einigen Aufsichtspersonen eingesehen werden. (COOPER 1995a, 15)

Die Zielsetzungen des Kostenrechnungssystems hinsichtlich operativer Steuerung und Überwachung und die der *Kaizen* Costing Programme überschnitten sich eindeutig. Bei vielen Unternehmen wird sorgfältig darauf geachtet, daß die beiden Systeme keinen gegenläufigen Druck erzeugen. Bei Shionogi z.B.

...war es nicht erlaubt, Kostensenkungsdruck durch die Vorgabe von Budgetplänen auf einem unrealistischem Niveau im Vergleich zu den aktuellen Ist-Werten zu erzeugen. Dieser Einschränkung unterlag die Planungsabteilung, da sie sonst in Versuchung geraten könnte, die Richtung der *Kaizen* Maßnahmen durch die aufgestellten Budgetpläne zu beeinflussen. (COOPER 1995a, 15)

Das dynamische Wesen der Steuerungs- und Kontrollprozesse wird durch die Zusammenarbeit zwischen den Arbeitsgruppen und der technischen Entwicklungsabteilung illustriert:

Nach Beendigung jedes Fertigungsauftrages erstatteten die Arbeitsgruppen der Abteilung für technische Entwicklung Bericht, um die Effektivität der *Kaizen* Maßnahmen zu diskutieren. Die Arbeiter sollten den Anteil der Abweichung identifizieren, der auf *Kaizen* zurückzuführen war. Sobald sich der Planer und die für den chemischen Prozeß zuständigen Arbeiter auf ein Niveau für die realisierte *Kaizen* Verbesserung geeinigt hatten, wurden die aktualisierten Standardwerte, jedoch nicht die Budgetpläne, entsprechend angepaßt.

Die Aktualisierung der Standardwerte erfolgte in drei Schritten. Zunächst testete die Entwicklungsabteilung einen neuen Prozeß an einer Laboranlage oder in einem Pilotbetrieb. Ließen sich dort die erwarteten Verbesserung realisieren, setzte das Produktionspersonal den neuen Produktionsprozeß bei einer Produktlinie ein, und die Entwicklungsabteilung überprüfte die Ergebnisse. Bestätigten sich die erwarteten Ergebnisse, so ging die Verantwortung für den Produktionsprozeß auf das Produktionspersonal über, und es überprüfte selbst die Ergebnisse. Wenn alle drei Schritte erfolgreich abgeschlossen worden waren, genehmigte das Management die neuen Sollvorgaben, und die entsprechenden Daten wurden aktualisiert.

Wenn sich später durch die aktualisierten Standards negative Abweichungen einstellten, da diese nicht kontinuierlich erfüllt werden konnten, so wurden die Standards entsprechend den Erfahrungswerten reduziert. Somit sollten die Abweichungen auf der Basis der aktualisierten Standards entweder bei Null liegen, oder aufgrund von noch nicht berücksichtigten *Kaizen* Maßnahmen leicht positiv ausfallen. Dennoch führten natürliche Varianzen bei der Ausbeute der chemischen Prozesse manchmal zu negativen Abweichungen. (COOPER 1995a, 16-17)

Die hauptsächliche Funktion der Standards - die Erzeugung von Kostensenkungsdruck - erfordert eine sorgfältige Festlegung dieser Vorgaben. Es ist nicht sinnvoll, unerreichbare Standards aufzustellen. Im Gegenteil sollten die Standards realisierbare Ziele darstellen, deren Verwirklichung jedoch nicht ohne Anstrengung seitens der Belegschaft möglich ist:

Der Planer sollte hauptsächlich dafür sorgen, daß der Planungsprozeß effizient und zielorientiert ablief, d.h. sowohl in dem Budgetplan als auch in den aktualisierten Standards sollten die neuesten Informationen einfließen: Der Budgetplan orientierte sich an einer jährlichen Basis, und die aktualisierten Standards stützen sich auf eine monatliche Basis bzw. wurden bei Bedarf angepaßt. Wenn sich die vom Planer aktualisierten Standards als unerreichbar erwiesen, wurden diese Vorgaben gewöhnlich nach ein paar Monaten revidiert, um sie den tatsächlichen Gegebenheiten anzupassen. (COOPER 1995a, 17)

Der Planungsprozeß wird bei Shionogi sehr ernst genommen. Die Planer werden

...aus den qualifiziertesten, erfahrendsten und verläßlichsten Mitarbeitern einer technischen Entwicklungsabteilung ausgewählt. Viele von ihnen hatten einen Hochschulabschluß in Chemie oder Pharmazie.

Sie wurden gewöhnlich von Anfang an einer technischen Entwicklungsabteilung zugeteilt. Manchmal setzte man die Planer vorübergehend in der Produktion ein, um ihre Kenntnisse über die Produktionsprozesse auszubauen. Diese breitere Wissensbasis wurde für wertvoll gehalten, da sie dadurch genauere Pläne aufstellen konnten. (COOPER 1995a, 11)

Kirin Brewery Company, Ltd.

Für Kirin veränderte sich das Wettbewerbsumfeld dahingehend, daß eine Kundenorientierung zum entscheidenden Erfolgsfaktor wurde. Dieser Trend verstärkte sich durch die Einführung einer neuen Biersorte - das

Super Dry - durch den Konkurrenten Asahi. Das Super Dry erzielte sehr schnell in Japan einen Marktanteil von mehr als 25%, wobei hauptsächlich Kirin Marktanteile einbüßte.

Die Einführung dieses neuen Bieres zwang Kirin zu einer Veränderung seiner Wettbewerbsstrategie. Bislang wurde zuerst das Produkt entwickelt, bevor man sich über geeignete Märkte und Kunden Gedanken machte - jetzt sollte die Marktorientierung Ausgangspunkt sein. Der neue Ansatz basierte auf einer Steigerung der Kundenzufriedenheit durch die fortlaufende Einführung neuer Produkte mit dem Ziel, die Aufmerksamkeit der Kunden vom dem von Asahi dominierten Markt abzulenken. Dies erreichte das Unternehmen durch die Entwicklung eines neuen Biermarktes, in dem Asahi nicht den Pioniervorteil besaß. 1988 begann Kirin mit einer Reihe neuer Produkte diesen Markt aufzubauen. In diesem Jahr führte das Unternehmen drei neue Biersorten ein, einschließlich des Kirin Dry. Im folgenden Jahr brachte es drei weitere Biere auf den Markt, gefolgt von zwei weiteren 1990. 1991 wurden noch zwei neue Biersorten am Markt plaziert, während die Produktion von vier Bieren aufgegebenen wurde. Diese Vorgehensweise, neue Biersorten am Markt einzuführen und die weniger erfolgreichen zu eliminieren, wurde fortgesetzt. Auch 1992 führte das Unternehmen drei neue Biere ein und nahm zwei Sorten vom Markt. 1993 schließlich wurde nur ein Bier herausgebracht und eine Sorte vom Markt genommen. Das Produktangebot weitete sich somit innerhalb von sechs Jahren von acht auf fünfzehn Biersorten aus.

Angesichts der Herausforderung durch Asahi restrukturierte Kirin seine Organisation, um seine Flexibilität zu steigern. Die bisherige funktionale Gliederung wurde durch einzelne Divisionen ersetzt. Aufgrund dieser neuen Organisationsstruktur hatte das für die Bierproduktion zuständige Managementteam nun zum ersten Mal die Verantwortung für die Gewinnplanung und -steuerung. Zur Unterstützung des Vertriebs und der Brauerei bei dem neuen Aufgabengebiet führte das Management der Division zwei neue Systeme zur Gewinnplanung und -steuerung ein: das

Managementinformationssystem für Vertriebsniederlassungen (MIS-VN) und das Managementinformationssystem für Produktionswerke (MIS-PW). Die Gestaltung und Einführung dieser Systeme nahm ungefähr zwei Jahre in Anspruch. Das MIS-VN wurde 1990 eingeführt und das MIS-PW 1991. Diese beiden Systeme verdeutlichen das Verhältnis zwischen Strategie und Kostenmanagement in japanischen Unternehmen.

Das Managementinformationssystem für Vertriebsniederlassungen

Das MIS-VN sollte über die Gesamtrentabilität jeder Vertriebsniederlassung und über die Höhe der vom Vertriebsleiter beeinflußbaren Aufwendungen informieren. Mit seiner Einführung wollte man die Steuerung der schnell wachsenden Vertriebsmannschaft unterstützen, deren Aufbau im Rahmen der neuen kundenorientierten Strategie und angesichts des durch die Vielzahl von Produkteinführungen komplexer werdenden Biermarktes erforderlich wurde. Der Vertriebs- und Marketingbereich bei Kirin bestand aus siebzehn Vertriebsniederlassungen, die alle ihren Standort in wichtigen Städten wie Tokio, Osaka und Nagoya hatten.

Der Rentabilitätsbericht der Vertriebsniederlassungen (vgl. Abb. 12-2) wies als erstes den Umsatz der Niederlassung aus. Die variablen Produktkosten und die variablen Vertriebskosten wurden vom Umsatz subtrahiert, um zum Deckungsbeitrag der Vertriebsniederlassung zu gelangen. Die variablen Produktkosten, die nur den variablen Anteil der direkten Kosten des Biers ausmachten, setzten sich aus den Kosten für Rohstoffe, Energie und den innerbetrieblichen Transport zusammen abzüglich aller Einnahmen aus Kuppelprodukten. Die variablen Vertriebskosten bestanden hauptsächlich aus den variablen Aufwendungen für Verkaufsförderung und Distribution.

	Budget	Ist	Abweichung
Umsatz			
Variable Produktkosten			
Variable Vertriebskosten			
Verkaufsförderung (variabel)			
Distribution			
Deckungsbeitrag			
Fixe Produktkosten			
Fixe Vertriebskosten			
Verkaufsförderung (fix)			
Werbung			
Direkter Gewinn			
Gemeinkosten			
Allgemeine Verwaltungskosten der Vertriebsniederlassung			
Umlage Unternehmenszentrale			
Betriebsgewinn			
Außerordentlicher Aufwand			
Gewinn vor Steuern			
Verkaufsvolumen			

Abb. 12-2: Rentabilitätsbericht einer Vertriebsniederlassung

Die Differenz von Deckungsbeitrag und den fixen Produktkosten sowie den fixen Vertriebskosten ergab den direkten Gewinn der Vertriebsniederlassung. Die fixen Produktkosten bestanden aus den Lohn- und Gemeinkosten des Produktionswerkes. Die fixen Vertriebskosten enthielten den fixen Anteil an den Aufwendungen für Verkaufsförderung sowie die Werbeaufwendungen der Vertriebsniederlassung. Zu den verkaufsfördernden Aufwandspositionen zählten Prospekte, Sonderangebote, Gratisproben und Vorauszahlungen an neue Getränkemärkte, um diese zur Übernahme der Produkte des Unternehmens zu bewegen. Die Werbeaufwendungen umfaßten die lokalen Werbemaßnahmen zur Steigerung des Umsatzes innerhalb der Region der Vertriebsniederlassung und die landesweiten Werbeaktionen, deren Kosten nach einem geeigneten Umlageverfahren auf die Vertriebsniederlassungen verrechnet wurden.

Der Betriebsgewinn ergab sich durch Subtraktion der allgemeinen Verwaltungskosten der Vertriebsniederlassungen sowie sämtlicher auf sie umgelegten Gemeinkosten der Unternehmenszentrale von dem direkten Gewinn. Die allgemeinen Verwaltungskosten beinhalteten Sekretariatsunterstützung, Auftragsabwicklung, Fakturierung, Buchhaltung und Aufwendungen für das allgemein tätige Personal der Niederlassung. Zur Ermittlung des Gewinns vor Steuern wurde der Betriebsgewinn der Vertriebsniederlassungen um alle außerordentlichen Aufwendungen korrigiert, wie etwa die Entsorgung von Ausschuß.

Der Leiter der Vertriebsniederlassungen war verantwortlich für die Werbungs- und Verwaltungskosten sowie die Gehälter, obwohl alle Veränderungen bei den Gehältern und Verwaltungsaufwendungen mit der Unternehmenszentrale abgestimmt werden mußten. Die zentrale Maßgröße zur Leistungsbewertung der Vertriebsniederlassungen war die Differenz zwischen aktuellem Gewinn und geplantem Gewinn vor Steuern. Die Differenz wurde gegenüber der isolierten Gewinngröße präferiert, da so alle Vorteile einer Niederlassung aufgrund des Standorts oder der Produktpalette aus der Bewertung ausgeklammert blieben. Mit diesem Ansatz sollte dem Umstand Rechnung getragen werden, daß Vertriebsniederlassungen in Regionen mit historisch hohem Marktanteil grundsätzlich rentabler waren als Niederlassungen in Gebieten mit historisch niedrigerem Marktanteil, da aufgrund der schwächeren Konkurrenz die Aufwendungen für Verkaufsförderung und Werbung pro Yen Umsatz geringer waren. Die Auswirkungen des vertriebenen Produktsortiments mußte bei der Bewertung unberücksichtigt bleiben, weil Bierdosen eine höhere Rentabilitätsspanne aufwiesen als Bierflaschen. Folglich lag das Rentabilitätsniveau jeder Vertriebsniederlassung, die einen höheren Prozentsatz an Bierdosen verkaufte, automatisch höher.

Jede Vertriebsniederlassung war in Sparten und Zweigstellen unterteilt. Vertriebssparten waren innerhalb der Vertriebsniederlassung angesiedelt, während Vertriebszweigstellen einen externen Standort hatten. Eine typische Vertriebssparte oder Zweigstelle bestand aus fünf oder sechs Vertretern und war für die Vermarktung der Kirin Produkte in einer relativ kleinen geographischen Region zuständig. Jede Sparte oder Zweigstelle hatte die Verantwortung für einen Teil der Rabatte, die in der Region gewährt wurden, für die gesamten verkaufsfördernden Aufwendungen in der Region und für einen Teil der Werbungskosten. Sie waren nur für einen bestimmten Anteil der Rabatte verantwortlich, da die Rabattpolitik in den einzelnen Regionen von der Unternehmenszentrale mitbestimmt wurde.

Das Informationssystem der Vertriebszentralen erfaßte die Rentabilität und den Deckungsbeitrag der Sparten bzw. Zweigstellen. Diese Informationen dienten zur Überwachung des Managements der Sparten/Zweigstellen. Jedes Jahr wurde für jede Sparte/Zweigstelle ein Budgetplan aufgestellt. Die aktuellen Ergebnisse wurden monatlich mit den Planzahlen verglichen, um die Höhe der Umsatzerlöse und Aufwendungen zu kontrollieren. Den monatlichen Deckungsbeitrag hielt man für die gute Kennzahl bei der Überwachung der Sparten-/Zweigstellen-Performance. Dieser monatliche Deckungsbeitrag wurde über das Jahr aufsummiert und dazu verwendet, die Höhe der am Jahresende an jede Sparte/Zweigstelle gezahlten Prämie zu berechnen. Einzelpositionen des Budgets wurden nicht genau überwacht, da die Manager ihre eigenen Entscheidungen im Hinblick auf die Aufwendungen für Verkaufsförderung und Werbung treffen sollten. Wenn dies jedoch eine Erhöhung der Gesamtkosten nach sich zog, mußte der Leiter einer Sparte/Zweigstelle seinem direkten Vorgesetzten verdeutlichen, wie die zusätzlichen Aufwendungen den Gewinn steigern würden. Sparten/Zweigstellen mit schlechter Leistung wurden nicht sanktioniert, aber über ihre Ergebnisse waren das Management der Vertriebsniederlassung und auch höhere Ebenen informiert, und schlechte Ergebnisse beeinflußten normalerweise die Aufstiegschancen der Leiter einer Sparte/ Zweigstelle: „Das Anreizsystem sah keine Prämienausschüttung an einzelne Mitarbeiter vor. Das Management war der Ansicht, daß die Mitarbeiter belohnt wurden, indem sie den wachsenden Erfolg ihrer Sparte/Zweigstelle miterlebten. Überdurchschnittliche Leistung wurde jedoch nicht ignoriert; Mitarbeiter aus erfolgreichen Abteilungen hatten größere Aufstiegschancen." (COOPER 1994d, 6)

Die für das Bier zuständige Division entwickelte einen Anreizplan, um erfolgreichen Vertriebszentralen zusätzliche Mittel für Verkaufsförderung und Werbung im zweiten Halbjahr bereitzustellen. Mit dem Großteil dieser Mittel wurden zum Jahresende in der Ferienzeit Produkte beworben. Zu diesem Zeitpunkt war der Bierkonsum signifikant höher als in den anderen Wintermonaten. Während z.b. nur 30% des Jahresumsatzes in den vier Wintermonaten erzielt wurden, konnten im Dezember ein Drittel dieses Umsatzes bzw. 10% des Jahresumsatzes getätigt werden. Die zusätzlichen Werbeausgaben ermöglichten den Zweigstellen und Sparten, ihren Umsatz trotz verstärkten Wettbewerbs am Jahresende zu steigern.

Das MIS-VN ist ein klassisches Steuerungssystem für Profit Center, das dem Leiter die Verantwortung für die durch ihn beeinflußbaren Kosten und Umsätze überträgt. Aus westlicher Sicht ist das einzig überraschende an diesem System die Anzahl der zu überwachenden Abteilungen und das Prämiensystem. Während für westliche Verhältnisse die Anzahl der Center sehr groß ist, mit nur fünf oder sechs Mitarbeitern je Center, so wird doch dadurch der Erfolgsdruck bis auf die unterste Ebene der Vertriebsorganisation übertragen. Jeder Mitarbeiter des Vertriebs ist sich dessen bewußt und hat ständig mit dem System Kontakt. Das Prämiensystem ist typisch für Japan. Die Arbeiter werden für ihre Leistung nicht direkt belohnt oder bestraft. Die Zugehörigkeit zu einer erfolgreicheren Zweigstelle oder Sparte ist die Belohnung für den einzelnen. Der Leiter der Einheit profitiert von besseren Aufstiegschancen.

Managementinformationssystem für Produktionswerke

Das MIS-PW verfolgt zwei vorrangige Zielsetzungen: das Kostenmanagement zu verbessern und ein Konzept zur Gewinnsteuerung einzuführen. Das Management von Kirin war der Ansicht, daß eine Verbesserung der Mitarbeiterfähigkeiten im Bereich des Kostenmanagements wichtig sei, da die Gesamtkosten trotz aggressiver Kostensenkungsprogramme in den letzten zehn Jahren kontinuierlich angestiegen waren.

Im alten System konzentrierten sich die Kostensenkungsprogramme auf die Material-, Personal- sowie Anlagenkosten, aber nicht auf die Rentabilität der Brauerei. Auf diese Weise kannten die Manager der Brauerei zwar ihre Kostensenkungsziele und den Zielerreichungsgrad, aber sie waren nicht über die Rentabilität ihre Brauereien informiert. Außerdem konnten die Manager nicht sicher sein, daß die Kostensenkungen die Rentabilität der Brauereien erhöhten:

Die Unternehmenszentrale konnte z.B. ein Programm zur Senkung von Überstundenkosten initiieren. Am Ende eines Jahres gab die Unternehmenszentrale eine Rückmeldung darüber, daß durch die Senkung der Überstundenzahl um einen bestimmten Prozentsatz ein bestimmter Betrag eingespart worden war. Leider konnte aber auf keine Weise gewährleistet werden, daß die ausgewiesenen Einsparungen wirkliche Gewinne darstellten. Die Überstunden waren vielleicht nicht durch eine höhere Effizienz gesenkt worden, sondern durch eine Steigerung bei nicht beobachteten Kosten, wie sie etwa durch befristete Anstellungsverhältnisse entstanden. (COOPER 1994d, 6)

Das Management war der Ansicht, daß ein gewinnorientierter Ansatz einen zusätzlichen Druck zur Steigerung der Umsätze erzeugen würde, was aufgrund der bestehenden Marktbedingungen als besonders wichtig eingeschätzt wurde. Die Einführung neuer Bierprodukte erschwerte die Aufrechterhaltung der Produktionseffizienz. So sank z.B. die zur Produktion verfügbare Kapazität einer Abfüllanlage durch die Einführung neuer Produkte, da häufiger umgerüstet werden mußte. Außerdem erreichten die bestehenden Brauereien ihre Kapazitätsgrenze, wenn der Bierumsatz auch nur um 2% pro Jahr anstieg. Folglich war die Erzeugung eines Drucks wichtig, der zu einem größeren Outputvolumen führen würde, wobei die Notwendigkeit des Baus neuer Brauereien vermieden werden mußte:

Das MIS-PW erzeugte einen Druck, das Produktionsvolumen zu erhöhen, da es die Brauereien in Profit Center umwandelte. Da die Brauereien ihre Gewinne sowohl durch die Ausdehnung des Produktionsvolumens als auch durch Kostensenkungen in die Höhe treiben konnten, veränderte die Integration der Umsatzerlöse in den Bewertungsmaßstab die Leistungsanreize für das Brauereipersonal. Solange eine Brauerei als Kostenstelle behandelt wurde, sah das Management hohe Überstunden als negativ an, da hiermit ein Kostenanstieg verbunden war. Bei Betrachtung einer Brauerei als Profit Center konnten Überstunden aber durchaus eine positive Wirkung entfalten, wenn nämlich die zusätzlichen Umsätze die Überstundenkosten überstiegen. Die Profit Center Philosophie versetzt somit jeden Betriebsleiter in die Lage, wie ein selbständiger Unternehmer zu handeln und die Rentabilität seiner Brauerei zu maximieren. (COOPER 1994d, 7)

Die Kosten, auf deren Grundlage die Preisbildung vorgenommen wurde, basierten auf den Ergebnissen der ersten zehn Monate des vergangenen Jahres. Diese Kosten enthielten sowohl variable als auch fixe Bestandteile. Die Plankosten schlossen alle Kostensenkungen ein, die in diesen zehn Monaten erzielt worden waren, sie wurden aber nicht um die erwarteten Einsparungen für das kommende Jahr korrigiert.

Auf der Basis der ausgewiesenen Gewinne errechnete sich die Höhe der Prämien, die zum Ende des Jahres an die Produktionswerke ausgeschüttet wurden. Auch hier partizipierten die einzelnen Mitarbeiter nicht direkt an den Prämien. Statt dessen konnte der Leiter des Werkes frei über diese Geldmittel verfügen, um die Arbeitsmoral der Belegschaft zu verbessern. Wenn er wollte, konnte er eine Party veranstalten, eine Karaokeanlage für die Mitarbeiter kaufen, einen Garten anlegen oder auch Betriebsmittel beschaffen, deren Kosten normalerweise nicht gerechtfertigt gewesen wären, die aber die Arbeitsbedingungen verbessern würden. Anders als beim Anreizsystem der Vertriebsniederlassungen, bei dem die Prämien noch im selben Jahr ausgezahlt wurden, in dem sie verdient worden waren, sah das System für die Produktionswerke eine Ausschüttung erst zu Beginn des nächsten Jahres vor.

Der Gewinn jeder Brauerei wurde anhand eines Rentabilitätsberichtes, der von seiner Struktur her dem Bericht der Vertriebsniederlassungen ähnelte, monatlich überwacht. Durch Subtraktion der variablen Produktionskosten vom monatlichen Umsatz mit den Vertriebsniederlassungen errechnete sich der Deckungsbeitrag. Die variablen Produktionskosten bestanden aus den Rohstoffkosten, Materialkosten, den variablen Verarbeitungskosten und den Bestandsveränderungen bei Halbfertigerzeugnissen. Nach Abzug der fixen Produktionskosten vom Deckungsbeitrag erhielt man den Betriebsgewinn. Die fixen Kosten umfaßten den fixen Anteil der Verarbeitungskosten, die Lohnkosten, die Abschreibungen und die allgemeinen Verwaltungskosten. Außerordentliche Posten, wie die Entsorgung von überschüssigen Rohstoffen und der Verkauf von Abfallprodukten, wurden vom Betriebsgewinn subtrahiert bzw. hinzuaddiert, um den Werksgewinn zu erhalten. Schließlich blieb nach Berücksichtigung der Zahlungen an die Unternehmenszentrale der endgültige Werksgewinn übrig. Eine vereinfachte Version des Werksrentabilitätsberichts ist in Abb. 12-3 dargestellt.

Die kostenorientierte Abweichung zwischen dem Ist-Ergebnis und dem geplanten Gewinn war die zentrale Maßgröße zur Bewertung der Werksperformance. Diese Größe eliminierte die Auswirkungen der Werksgröße und des hergestellten Produktsortiments auf die Produktivität. Für die volumenbezogenen Abweichungen wollte man das Werk nicht in die Verantwortung nehmen, da Absatzschwankungen und damit Veränderungen des Produktionsvolumens außerhalb des Einflußbereiches des Werkes liegen.

Das MIS-PW ist ein klassisches Steuerungssystem, das man genauso gut in einem westlichen Unternehmen antreffen könnte. Dabei ist jedoch sehr interessant, wie durch das System eine Outputsteigerung der Brauereien erwartet wurde, ein direktes Ergebnis des erzeugten Gewinndrucks.

	Budget	Ist	Abweichung
Umsatz			
Variable Kosten			
Rohstoffkosten			
Materialkosten			
Variable Verarbeitungskosten			
Bestandveränderungen bei Unfertigen Erzeugnissen			
Grenzbeitrag			
Fixe Kosten			
Fixe Verarbeitungskosten			
Löhne			
Abschreibung			
Allgemeine Verwaltungskosten			
Betriebsgewinn			
Außerordentlicher Aufwand / Ertrag			
Werksgewinn			
Zahlungen an die Unternehmenszentrale			
Endgültiger Werksgewinn			
Produktionsmenge			

Abb. 12-3: Rentabilitätsbericht eines Werkes

Ein zweiter und eher unerwarteter Nutzen des Systems war der von den Brauereien empfundene Druck, effektiver und effizienter zu werden. Da die Brauereien im alten System als ein Teil einer Kostenstelle behandelt worden waren, fehlten die für ein Kostenmanagementsystem erforderlichen Daten; die Brauereien hatten kein ausgeklügeltes Kostenmanagementsystem entwickelt. Die Umstrukturierung der Kyoto Brauerei von Kirin in ein Profit Center erweiterte die verfügbare finanzielle Informationsbasis für das Personal der Brauerei und führte direkt zur Entstehung des Kyoto Brauerei Systems.

Zusammenfassung

Operative Steuerung und Kontrolle kann auf zwei Arten umgesetzt werden: Erstens werden Mitarbeiter nur für die Kosten verantwortlich gemacht, die sie auch beeinflussen können. Zweitens wird eine Abweichungsanalyse durchgeführt, um den Erfolg der Mitarbeiter bei der Kostensteuerung zu bewerten. Um zu gewährleisten, daß einzelne Mitarbeiter nur für die von ihnen beeinflußbaren Kosten die Verantwortung tragen, ist die Bildung von betrieblichen Verantwortungsbereichen notwendig. Damit diese organisatorischen Maßnahmen jedoch effektiv sind, darf das System nur die in den Verantwortungsbereichen direkt anfallenden Kosten und nicht die Umlage mit einbeziehen. Der Wunsch, den einzelnen Mitarbeitern die Kostenverantwortung zu übertragen, bedingt eine Differenzierung der Kosten nach ihrer Verrechnung und ihrem Verhalten innerhalb des Unternehmens. Folglich unterscheiden viele Systeme bei den Kosten zwischen direkter oder indirekter Verrechnung und zwischen fixem oder variablem Verhalten.

In Unternehmen, die einem operativen Steuerungs- und Überwachungssystem eine hohe Bedeutung beimessen, wird sehr sorgfältig darauf geachtet, daß so viele Kosten wie möglich im direkten Zusammenhang mit den Aktionen der Verantwortungsbereiche stehen. Dieses Ziel wird häufig durch eine saubere Definition der Kostenstellenstruktur erreicht. Wenn Umlagen bei nicht direkt verrechenbaren Kosten trotzdem unvermeidbar sind, so sollte auf eine nachvollziehbare Umlagemethodik geachtet werden. Dieses Ziel wird durch die Erhebung und Kommunikation von kausalen Zusammenhängen zwischen den verrechneten Kosten und den verwendeten Bezugsgrößen erreicht.

Mit einer wachsenden Zahl von Kostenstellen erhöhen viele Unternehmen die Kostenverantwortung. Durch die resultierende Abnahme der Kostenstellengröße können einzelne Mitarbeiter einfacher für die direkten Kosten in die Verantwortung genommen werden. Bei Mitsubishi Kasei bildeten z.B. die Kostenstellen die unterste Ebene der Kostenanalyse. Dabei war einzig und allein von Interesse, welche Höhe die in den Kostenstellen anfallenden Gesamtkosten aufwiesen, und nicht wie die Kosten dort im Detail entstanden.

Die Qualität der Kostensteuerung kann durch Abweichungsanalysen bewertet werden. Bei einigen Unternehmen ist die Abweichungsanalyse ein traditionelles Verfahren und wird nur zur Überwachung von Maßnahmen zur Kostensteuerung verwendet. Andere Unternehmen integrieren die Abweichungsanalyse innerhalb ihrer *Kaizen* Costing Systeme und überwachen so die Effektivität dieser Systeme.

Kirin wandelte seine Vertriebsniederlassungen von Kostenstellen in Profit Center um und implementierte zwei neue Systeme, die ein höheres Verantwortungsbewußtsein bei den Leitern der Profit Center hervorrufen und sie veranlassen sollten, sich sowohl stärker für Umsatzsteigerungen als auch für Kostensenkungen zu engagieren.

Teil V

Motivation des Unternehmergeistes durch Mikroprofit Center

There is good water, wherever fine sake is produced.

Ancient Japanese Saying

EINFÜHRUNG

Die in den Teilen 3 und 4 behandelten Kostenmanagementinstrumente von Unternehmen, die eine Konfrontationsstrategie verfolgen, konzentrieren sich auf das Produkt und den Produktionsprozeß. Durch den aggressiven Einsatz dieser Instrumente können Unternehmen ihre Produktkosten kontinuierlich senken. Für manche Unternehmen erwiesen sich die erzielten Kostensenkungen jedoch als unzureichend, weshalb sie noch weitere Kostenmanagementmethoden entwickelt haben. Diese unterscheiden sich grundlegend von den bisher beschriebenen Methoden darin, daß sie nicht auf die Produkte und den Produktionsprozeß abzielen, sondern auf die Team- bzw. Gruppenleiter. Die Effektivität dieser Methoden resultiert aus dem verstärkten Druck, den sie auf die Leiter der sich selbststeuernden Teams ausüben. Es handelt sich dabei nicht um neue Ansätze des Kostenmanagements, vielmehr wird eine bekannte Maßnahme - die Bildung von Profit Centern - auf innovative Weise eingesetzt.

Die erste dieser Methoden beruht auf der Umwandlung von Kostenstellen in Pseudo-Mikroprofit Center, durch die sich der Leistungsdruck auf die Teamleiter erhöht. Bei der zweiten Methode wird das Unternehmen verkleinert, indem es in zahlreiche autonome echte Mikroprofit Center aufgeteilt wird.

Die Vorteile einer Umwandlung von Kostenstellen in Profit Center resultieren zum einen aus der größeren Verantwortung der Gruppenmitglieder und andererseits aus ihrem besseren Kenntnissen über die Auswirkung ihrer Tätigkeit auf die Rentabilität des Unternehmens. Aufgrund dieser Einstellung versuchen die Teamleiter, die Leistung des Teams gewinnorientiert zu verbessern. Da sich der Gewinn aus dem Umsatz abzüglich der Kosten ergibt, verstärkt die Transformation der Kostenstellen in Mikroprofit Center den Kostensenkungsdruck und erzeugt neuen Druck, zur Umsatzsteigerung.

Die Bildung kleiner Profit Center verhindert das Wachstum der organisatorischen Bürokratie und ermöglicht gleichzeitig dem Unternehmen, schnell auf den Wandel im Wettbewerbsumfeld zu reagieren. Unternehmen, die eine Konfrontationsstrategie verfolgen, können sich weder die zusätzlichen Kosten durch eine unnötige Bürokratie noch die daraus resultierende verminderte Reaktionsgeschwindigkeit leisten. Der Aufbau von Imperien wird verhindert, und ein Unternehmen erhält sich die schnelle Anpassungsfähigkeit an Veränderungen der Wettbewerbsbedingungen.

Beide Methoden stehen in engem Zusammenhang, da eine Verkleinerung des Unternehmens unmöglich ist, solange nicht zunächst Profit Center geschaffen werden. Unternehmen entscheiden anhand von drei Faktoren, ob es echte oder Pseudo-Mikroprofit Center schafft bzw. ob es aus den Teamleitern Geschäftsführer macht oder die Unternehmensgröße managen will.

1. Es müssen Personen mit der Fähigkeit verfügbar sein, ein Profit Center zu führen.
2. Es müssen externe Kunden existieren, die die Zwischenprodukte der Profit Center kaufen wollen.

Einführung

3. Das Unternehmen muß bereit sein, die Zwischenprodukte der einzelnen Profit Center an externe Kunden zu verkaufen.

Die drei Unternehmen, die sich entschlossen, ihre Teamleiter zu „Geschäftsführern" zu machen, ohne die effektive Größe des Unternehmens zu verändern, konnten entweder keine externen Abnehmer für ihre Zwischenprodukte finden oder sie wollten sie eben nicht extern verkaufen. Zwei dieser Unternehmen, Higashimaru Shoyu und die Kirin Brauerei, fanden keine Abnehmer, da ihre Produkte in einem kontinuierlichen Produktionsprozeß entstehen und die Zwischenprodukte (wie etwa Rohsojasud oder Maische) sich nicht zum Verkauf eigneten. Die Zwischenprodukte bei Olympus Optical hätten zwar verkauft werden können, da sie aber nur für Kameras verwendet werden konnten und folglich nur die direkten Konkurrenten als Käufer in Frage gekommen wären, entschied sich das Unternehmen dagegen, zumal mit vielen dieser Zwischenprodukte auch Wettbewerbsvorteile verbunden waren. Wenn der Verkauf der Zwischenprodukte nicht möglich war, konnten auch keine vergleichbaren Marktpreise für sie gefunden werden. Higashimaru Shoyu und Kirin mußten folglich Verrechnungspreise nach der Kosten-Plus-Methode festsetzen, die nichts mit realistischen Marktpreisen zu tun haben mußten. Für die Zwischenprodukte von Olympus existierte hingegen ein potentieller Absatzmarkt, so daß die technische Abteilung realistische Marktpreise festsetzen konnte.

Kyocera und die Taiyo Gruppe waren bereit, die Zwischenprodukte ihrer Profit Center zu verkaufen und fanden auch interne und externe Abnehmer. Dadurch hatten sie die Möglichkeit, ihren Produktionsprozeß in echte Mikroprofit Center zu untergliedern. Sie konnten so die effektive Firmengröße verringern und eine Ausdehnung des Verwaltungsapparates vermeiden. Kyocera erreichte dies durch den Aufbau von Scheinfirmen, sogenannten „Amöben", bei denen es sich um weitgehend unabhängige Profit Center handelte. Bei der Taiyo Gruppe waren die Profit Center rechtlich eigenständige Unternehmen, die völlig unabhängig waren. In beiden Unternehmen wurden Mechanismen implementiert, so daß die

Aktionen der einzelnen Profit Center koordiniert wurden und den größten Nutzen für das Gesamtunternehmen stifteten. Bei Kyocera gewährleistet dies ein Managementinformationssystem, während bei der Taiyo Gruppe die Geschäftsführer sich gegenseitig beraten.

Die Schaffung kleiner unabhängiger Profit Center und der Einsatz von Gruppenleitern als Geschäftsführer dienen der Motivation des Unternehmergeistes der Gruppenleiter. Wenn eine Arbeitsgruppe als Kostenstelle angesehen wird, ist es die Aufgabe ihres Leiters, die Kosten zu planen und zu steuern, wird diese Gruppe jedoch als eine eigenständige Unternehmenseinheit behandelt, so muß sich der Gruppenleiter auf den Gewinn konzentrieren. Auf diese Weise muß die Gruppe auch die Verantwortung für den Umsatz übernehmen, und zusätzlich steigt der von ihnen verursachte Kostensenkungsdruck. Beide Maßnahmen basieren darauf, daß der einzelne unternehmerisch handelt und denkt. Wenn hier von Unternehmergeist gesprochen wird, so bezieht sich dies auf die höhere Verantwortung und Eigeninitiative der Mitarbeiter.

Diese Systeme können natürlich versteckte Kosten beinhalten, da die Ressourcen nicht mehr gemeinsam von Profit Centern genutzt werden und somit das Unternehmen nicht mehr von Größenvorteilen profitieren kann. Außerdem besteht die Gefahr, daß zwischen den Profit Centern Konflikte entstehen und ein höherer Verhandlungs- und Abstimmungsaufwand notwendig wird. Bei Kyocera trugen die Unternehmensphilosophie und gute Kommunikationsstrukturen zwischen den Profit Centern und dem oberen Management dazu bei, diese Probleme zu lösen. Bei der Taiyo Gruppe wurden die gegenseitige Beratungsfunktion der Geschäftsführer und die guten Beziehungen zwischen den Unternehmen genutzt, um ein destruktives Ergebnis durch eine überzogenen internen Wettbewerb zu verhindern.

KAPITEL 13

PSEUDO-MIKROPROFIT CENTER

Viele der bisher beschriebenen Kostenmanagementinstrumente stützen sich sehr stark auf die Kreativität der sich selbst steuernden Gruppen innerhalb der Produktionswerke (vgl. Kapitel 6). Obwohl diese Gruppen gewöhnlich einen Leiter haben, so existiert doch keine hierarchische Struktur in der Gruppe. Von der Annahme ausgehend, daß manchmal die Einstellung zu seinem Verantwortungsbereich genauso wichtig ist, wie die Übertragung dieser Verantwortung, entwickelten mehrere Unternehmen Systeme, bei denen bisherige Kostenstellen als Profit Center behandelt werden. Bei Higashimaru Shoyu war es beispielsweise „das Ziel des Preissteuerungssystems, die Gruppen zu gewinnorientiertem Denken zu bewegen. Von den Gruppenleitern wurde erwartet, daß sie sich wie Geschäftsführer kleiner Unternehmen verhalten sollten" (vgl. COOPER 1994b,9).

Die Unternehmen, die ihre Kostenstellen in Profit Center umwandeln, sehen einen zweifachen Nutzen in dieser Maßnahme. Erstens waren Gruppenleiter und Gruppenmitglieder durch das neue System gezwungen, Verantwortung nicht nur für die Kosten sondern auch für den Umsatz zu übernehmen, so daß die Gruppe veranlaßt wurde, ihre Effizienz und die Qualität ihres Outputs zu verbessern. Zweitens wurde so die Auswirkung jeder Verbesserung auch direkt in der Fertigung spürbar. Die erhöhte Transparenz steigerte den Leistungsdruck, den die Gruppe selbst aufbaut, und ihren Einsatz und ihr Engagement für ein aggressives Kostenmanagement. Deshalb wurde die Bildung von Profit Centern als ein äußerst wirkungsvolles Kostenmanagementinstrument bewertet. Die Kyoto Brauerei von Kirin beschrieb vier wichtige Eigenschaften ihres Profit Center Systems:

1. Die Angestellten empfinden ein stärkeres Zugehörigkeitsgefühl zum Unternehmen, da sie ihren eigenen Beitrag zur Unternehmensleistung erkennen konnten.

2. Die öffentliche Bekanntgabe der Profit Center und ihrer Leiter, die ständig überdurchschnittliche Leistungen erbringen, verstärkt leistungsorientiertes Verhalten.

3. Die Mitarbeiter können ihre Leistung besser einschätzen und werden durch einen Leistungsvergleich mit anderen Centern motiviert.

4. Die Kostensenkungsprogramme werden revitalisiert. (vgl. COOPER 1994d, 9)

Als bei Olympus die Kostensenkungsprogramme ihre Effektivität zu verlieren schienen, sollte das funktionale Gruppen-Management-System, bei dem der Produktionsprozeß in eine bestimmte Anzahl von autonomen Einheiten unterteilt wurde, den Kostensenkungsdruck wieder verstärken. Von dem neuen System wurde erwartet, daß es die Kostensenkungsprogramme durch eine Veränderung der Denkweise der Belegschaft revitalisieren würde: „Das Management war der Ansicht, daß ein größerer Kostensenkungsdruck erzeugt würde, wenn die Arbeitsgruppen für ihre Rentabilität verantwortlich wären, und daß folglich die Rentabilität stärker steigen würde als durch konventionelle Kostensenkungsprogramme." (COOPER 1994j, 10-11)

Higashimaru Shoyu, Kirin und Olympus Optical hatten ihre Produktionsabläufe in Pseudo-Mikroprofit Center und nicht in echte Profit Center aufgegliedert, da sich keine Marktpreise für deren Zwischenprodukte ermitteln ließen. Bei der Preisfestlegung gab es gravierende Unterschiede zwischen den drei Unternehmen. Olympus bemühte sich am stärksten, die Verrechnungspreise an den geschätzten Marktpreise auszurichten. Die beiden anderen Unternehmen wandten einfach verschiedene Varianten der Kosten-Plus-Methode an.

Die Ansätze von Higashimaru und der Kyoto Brauerei sind sich sehr ähnlich, was nicht verwunderlich ist, da sie einen gemeinsamen Ursprung haben. Das Preissteuerungssystem, das TOSHIO OKUNO bei Higashimaru Shoyu eingeführt hatte (vgl. Kapitel 6), wurde Führungskräften der Kirin Kyoto Brauerei vorgestellt, die dann im eigenen Unternehmen eine modifizierte Variante des Systems implementierten. Das funktionale Gruppen-Management-System von Olympus unterscheidet sich etwas von diesen Systemen, ähnelt aber einem bei Texas Eastman verwirklichten Ansatz.

Das Preissteuerungssystem bei Higashimaru Shoyu

Das 1980 eingeführte Preissteuerungssystem unterteilte den Produktionsprozeß für Sojasauce in sechs verschiedene Arbeitsgänge, für die jeweils ein Pseudo-Mikroprofit Center zuständig war. Die sechs Abteilungen - Vorbereitung der Grundmasse (*Koji*), Fermentation, Pressung des Rohsojasuds (*Moromi*), Pasteurisierung und Filterung, Abfüllung und Versand - waren für die wichtigsten Produktionsschritte verantwortlich. Jedes Profit Center kaufte seine Einsatzgüter entweder von der Unternehmenszentrale (Rohstoffe) oder von dem Profit Center, das vor ihnen im Produktionsablauf stand (halbfertige Erzeugnisse). Der Output wurde entweder an das nächste Profit Center im Produktionsablauf oder wiederum an die Unternehmenszentrale (fertige Produkte) verkauft. Die

Verrechnungspreise zwischen den Center wurden von OKUNO festgesetzt. Die Plankosten pro Mengeneinheit des Outputs wurden um 0,5 Prozent erhöht, um den Verrechnungspreis zu erhalten. So entstand über den gesamten Produktionsprozeß ein Gewinn von 3 Prozent (6 x 0,5%). Diese 3 Prozent Gewinn entsprachen weder dem aktuellen noch dem erwarteten Gewinn, da OKUNO ein System, das eine Beziehung zwischen den Rentabilitätsergebnissen aus dem Preissteuerungssystem und dem aktuellen bzw. erwarteten Gewinnen herstellt, für zu komplex hielt. Statt dessen wollte OKUNO, daß jedes Profit Center monatlich einen kleinen Gewinn realisieren konnte, sofern es mit der erwarteten Effizienz arbeitete.

Ähnlich wurde mit den Rohstoffpreisen verfahren, die über einen Zeitraum von drei Jahren konstant gehalten wurden. OKUNO war der Ansicht, daß Rohstoff- und Absatzpreisschwankungen den Centern eine Beobachtung der Auswirkungen ihrer Verbesserungen zu sehr erschweren würde. Außerdem wollte er eine möglichst einfache Struktur des PSS beibehalten und es nicht zu einem umfangreichen Kostenrechnungssystem mit Abweichungen und anderen Arten von Abstimmungen aufblähen.

> ...der monatliche Gewinn jeder Gruppe berechnete sich durch Subtraktion der monatlichen Aufwendungen und Einsatzkosten von den monatlichen Erträgen. Die monatlichen Aufwendungen wurden entsprechend dem Jahresbudget der Gruppe determiniert. Die Einsatzkosten errechneten sich durch die Multiplikation des Mengenvolumens der verbrauchten Einsatzgüter mit ihren Verrechnungspreisen im PSS. Die monatlichen Erträge ergaben sich aus dem Produkt von den an die nächste Gruppe verkauften Outputmengen und dem entsprechenden Verrechnungspreis. (COOPER 1994b, 4)

Da die Einsatzgüter, die von der Abteilung für die *Koji*-Vorbereitung an die *Moromi*-Gruppe geliefert wurden, die maximal mögliche Produktionsmenge von Rohsojasauce determinierten, war es für die einzelnen Gruppen praktisch unmöglich, ihren Output bedeutend zu steigern; sie konnten jedoch die Qualität des Outputs beeinflussen. Das PSS honorierte Outputmengen, deren Qualität über einem vorgegebenen Niveau lag, mit einem höheren Preis. Beispielsweise erhielt die *Moromi*-Gruppe zusätzlich 500 Yen für jedes *Ichi Shiire* (eine Standardgewichtseinheit) Ferment, dessen Enzymaktivität über dem von der Forschungs- und Entwicklungsabteilung festgelegten Standardmaß von 0,3 lag. Bei einer Enzymaktivität unterhalb des Standards reduzierte sich der Verrechnungspreis um 500 Yen. Die Preisauf- und -abschläge für das Qualitätsniveau wurden vom Werksleiter bestimmt. Primär sollte mit dieser Vorgehensweise ein Kosten- und Qualitätsbewußtsein geschaffen werden.

Da der Absatz von Sojasauce saisonalen Zyklen ausgesetzt ist, werden zeitweise mehr Arbeiter benötigt. Um die Gruppe zu einem effizienten Personaleinsatz zu motivieren, konnten sie Arbeitszeit von anderen Gruppen einkaufen. Der Verrechnungspreis für die Arbeitszeit eines Mitarbeiters wurde zu seinen ungefähren Kosten bei etwa 14.000 Yen pro Tag festgesetzt. In das PSS waren außerdem drei Servicegruppen einbezogen: die Inspektion, die für die Kontrolle der Abfüll- und Verpakkungsprozesse verantwortlich war, die Maschineninstandhaltung und die Abwasseraufbereitung. Die Servicegruppen durften den Produktionsgruppen ihre Leistungen in Rechnung stellen, damit diese lernen sollten, die Serviceleistungen effizienter einzusetzen. Die Instandhaltungsgruppe konnte für eine außerplanmäßige Maschinenreparatur 50 Prozent der anfallenden Arbeitskosten, für eine geplante jedoch nur 20 Prozent berechnen. Diese Prozentsätze wurden gewählt, damit die Instandhaltungsgruppe rentabel arbeiten konnte. Da sie außer den Reparaturservice auch Energie „verkaufte", mußten die Produktionsgruppen nicht mit den gesamten Arbeitskosten belastet werden. Die teilweise Verrechnung der Kosten ermöglichte der Gruppe jedoch, einen Gewinn von 0,5 % zu realisieren. Die beiden unterschiedlichen Sätze für geplante und außerplanmäßige Reparaturen sollten die Produktionsgruppen zu einem pfleglichen Umgang mit ihren Maschinen veranlassen.

Um den Gruppenleitern die Funktionsweise des PSS näher zu bringen, errrichtete OKUNO die „Higashimaru Bank" innerhalb der Fertigungssteuerungsabteilung. Diese Bank druckte ihr eigenes Geld, das alten japanischen Banknoten nachempfunden war und in einer Stückelung von 1.000, 10.000, 100.000, 500.000, 1.000.000 und 2.000.000 Yen vorlag. Ein rotes Firmensiegel verlieh ihm seine Gültigkeit. Jeden Monat wurden die Geschäftsbücher des PSS von den Gruppenleitern abgeschlossen und von den Abteilungsleitern zusammengefaßt. Jeder Gruppenleiter ging zum Leiter der nächsten Gruppe im Produktionsprozeß und präsentiert ihm die Rechnung für die gelieferten Güter. Außerdem mußten jede Gruppe der Unternehmenszentrale die Kosten für die beschäftigten Arbeitskräfte, die verbrauchten Rohstoffe und die Abschreibungen der eingesetzten Maschinen erstatten. All diese Rechnungen wurden mit dem Higashimaru Geld bezahlt.

Nachdem jede Gruppe ihre Rechnungen bezahlt und ihre Einnahmen bezogen hatte, ließ sich der monatliche Gewinn oder Verlust anhand der übriggebliebenen Banknoten feststellen. Wenn einer Gruppe das Geld ausging, konnte sie bei der Higashimaru Bank einen Kredit aufnehmen. OKUNO hatte überlegt, für diese Kredite auch Zinsen zu verlangen, verwarf aber diese Idee als zu komplex. In den ersten paar Einsatzmonaten des PSS arbeiteten alle Gruppen rentabel. Plötzlich aber verzeichneten alle Gruppen Verluste, da OKUNO vergessen hatte, bei der Gewinnkalkulation den halbjährlichen Bonus für jeden Arbeiter einzurechnen. Ein solcher Bonus entsprach ungefähr dem Gehalt von 2,7 Monaten und machte die 0,5 Prozent Umsatzrendite sehr schnell zunichte. Das System wurde anschließend so abgeändert, daß die halbjährlichen Bonuszahlungen berücksichtigt waren.

Nachdem mit dem PSS ein Jahr lang experimentiert wurde, waren die Gruppenleiter von seinem Erfolg überzeugt, und es wurde offiziell eingeführt. In den nächsten zehn Jahren spielte es eine entscheidende Rolle bei den Bemühungen des Unternehmens, die Rentabilitätssituation zu verbessern. Eine der Maßnahmen zur Rentabilitätssteigerung auf Gruppenebene bestand in dem Abbau der Mitarbeiterzahl:

> Die Gruppe in der Abfüllabteilung verringerte ihre Mitarbeiterkapazität, indem sie eine automatische Vorrichtung installierte, die jede Flasche darauf prüfte, ob es sich um einen 2-Liter-Sojasaucenflasche, und nicht fälschlicherweise um einen 1,8-Liter-Sakeflasche handelte. Dieser Test war notwendig, da es sich bei den gläsernen Sojaflaschen um Pfandflaschen handelte, unter die manchmal zufällig eine Sakeflasche geraten konnte. Der Einsatz der automatischen Vorrichtung für die Kontrolle der Flaschengröße wurde von den Gruppenmitgliedern vorgeschlagen, als der mit dieser Aufgabe betraute Mitarbeiter die Firma verließ. Normalerweise hätte die Gruppe einfach einen Ersatzmann gesucht. Im Rahmen des PSS wollte die Gruppe jedoch herausfinden, ob sie sich durch den Einsatz der neuen Maschine verkleinern konnte. Tatsächlich funktionierte der Apparat reibungslos, und nachdem die Gruppe ein Jahr lang ohne einen Ersatzmann gearbeitet hatte, wurde die Verkleinerung der Gruppe beschlossen und ihr Budget entsprechend den geringeren Lohnkosten und den höheren Maschinenkosten angepaßt. (COOPER 1994b, 6)

Mit anderen Maßnahmen gelang es, die Kosten für die Dienstleistungen der Servicegruppen zu senken:

> Die für die *Koji*-Vorbereitung zuständige Gruppe senkte ihre monatliche Kostenbelastung für die Maschineninstandhaltung, indem sie der Betriebstemperatur der Elektromotoren, die beim Umrühren des fermentierenden *Koji*, zum Betrieb des Fließbands und anderer Maschinen im Einsatz waren, eine höhere Aufmerksamkeit widmen. Durch die Installation von Temperaturfühlern an den Motoren konnten sie erkennen, wann eine Überhitzungsgefahr bestand. Durch Drosselung der Geschwindigkeit oder Abschaltung der Motoren konnte ein Durchbrennen verhindert werden. Überstand der Motor die Überhitzungsphase unbeschädigt, so brauchte man den Reparaturservice nicht zu rufen. Wenn der Motor seine geplante Lebensdauer erreichte, konnte somit durch diese Präventivmaßnahmen der Motor im Rahmen einer geplanten, also billigeren Reparatur ausgewechselt werden. (COOPER, 1994b, 6)

Durch den Einsatz der Temperaturfühler brauchte die *Koji*-Gruppe also die Servicegruppe seltener in Anspruch nehmen; sie vermied die bei Notreparaturen fällig werdenden 30 Prozent Aufschlag und konnte so ihre Rentabilität zu steigern. Mitarbeiter, deren Arbeitseinsatz nicht länger notwendig war, wurden anderen Gruppen zugeteilt, wodurch sich die Zahl der Neueinstellungen verringerte.

Die *Koji*-Gruppe erkannte außerdem, daß sie ihre Energiekosten senken konnte, wenn sie die Laufgeschwindigkeit der Motoren für die Rührwerke verringerte. Das Ferment mußte kontinuierlich umgerührt werden, wobei sehr viel Energie verbraucht wurde. Die Gruppe experimentierte mit einer langsameren Rotation des Rührgeräts in der Anfangsphase der *Koji*-Verarbeitung und konnte dadurch ihre Stromkosten unter das bisherige Standardniveau von 3,2 Prozent senken. Weitere Einsparungen wurden durch die Herstellung des Rohsojasuds bei Nacht erzielt, wodurch die günstigeren Nachtstromtarife genutzt werden konnten. Einige der Maßnahmen waren einfach, aber effektiv:

> Die *Koji*-Gruppe war die erste, die ihre Abwasserkosten einfach dadurch senkte, daß sie Müll vom Boden aufhob und den Fußboden kehrte, bevor er mit Wasser gereinigt wurde. Dies hatte eine deutliche Verringerung des Abwassers zur Folge, da bei der *Koji*-Verarbeitung äußerst hygienische Bedingungen Voraussetzung waren und die Böden mehrmals am Tage gründlich mit Wasser gereinigt wurden. Obwohl die Abwasserkosten nur 1% des Gruppenbudgets ausmachten, wurden die Einsparungen doch für bedeutend gehalten. (COOPER 1994b, 6)

Wieder andere Maßnahmen zielten auf die Verbesserung der Betriebssicherheit ab, um Unfälle und damit Arbeitsausfälle zu vermeiden.

> Die Abfüllgruppe konzentrierte sich dabei auf die hohen Kosten, die durch Ausfälle von Arbeitern verursacht wurden, da die Kosten für einen Ersatzmann aus einer anderen Gruppe höher waren als die für ein Gruppenmitglied. In der Abteilung gab es viele Fließbänder, und die Arbeiter waren gezwungen, über sie oder unter ihnen hindurch zu klettern. Dabei kam es gelegentlich zu Verletzungen. Die Gruppe beob-

achtete und analysierte diese kleinen Unfälle, um ihre Häufigkeit zu verringern. Dazu brachten sie stoßdämpfende Materialien überall dort an, wo eine Unfallgefahr bestand, rundeten scharfe Ecken ab, die zu Schnittwunden führen konnten und stellten an den entsprechenden Stellen Warnschilder auf. (COOPER 1994b, 6-7)

Einige Ergebnisse des Preissteuerungssystems erbrachten eine gruppenübergreifende Rentabilitätssteigerung:

Die Abfüllgruppe stellte fest, daß die Kontrolle und Korrektur des Abwassersäuregehalts, der sich durch die Reinigung der Pfandflaschen mit einer schwachen Lösung aus Ätznatron und Reinigungsmittel ergab, den verantwortlichen Arbeiter nicht voll auslastete....

In der Nähe der Abfüllgruppe befand sich ein Boiler, den ein Mitglied der Servicegruppe überwachte. Diese Tätigkeit war zwar ständig zu wiederholen, aber lastete den mit ihr betrauten Mitarbeiter auch nicht vollständig aus. Um die Rentabilität beider Gruppen zu steigern, starteten sie Verhandlungen zur Optimierung dieser beiden Tätigkeiten. Die Servicegruppe erklärte sich bereit, gegen einen Ausgleich von 40.000 Yen das Testen des Säuregehalts einschließlich der eventuell erforderlichen Korrektur zu übernehmen. Dadurch konnte die Abfüllgruppe ihre Mitarbeiterzahl um eine Person verringern und 150.000 Yen monatlich einsparen. Die Rentabilität beider Gruppen wurde so gesteigert. (COOPER 1994b, 7)

Der Erfolg des Preissteuerungssystems, das im ersten Jahr seiner Anwendung eine Kostensenkung von 7 Prozent erbrachte, weckte das Interesse vieler Unternehmen wie z.B. Matsushita (einem Elektronikkonzern), Yukijirushi (einem Hersteller von Milchprodukten) und Kirin (Japans größtem Bierproduzenten), das später seine eigene Version des PSS in der Kyoto Brauerei anwandte.

Das Kyoto Brauerei System

Das Kyoto Brauerei System (KBS) unterteilte die Kyoto Brauerei in mehrere Profit Center und belohnte dann diejenigen Center Leiter, die die Rentabilität ihres Bereichs und damit die Gesamtrentabilität der Brauerei erhöhten. Das Management von Kyoto wählte einen gewinnorientierten Steuerungsansatz, da es den Eindruck hatte, daß über die Jahre hinweg durch die Kostensenkungsprogramme eine negative Einstellung gegenüber kontinuierlichen Verbesserungen entstanden war. Der neue Ansatz sollte eine positive Haltung fördern.

Beim KBS waren finanzielle Informationen frei zugänglich, da jede Gruppe in der Lage sein mußte, ihre Rentabilität zu berechnen, d.h. jedes Gruppenmitglied mußte über die Erträge und Kosten der Gruppe Bescheid wissen. Dieser freie Informationsfluß stand in direktem Gegensatz zum bisherigen System, bei dem die Gruppen wenig finanzielle Informationen erhielten. Die Verantwortung für die Vorgabe der Kostensenkungsziele lag beim neuen System mehr bei der Brauerei als bei der Hauptverwaltung:

> Bei den alten Kostensenkungsprogrammen gab der Brauereileiter spezifische, nicht-finanzielle Kostensenkungsziele für alle Produktionsprozesse vor.... Diese Ziele wurden den Gruppen mitgeteilt, wobei diese dann Maßnahmen zur Zielrealisierung entwickeln mußten.
>
> Im Rahmen der neuen Methode gab der Brauereileiter ein Gesamtgewinnziel für die Brauerei vor, und die Arbeitsgruppen legten ihre eigenen finanziellen Ziele fest. Aggregiert sollten die Gewinnziele der Gruppen aggressiver sein als die des Brauereileiters, so daß die Gesamtrentabilität der Brauerei das vom Leiter anvisierte Halbjahresziel übersteigen würden, wenn alle Gruppen ihre Ziele verwirklichen.
> (COOPER, 1994d, 9-10)

Das KBS ließ den Gruppen einen großen Handlungsspielraum bei der Festlegung ihrer Kostenziele, solange die Gesamtkostensenkungsziele für den Brauereileiter akzeptabel waren:

Wenn die Ziele der Arbeitsgruppen nicht ausreichten, um zumindest das Gewinnziel des Brauereileiters zu erreichen, mußten sie neue, aggressivere Gewinnziele erarbeiten. Den Gruppen wurden jedoch nie Ziele zentral vorgeben. Das Management hielt es für besser, die Produktionsmitarbeiter selbst ein für sie erreichbares Kostensenkungsniveau bestimmen zu lassen anstatt ihnen zentral Ziele im Rahmen des Planungsprozesses vorzugeben, zumal die Produktionsmitarbeiter mit dem Produktionsprozeß besser vertraut waren als die Techniker oder das Management. Diese Eigenschaft des neuen Systems verglich das Management mit den TQM-Programmen. (COOPER 1994d, 9)

Um den Druck zur gezielten Beeinflussung der Kosten und damit der Gewinne zu erhöhen, wurde die Anzahl der Center in der Brauerei von fünf auf neun erhöht. Beim alten System war der Produktionsprozeß in drei Center (Brauen, Faßabfüllung und Verpackung) aufgeteilt, während zwei Center (Instandhaltung und Verwaltung) Servicefunktionen erfüllten. Beim neuen System bestand die Produktion aus sechs und der Service aus drei Centern:

Produktionsbereich:

1. Brauhaus und Fermentation

2. Lagerung und Filterung

3. Mini-Brauerei
    Brauhaus und Fermentation
    Lagerung und Filterung

4. Faßabfüllung

5. Pasteurisierung und Verpackung

6. Logistik

Servicebereich:

7. Technik und Instandhaltung

8. Energieversorgung/-entsorgung
   Abwasser
   Sonstiges Versorgung
9. Service
   Verwaltung
   Betriebsbesichtigung
   Andere Serviceaktivitäten

(COOPER 1994d, 10)

Da die Erträge aus dem Bierabsatz nur mit den ersten sechs Abteilungen in Zusammenhang standen, wurden diese als Profit Center behandelt. Die anderen drei Abteilungen wiesen keinen direkten Produktbezug auf, so daß für sie keine vernünftigen Ertragszahlen gebildet werden konnten. Deshalb liefen sie weiterhin als Kostenstellen und wurden nicht mit in das KBS einbezogen.

Für das KBS mußten sowohl die Erträge als auch die Kosten für jedes der sechs Profit Center erfaßt werden. Die Erträge basierten auf dem internen Verkäufen zwischen den einzelnen Profit Centern oder, am Ende des Produktionsprozesses, zwischen der Brauerei und den Verkaufsbüros. Die Preise, die bei der Berechnung der Erträge der einzelnen Profit Center angesetzt wurden, basierten auf den Plankosten und wurden entsprechend dem Jahresbudget der Brauerei festgelegt. Ein kleiner Gewinn von 50 Millionen Yen wurde bei der Preisfixierung innerhalb des Systems berücksichtigt. Dieser „eingebaute" Gewinn vermied die Situation, daß ein Profit Center bei Einhaltung seines Budgets keinen Gewinn erzielen würde. Das Management hielt diesen Gewinnpuffer für einen Anreiz, mindestens die geplante Leistung zu erbringen. Die beiden leistungsstärksten Profit Center wurden alle sechs Monate mit einem Bonus belohnt. Dieser Bonus, der kleiner war als der beim MIS-PW (vgl. Kapitel 12), wurde für einen gemeinsamen Ausflug der Arbeitsgruppe oder ähnliches verwendet.

Zur Kostenbewertung bzw. zur späteren Gewinnkalkulation mußte in der Brauerei die Anzahl der Meßpunkte zur Erfassung des Ressourcenverzehrs erhöht werden. Um z.b. den Stromverbrauch der einzelnen Profit Center zu überwachen, wurden überall im Betrieb zusätzliche Stromzähler installiert. Die separate Erfassung des Energieverbrauchs war wichtig, damit jede Gruppe ihre tatsächlichen Stromkosten erfassen und steuern konnte. Wenn sie die Kosten für zu hoch einschätzten, konnten die Center selbstständig Kostensenkungsprogramme initiieren. Vor der Einführung des KBS wurde dem Energieverbrauch auf dieser Ebene keine Beachtung geschenkt, da nur die Leitung der Brauerei die Stromkosten kannte.

Die Veränderungen im Verhalten der Gruppen waren ein Beweis für den Erfolg des KBS:

- Das Brauhaus produzierte eine große Menge heißes Wasser, wenn die Maische gekocht wurde. Obwohl ein Teil davon an anderen Stellen im Betrieb sinnvoll genutzt werden konnte (z.b. um Leitungen und Lagertanks zu säubern), wurde der Großteil einfach verschwendet. Das Fermentations-Center organisierte eine abteilungsübergreifende Arbeitsgruppe, um weitere Möglichkeiten für die Nutzung des heißen Wassers in anderen Centern zu finden.

- Das Center für die Lagerung und Filterung bildete eine Arbeitsgruppe, um Potentiale zur Reduzierung der Materialkosten bei der Filterung aufzudecken.

- Das Versorgungcenter bildete mit anderen Centern eine Arbeitsgruppe zur Reduzierung des Energieverbrauchs.

- Eine Arbeitsgruppe des für das Brauhaus und die Fermentation zuständigen Profit Center eruierte nach Möglichkeiten zur Erhöhung der Extraktausbeute bei der Pressung der Maische. (COOPER 1994d, 11)

Da das bisherige System sehr wenig finanzielle Daten zur Verfügung stellte, konnte das Management leider nicht belegen, daß die Gesamtkostensenkung mit dem neuen System größer war.

Die beiden Systeme von Kirin und Higashimaru Shoyu haben offensichtlich viel gemeinsam, und sie verfolgen dieselbe Zielsetzung: Aufbau eines Gewinnsteigerungs- bzw. Kostensenkungsdrucks. Die Hauptunterschiede zwischen beiden Systemen sind das Fehlen einer Zentralbank bei Kyoto und die unterschiedliche Art der Gewinnberechnung für die Center. Während der Gewinn bei Higashimaru auf einer „Umsatzrendite" basiert, wird bei Kyoto ein Pauschalbetrag den erwarteten Kosten zugeschlagen.

Das funktionale Gruppen-Management-System bei Olympus

Wie das PSS und das KBS nutzt auch das funktionale Gruppen-Management-System bei Olympus die organisatorische Struktur von Pseudoprofit Center, um Kostensenkungen im Produktionsprozeß anzuregen:

> Um ein entsprechendes Agieren des Gruppenleiters zu motivieren, wurden die Produktionsgruppen auf der Basis ihres generierten Gewinns bewertet. Jede Gruppe wurde als Profit Center angesehen, indem man den Umsatz abschätzte, den sie als eigenständiges Unternehmen durch den Verkauf ihres Outputs an Olympus realisiert hätte. Die Unternehmensführung vertrat die Ansicht, daß die Gruppen, wenn sie für den Gewinn und nicht für die Kosten verantwortlich wären, stärker zur Kostensenkung und gleichzeitig auch zur Outputsteigerung motiviert würden. (COOPER 1994k, 7)

Jeder Gruppenleiter erhielt die volle Führungsverantwortung für seinen Bereich und sollte seine Gruppe wie eine unabhängige Unternehmenseinheit leiten. Diese Handlungsfreiheit unterlag jedoch einigen klaren Einschränkungen, da ein Gruppenleiter z.B. weder über den externen Bezug von Komponenten entscheiden, noch über die Beschaffungspreise verhandeln konnte. Statt dessen mußte er sich bei extern zu beschaffenen Teilen an den Materialeinkauf wenden und intern produzierte Teile von den anderen Produktionsgruppen beziehen. Außerdem war es den Gruppen auch nur in eingeschränktem Umfang möglich, Veränderungen in ihrem Produktionsbereich ohne die Erlaubnis der Unternehmensführung vorzunehmen. Möglich waren nur kleinere Verbesserungen, wie etwa die Erhöhung der Bearbeitungsgeschwindigkeiten der Maschinen, Automatisierung von Prozeßschritten und die Untersuchung der bisherigen Prozeßstrukturen auf Verbesserungsmöglichkeiten. Der Aktionsradius der einzelnen Gruppen beschränkte sich auf die genehmigten Aufwendungen und auf Personalfragen.

Sobald jede Gruppe ihr Gewinnziel aufgestellt und dessen Genehmigung von der Werksleitung erhalten hatte, wurden monatliche Ziele gesetzt. Verfehlte eine Gruppe ihr Monatsziel, dann mußte ihr Leiter bei den monatlichen Gruppenleitertreffen die Gründe dafür angeben. Gewöhnlich wurde er dann von den anderen Gruppenleitern unterstützt, die ihm Vorschläge zur Erreichung des Ziels unterbreiteten. Theoretisch wäre ein Gruppenleiter, dessen Gruppe ihr Ziel ständig nicht erreichte, ersetzt worden, aber ein dauerhaftes Versagen einer Gruppe war nie der Fall, gewöhnlich überschritten die Gruppen sogar ihre Planvorgabe.

Im Rahmen des FGMS wurden die Erträge der vier Produktionsgruppen (Vorfertigung, Montage 1, Montage 2 und Montage 3) von der technischen Produktionsgruppe geschätzt. Diese Gruppe nutzte ihre Kenntnisse über die Produktionsprozesse und über die von externen Lieferanten und Subunternehmern in Rechnung gestellten Kosten, um den Preis zu kalkulieren, den das Unternehmen externen Zulieferern für die von den Gruppen hergestellten Komponenten und Baugruppen bezahlen müßte. Die geschätzten Preise wurden dann mit dem Output der einzelnen Gruppen im betrachteten Zeitraum multipliziert und ergaben so den geschätzten Gesamtumsatz der einzelnen Gruppen. Da die Erstellung von Musterteilen und ähnliche Aktivitäten zur Verbesserung zukünftiger Produkte mit keinen Erlösen verbunden sind, mußte die Schätzung der Gruppenumsätze mit großer Sorgfalt durchgeführt werden. Es hatte keinen Sinn, eine Gruppe als unrentabel zu beurteilen, nur weil sie Produktionsexperimente durchführte, deren Kosten im Augenblick nicht gerechtfertigt erschienen.

Der Absatzpreis für den Output einer Gruppe wurde halbjährlich neu festgesetzt. Da die Zulieferer des Unternehmens kontinuierlich ihre Effizienz steigerten, sank der Absatzpreis ständig. Deshalb konnten auch nur Gruppen ihre Rentabilität halten, die mindestens so effizient waren wie die Zulieferer. Wenn keine Maßnahmen die Rentabilität einer Gruppe auf ein zufriedenstellendes Niveau bringen konnten, wurde ein Outsourcing ihres Produkt in Betracht gezogen. Auf diese Weise standen durch das funktionale Gruppen-Management-System die Produktionsgruppen im direkten Wettbewerb zu den Lieferanten des Unternehmens, wodurch ein intensiver Leistungssteigerungsdruck auf die Gruppen ausgeübt wurde. Ausnahmen beim Outsourcing gab es nur für Versuchsproduktlinien, die Maßnahmen zur Erhöhung des Automatisierungsgrades für neue Produkte untersuchten. Das Management schützte diese Fertigungsbereiche aufgrund ihrer großen strategischen Bedeutung.

Der Gewinn jeder Gruppe ergab sich durch die Subtraktion ihrer gesamten Kosten von den Erträgen. Die Leistungsfähigkeit der einzelnen Gruppen ließ sich also an drei Zahlenwerten festmachen: den Erträgen, den Kosten und dem Gewinn. Von diesen wurde dem Gewinn die größte Bedeutung beigemessen, worauf die Kosten und dann erst die Erträge folgten.

Da die Berechnung der Erträge von Serviceabteilungen mit großen Problemen verbunden ist, wurde nur die Einkaufsabteilung in ein Profit Center umgewandelt. Die Erträge der Abteilungen basierten auf einer Auswertung über die vergangenen Preissenkungen von fremdbeschafften Teilen. Mit diesen Informationen über die Preissenkungsraten wurden die zukünftigen Preise prognostiziert. In Verbindung mit einem Mengengerüst der fremdbeschafften Teile konnten die Erträge der Abteilung für diesen Zeitraum festgelegt werden.. Die Kosten der Abteilung ergaben sich durch Multiplikation des aktuellen Absatzpreises der eingekauften Teile mit den entsprechenden Mengen. Folglich realisierte die Einkaufsabteilung nur dann Gewinne, wenn sie die Einkaufspreise schneller senken konnte als geplant. Um rentabel zu sein, mußte die

Abteilung also ihre Beziehungen zu den Zulieferern und den technischen Gruppen verändern. Bisher hatte die Abteilung traditionsgemäß den billigsten Anbieter für die einzelnen Teile auf dem Markt gesucht, natürlich unter Berücksichtigung von qualitativen Gesichtspunkten und langfristigen Lieferbeziehungen. Das funktionale Gruppen-Management-System war demgegenüber so angelegt, daß die Einkaufsabteilung mit den Design-, Konstruktions- und Produktionsabteilungen zusammenarbeiten mußte, um innovative Wege zur Kostensenkung der fremdbeschafften Teile zu finden. Aus dieser Veränderung ergaben sich nach Ansicht des Managements zwei zentrale Vorteile:

Erstens hatten die Einkäufer zwingendere Argumente für schnellere Preissenkungen. So konnten sie jetzt, anstatt nur den geforderten Prozentsatz für die Einkaufspreissenkung vorzugeben, auf technische Änderungen hinweisen, die die Preisfestsetzung betrafen. Diese erweiterten Kenntnisse ermöglichten es den Einkäufern, gegenüber den Zulieferern kompetenter und überzeugender aufzutreten und so die Preise stärker zu drücken. Zweitens konnten die Einkäufer jetzt technische Lösungen finden, die wesentlich billiger waren (z.B. die Veränderung der Teilespezifikation oder die Einführung neuer Produktionsverfahren für ein Bauteil). (COOPER 1994k, 9)

Die Lieferanten profitierten ebenfalls von diesem Wandel. Beispielsweise entstanden bei der Herstellung von Leuchtdioden gewöhnlich Produkte mit unterschiedlicher Leuchtkraft, aber nur die stärkste Leuchtstufe entsprach den Anforderungen von Olympus. Die Techniker fanden jedoch eine Möglichkeit, die Leuchtkraft der Dioden zu korrigieren, so daß Olympus alle Leuchtkraftstufen verwenden konnte. Diese Innovation verringerte nicht nur den Einkaufspreis für Olympus, sondern auch die Kosten des Lieferanten, da die schwächeren Dioden nicht länger als defekt eingestuft wurden.

Die Einführung des funktionalen Gruppen-Management-Systems brachte dem Unternehmen vier Vorteile. Erstens veränderte es die Einstellung der Fabrikarbeiter von einem passiven „Warten auf Anweisungen" zum aktiveren Verfolgen des Gruppengewinnziels.

Jede Gruppe legte jetzt ihre eigenen Ziele fest im Gegensatz zu einem Kostensenkungsprogramm, bei dem die Gruppenleiter Kostensenkungsziele vorschlugen, die überprüft und dann entweder akzeptiert oder neu verhandelt wurden, bis die Einsparungen das Bereichsmanagement zufriedenstellte. Die Ziele wurden während des Budgetierungsprozesses erarbeitet, bei dem jede Gruppe ihre eigenen Ertrags- und Kostenziele veranschlagte. Da das funktionale Gruppen-Management-System nicht effektiv wäre, wenn jede Gruppe isoliert vorgeht, mußten die Gruppenziele mit den Bereichszielen koordiniert werden. Die Gruppenbudgets orientierten sich an Rahmenvorgaben, die mit den Zielsetzungen des Gesamtunternehmens und der einzelnen Bereiche verbunden waren:

> Das Unternehmens- und Bereichsziel legte das Umsatzziel für das Werk fest. Diese Umsatzziele wurden in Output-Ziele für jede Gruppe heruntergebrochen. Indem die Gruppen Möglichkeiten zur Outputsteigerung identifizierten, vergrößerten sie ihre Fähigkeit, „Erträge" zu generieren und damit auch ihren Gewinn zu steigern. Eine Steigerung der Erträge auf Gruppenebene bedeutete gleichzeitig eine Erhöhung der Werkskapazität. (COOPER 1994k, 6)

Völlig unerwartet beendete die Einführung des funktionalen Gruppen-Management-Systems auch die Tendenz, die Kostensenkungsziele zu niedrig anzugeben. Dafür gab es fünf Gründe. Erstens führte ein zu „lascher" Kostensenkungsplan unter der Maxime einer Gewinnorientierung zu geringeren Gewinnen und ließ die Leistung der Gruppe unter das erwartete Niveau sinken. Zweitens erwies sich das funktionale Gruppen-Management-System als so effektiv, daß das Management keine Notwendigkeit sah, zentral in den Prozeß einzugreifen.

Drittens arbeiteten die Gruppen verstärkt mit der technischen Produktionsgruppe zusammen, um ihre Kapazität und damit auch ihr Outputniveau und ihre Erträge zu steigern. Nach der Einführung des FGMS erkannten viele Gruppen, daß sie zur Realisierung höherer Gewinne zusätzlicher Unterstützung bedürfen. „Da die Konstruktionsabteilungen nicht als Profit Center agierten, wurden den Gruppen ihre Leistungen nicht in Rechnung gestellt", und die Gruppen, die Hilfe brauchten, wandten sich an sie (COOPER 1994k, 8). In den ersten drei Jahren des Programms ergaben sich annähernd 80 Prozent der Gewinnverbesserungen aus Outputsteigerungen:

> Beim funktionalen Gruppen-Management-System hatte man keine wesentlichen Veränderungen der Produktionsprozesse erwartet, sondern nur kleinere Veränderungen bei den Maschinen und Hilfsmitteln. Normalerweise führten diese technischen Veränderungen zu Outputsteigerungen (d.h. Kapazitätsausweitungen), einige jedoch zogen auch Kostensenkungen nach sich. (COOPER 1994k, 8)

Die übrigen 20 Prozent Gewinnverbesserung ergaben sich aus Kostensenkungsmaßnahmen, wie der Erhöhung des Automatisierungsgrades und verkürzten Bearbeitungszeiten. Die Dominanz des outputbezogenen Anteils überraschte das Management von Olympus zunächst, da es von beiden Gewinnsteigerungsmaßnahmen eher gleich gute Ergebnisse erwartete hatte. Ungleichgewichte zwischen den Produktionseffizienzen der verschiedenen Gruppen wurden durch ein innerbetriebliches Auftragssteuerungssystem ausgeglichen, so daß sich keine bedeutenden Lagerbestände zwischen zwei Gruppen bildeten.

Viertens unterstützte die technische Produktionsgruppe die Gruppen stärker und half ihnen bei der Erhöhung des Automatisierungsgrades. Dies wurde beispielsweise durch die Steigerung der Maschinenbearbeitungszeiten, durch den Einsatz von Robotertechnologie und durch Studien der Verarbeitungsprozesse und -methoden zur Entwicklung neuer Verfahren bzw. Abläufe erreicht. Die Steigerung des Automatisierungsgrades führte zu sinkenden Lohnkosten, verbesserter Produktqualität und somit auch zu höheren Gruppengewinnen. Da Olympus generell eine Steigerung des Automatisierungsniveaus im gesamten Produktionsprozeß anstrebte, wurde der erhöhte Automatisierungsgrad als Folge des funktionalen Gruppen-Management-Systems sehr begrüßt.

Fünftens mußte das Kostenmanagementsystem des Unternehmens für eine wirksame Unterstützung des funktionalen Gruppen-Management-Systems modifiziert werden, da es in seiner bisherigen Form den Gruppenmitgliedern keine Informationen bereitstellte, in welcher Weise der Output der Gruppe zum Ertrag und zum Gewinn des Werks beitrug. Bisher hatte das System die Gruppen nur über ihre Kosten und Abweichungen vom Budget informiert. Auch der Prozeß der Standardkostenermittlung mußte verändert werden. Im Rahmen des Kostenmanagementsystems des Unternehmens wurden die Standards halbjährlich aufgrund des aktuellen Leistungsniveaus festgelegt. Leistungssteigerungen in den Gruppen bewirkten dann automatisch positive Abweichungen. Die Standardkosten im Gruppen-Management-System orientierten sich jedoch an dem Mittelwert der erwarteten Effizienz über drei Monate. Daher waren die Abweichungen zunächst negativ, wurden jedoch positiv, als die Verbesserungen ihre Wirkung zeigten.

Das Management von Olympus war der Ansicht, daß das funktionale Gruppen-Management-System einen Betrag zur Flexibilitätssteigerung der Belegschaft leistete. Diese erhöhte Flexibilität war für die Zukunft von entscheidender Bedeutung, da große Veränderungen bevorstanden (das Unternehmen plante, einen Großteil seiner Produktion ins Ausland zu verlegen), und jede Verbesserung in der Anpassungsfähigkeit der Belegschaft an neue Bedingungen würden dem Unternehmen von Nutzen sein.

Zusammenfassung

Die Forderung, einen Druck zur Gewinnerzielung in dem Produktionssystem zu verankern, hat einige Unternehmen dazu veranlaßt, ihre Produktionsprozesse in Pseudoprofit Center zu untergliedern. Pseudoprofit

Center und nicht echte Profit Center wurden gewählt, weil die Unternehmen keine Marktpreise für den Output der Gruppen ermitteln konnten. Durch die Umwandlung der Kostenstellen in Profit Center wurden die Produktionsgruppen in diesen Unternehmen jedoch gezwungen, sowohl ihren Output zu steigern als auch ihre Kosten zu senken. Nur durch diese Umwandlung konnten die Unternehmen beide Ziele erreichen, da Gruppen als Kostenstellen keinen Anreiz haben, sich über den Zusammenhang zwischen Kostensenkungsmaßnahmen und ihrem Output bzw. Ertrag Gedanken zu machen.

Bei Higashimaru Shoyu wurden die Gruppenumsätze einfach durch einen 0,5 prozentigen Aufschlag auf die Standardkosten einer Outputeinheit festgesetzt. Bei der Kyoto Brauerei ermittelte man die Umsätze pauschal durch die Addition von 50 Millionen Yen zu den Standardkosten. Bei Olympus bestimmte die technische Produktionsgruppe die Verrechnungspreise fest, indem sie schätzte, was der Output einer jeden Gruppe bei externer Beschaffung kosten würde. Diese konstruierten Gewinne sollten gewährleisten, daß die Gruppen auch dann rentabel arbeiten, wenn sie einfach nur die Vorgaben erfüllten. Bei allen drei Unternehmen steigerten die Gruppen jedoch ihre Gewinne, indem sie ihre Effizienz über die Vorgaben innerhalb der Kostenmanagementsysteme steigerten.

Da die einzelnen Produktionsprozesse sowohl bei Higashimaru Shoyu als auch bei Kirin sehr eng miteinander zusammenhängen, konnten die Gruppen ihren Output nicht erheblich steigern. Statt dessen konzentrierten sich die Gruppen auf eine Steigerung der Ausbeute bei den von ihnen gesteuerten Prozesse und auf die Qualität ihres Outputs. Jedes Pseudoprofit Center erzielte durch eine höhere Ausbeute zusätzliche Erträge und durch eine verbesserte Qualität einen höheren Preis je gelieferter Outputeinheit; beides führte letztendlich zu einem Anstieg der Gruppenrentabilität.

Für einige Servicegruppen in diesen Unternehmen konnten keine Umsatzzahlen ermittelt werden, da ihre Leistung nur sehr schwer zu bewerten bzw. quantitativ zu erfassen war. Diese Gruppen wurden normalerweise weiterhin als Kostenstellen betrachtet. Bei Higashimaru Shoyu und Kirin stellten diese Servicegruppen ihre Dienste in Rechnung, manchmal jedoch zu Sonderpreisen. Bei Olympus wurden die Leistungen der Servicegruppen nicht verrechnet, da Olympus eine verstärkte Automatisierung innerhalb der Gruppen anstrebte und sie deshalb nicht durch erhöhte Kosten davon abhalten wollte, Unterstützung für die Automatisierung anzufordern. Die Serviceabteilungen bei Higashimaru Shoyu, die in einer direkten Lieferbeziehung zu den Produktionsgruppen standen (z.B. bei Energie und heißem Wasser) wurden als Profit Center eingestuft. Über die Verrechnung der Serviceleistungen an die Gruppen entstanden Einnahmen und ein Gewinn konnte berechnet werden.

Um das Preissteuerungssystem anschaulicher zu gestalten, verwendeten die Gruppen bei Higashimaru Shoyu das „Higashimaru"-Geld, um ihren Gewinn auszurechnen. Jede Gruppe erhielt Betriebskapital und sollte von anderen Gruppen Produkte kaufen sowie ihren Output an andere verkaufen. Die anderen beiden Unternehmen verwendeten kein Spielgeld, sondern verließen sich auf das konventionelle Berichtswesen. Bei allen Unternehmen schien die Umwandlung in Profit Center eine hochmotivierte Belegschaft zur Folge zu haben, die bereit war, Veränderungen zu initiieren und zu akzeptieren.

Einer der größten Vorteile der neuen Organisationsstruktur war nach Ansicht des Managements aller drei Unternehmen eine intensivere Zusammenarbeit zwischen den Gruppen. Wenn die Gruppen das Gewinnkonzept einmal verstanden hatten, wurde ihnen sehr schnell bewußt, daß die Koordination ihrer Aktivitäten mit anderen Gruppen ihre Gewinnaussichten verbessern konnte. Koordinierte Maßnahmen erstreckten sich auf Job Sharing, gruppenübergreifende Kostensenkungsprojekte oder die Steuerung des Energieverbrauchs. Obwohl direkte Aktionen die Gruppenrentabilität sichtbar steigerten, verfügte keines der

Unternehmen über eine adäquate Datenauswertung, um zu belegen, daß die Gesamteinsparungen größer waren als beim alten System.

Obwohl die Produktionsgruppen in den drei Unternehmen als Pseudoprofit Center behandelt wurden, hatten sie doch nur geringe Entscheidungsfreiheit. Bei zwei anderen Unternehmen hingegen wurde der Produktionsprozeß und das Unternehmen selbst in zahlreiche echte Mikroprofit Center aufgeteilt, die miteinander konkurrieren sollten. Das Management entschied sich für die Einführung, da sie die Steuerung der Unternehmensgröße als ein äußerst wirksames Kostenmanagementinstrument einschätzte.

KAPITEL 14

ECHTE MIKROPROFIT CENTER

Unternehmen, die eine Konfrontationsstrategie verfolgen, müssen auf der Grundlage des Erfolgsdreiecks aggressiv konkurrieren und sich schnell Veränderungen der Wettbewerbsbedingungen anpassen. Dabei darf das Reaktionsvermögen des Unternehmens nicht durch eine übergroße Bürokratie gelähmt werden. Die Größe einer Organisation scheint zwar auf den ersten Blick in keinem direkten Zusammenhang mit dem Kostenmanagement zu stehen, tatsächlich hat sie aber einen großen Einfluß auf die Kosten und kann sogar als eigenständiges Instrument betrachtet werden. Entsprechend der Meinung von KUNIYASU SAKAI, dem Gründer der Taiyo Gruppe:

> Es kommt auf die Größe eines Unternehmens an. Wenn ein Unternehmen zu groß wird, kann es nicht mehr schnell genug reagieren. Um zu überleben, braucht man kleine flexible Unternehmen. Ein großes Unternehmen in kleinere unabhängige Einheiten aufzuteilen, ist eine äußerst wirksame Form des Kostenmanagements....
>
> Wenn man sich einzelne Abteilungen ansieht, fällt die Verschwendung auf, die der traditionellen Organisationsform großer Unternehmen eigen ist. Es reicht nicht aus, Sparten zu bilden. Die Bereiche müssen eigen-

ständige Unternehmen werden; das ist der Schlüssel zur *Bunsha*-Philosophie. Die Unabhängigkeit ermöglicht ihnen die Realisierung von Effizienzsteigerungen. (COOPER 1994n, 1, 3)

Zwei Unternehmen haben Systeme entwickelt, um ihr Unternehmen in viele kleinere Firmen aufzuspalten, die nunmehr isoliert voneinander ihre Rentabilität sichern müssen. Obwohl diese Systeme ähnliche Zielsetzungen aufweisen und beide eine größere Anzahl von Geschäftsführern erfordern, gehen sie jedoch nach unterschiedlichen Ansätzen vor. Das bei Kyocera verwendete System generiert eine Vielzahl echter Profit Center, sogenannter *Amöben*. Diese Center sind keine rechtlich unabhängigen Firmen, sondern stark unabhängige Scheinfirmen, die sowohl für den internen als auch für den externen Absatz von Produkten zuständig sind. Das bei der Taiyo Gruppe eingesetzte System schafft dagegen rechtlich eigenständige Einheiten, die für ein bestimmtes Produktsortiment verantwortlich sind.

Beide Systeme basieren auf der zentralen These, daß kleine Einheiten effizienter und effektiver sind als große. Diese Annahme bildet die Grundlage des Amöben-Systems bei Kyocera:

> Als das Unternehmen beständig wuchs, wollte INAMORI eine Organisationsstruktur entwickeln, bei der zum einen das Zusammengehörigkeitsgefühl erhalten bleiben sollte und die andererseits das Konzept der Gewinnorientierung über den ganzen Produktionsprozeß verbreitet sowie die Quellen von Gewinn und Verlust offenlegt. Eine Geschäftsbereichsstruktur kam diesem Ziel nahe, aber als das Unternehmen weiter expandierte, hielt man das Unternehmen auch für diese Struktur zu groß, so daß sich das Amöben-System entwickelte. (COOPER 1994g, 3)

Die *Bunsha*-Philosophie der Taiyo Gruppe entstand aus ähnlichen Motiven. Der Hauptunterschied zwischen beiden Systemen besteht im Autonomiegrad der Profit Center. Bei der Taiyo Gruppe sind die Einheiten vollkommen unabhängig, bei Kyocera sind sie es nur teilweise:

Um eine einheitliche Gesamtstrategie zu gewährleisten, war der Handlungsspielraum der Amöben zum Teil dadurch eingeschränkt, daß sie bei bestimmten Aktionen Rücksprache halten mußten. Den Amöben wurde die Verantwortung für ein begrenztes Produktsortiment übertragen. Wenn eine Amöbe auch andere Produkte außerhalb dieses Sortiments produzieren wollte, mußte sie die Erlaubnis der Geschäftsbereichsleitung einholen, die dann die Entscheidung darüber traf, ob das vorgeschlagene Produkt in die Produktlinie des gesamten Unternehmens paßt. Wenn das Management das neue Produkt billigte, half es der Amöbe dann auch bei der Koordinierung der Markteinführung. (COOPER 1994g, 9)

Das Amöben Profit Center System bei Kyocera

Das Profit Center System bei Kyocera wurde nach der Amöbe benannt, einem einzelligen Organismus, der seine Gestalt frei verändern kann. Die Wahl dieses Namens sollte implizieren, daß auch eine Organisation ihre Struktur frei verändern kann. In den japanischen Unternehmensteilen von Kyocera existieren ungefähr 800 Amöben. Von jeder dieser Amöben wird erwartet, daß sie eigenständig ihre Struktur formt und sich bei Bedarf vergrößert, teilt und auflöst. Da sich jeden Monat zwischen zwanzig und vierzig Mal die Anzahl der Amöben verändert, schwankt diese Zahl fast täglich.

Amöben sind relativ unstrukturiert, und einigen von ihnen gehören Teams an, die in unterschiedlichen Schichten arbeiten.

Die „Amöben" genannten Profit Center waren bei Kyocera die operativen Basiseinheiten. Eine Amöbe trug die Verantwortung für die gesamte Planung, Entscheidungsfindung und die Verwaltungstätigkeiten, die ihr übertragen waren. Die Amöben repräsentieren die kleinsten Organisationseinheiten bei Kyocera. Ihre Größe schwankte zwischen minimal drei bis zu maximal 50 Mitarbeitern mit einem Durchschnitt von ungefähr 15 Mitarbeitern. Arbeiter aus unterschiedlichen Schichten konnten derselben Amöbe angehören. Die Größe einer Amöbe wurde unter

Berücksichtigung ihrer Erkennbarkeit, ihren Kommunikationsbedürfnissen und ihrer Verantwortlichkeit festgelegt. (COOPER 1994g, 2)

Manchmal wurden aus den Mitgliedern verschiedener Amöben Gruppen für spezielle Projekte oder Aufgaben gebildet, wie etwa für besondere Kostensenkungsmaßnahmen, für Prozeßstudien zur Qualitätsverbesserung oder für die Einführung neuer Verfahrenstechniken. Zum Teil lagen die Zielsetzungen für diese Gruppen vor ihrer Bildung fest, aber gelegentlich mußten die Teams ihre Ziele selber erarbeiten.

Der Leiter einer Amöbe mußte Rechenschaft über ihre Leistung ablegen. Die Amöbenleiter erhielten nur wenige zusätzliche Vergünstigungen und hatten keine größeren Büros als die anderen Mitarbeiter der Amöbe. Die Auswahl des Leiters erfolgte durch den Vorgesetzten und richtete sich nach seinem Verständnis für die technischen Belange des Geschäftsbereichs, seinen Führungsqualitäten und seinem Ehrgeiz, die Gruppe zu Bestleistungen zu führen. Eine längere Betriebszugehörigkeit war kein ausschlaggebendes Kriterium bei der Auswahl. Es war möglich, den Leiter einer Amöbe mit schlechten Leistungen zu ersetzen, doch man wollte dabei dem Mitarbeiter eine weitere Chance geben:

> Gelegentlich lag der Grund für die schlechte Leistung einer Amöbe in mangelnder Führungsqualität. In diesem Fall wurde der Leiter ersetzt. Diese Entscheidung traf der Vorgesetzte des Amöbenleiters, gewöhnlich war dies der Abteilungsleiter (wenn sich die Amöbe auf Abteilungsebene befand, war es der Bereichsleiter). Bevor die Umbesetzung der Amöbenleiterposition erfolgen konnte, mußte der Bereichsleiter - der Vorgesetzte des Abteilungsleiters - (bzw. der Unternehmensvorstand) die Maßnahme genehmigen. Außerdem wurde gewöhnlich die Zustimmung der Amöbenmitarbeiter eingeholt, ohne die der Bereichsleiter selten sein Einverständnis gab. Es war Usus, den schlechten Amöbenleiter in eine andere Amöbe zu versetzen und den Vorgang nicht als Degradierung anzusehen, wobei man sich intensiv bemühte, daß sich der Mitarbeiter erfolgreich in die neue Amöbe einfügen würde. (COOPER 1994g, 7)

Die Struktur des Amöbensystems sollte ein Umfeld schaffen, in dem die Mitarbeiter sowohl Spaß an der Arbeit hatten als auch den Arbeitsablauf beeinflussen konnten. Genaugenommen waren die Amöben einzelne kleine Unternehmen. Von den Mitarbeitern wurde erwartet, daß sie sich wie Manager eines unabhängigen Unternehmens verhalten sollten und daß sie mit großer Aufmerksamkeit und Kreativität die Arbeitsprozesse der Amöbe durchführen, damit sich sowohl die Amöbe als auch ihre eigenen technischen und unternehmerischen Fähigkeiten weiterentwikkeln. Das System verhinderte eine organisatorische Bürokratie durch den Aufbau von Rahmenbedingungen, die allen Ebenen des Managements eine unkomplizierte Zusammenarbeit ermöglichen, um gemeinsam die Arbeitsabläufe im Unternehmen zu verbessern und die strategischen Ziele zu verfolgen.

Das System funktioniert auch aufgrund der Unternehmensphilosophie des Gründers von Kyocera, Dr. INAMORI. Er ist der Ansicht, daß der einzelne dann am zufriedensten ist, wenn seine Fähigkeiten, Talente und Anstrengungen der Verbesserung der menschlichen Organisation dienen, der er angehört, anstatt nur seinen individuellen Interessen. Eine Stütze für das System bildet die Unternehmenskultur von Kyocera, die Originalität und Kreativität fördert und zur Spezialisierung ermutigt. Auch die Unternehmenskultur wird stark von INAMORIS persönlicher Philosophie beeinflußt, die besonderen Wert auf die Initiative des einzelnen legt und die Notwendigkeit betont, auch einfache und triviale Aufgaben mit Kreativität anzugehen.

Die Bildung und Auflösung von Amöben

Die Aufgabe der Amöben liegt in der Prozeß- und Produktinnovation. Es wird von ihnen erwartet, daß sie Potentiale zur Verbesserung der Produktion finden und Chancen aufdecken, bei denen Ertragssteigerungen oder Kostensenkungen erzielt werden können.

Alle Angestellten einschließlich derjenigen aus Produktion, Vertrieb und Verwaltung sollten nicht nur wechselnde Aufgaben übernehmen, sondern sich für jeden Aspekt ihrer Aufgabenpakete - egal wie klein es war - kreative Innovationen ausdenken, um ihren Leistungsbeitrag für das Unternehmen und die Gesellschaft zu erhöhen. (COOPER 1994g, 10)

Aus diesem Grund werden neue Amöben immer dann gebildet, wenn die Mitglieder einer bestehenden Amöbe die Bildung einer neuen Gruppe für vorteilhaft hielten. Beispielsweise war die Gruppe für das Design von gedruckten Schaltkreisen Teil einer Amöbe, die für die Herstellung von gedruckten Schaltkreisen auf Keramik verantwortlich war. Als die Gruppe ihre Aktivitäten verstärkte und ihre Dienstleistungen auch außerhalb des Unternehmens verkaufte, wurde sie eine unabhängige Amöbe, die ihr Produkt zu Marktpreisen anbot. Eine Gruppe muß ihre Produkte oder Dienstleistungen nicht notwendigerweise auf einem externen Markt absetzen, um eine Amöbe zu werden. Auch die Keramikbrennerei ist eine Amöbe, obwohl sie ihren Output nur intern an andere Amöben verkauft.

Amöben sollen sich entsprechend der zu bewältigenden Arbeitslast vergrößern bzw. verkleinern. Sie werden entweder ganz neu gebildet oder entstehen durch Aufteilung bestehender Amöben. Wenn das Unternehmen ein strategisch wichtiges, neues Produkt am Markt plaziert und es in die Serienfertigung geht, wird eine neue Amöbe formiert, die für seine Produktion verantwortlich ist und die Aufgabe hat, daß jegliche Möglichkeit zur Verbesserung der Produktrentabilität genutzt wird. Obwohl bestehende Amöben neue Produkte entwickeln sollen, um sich zu vergrößern, zerteilt man sie, sobald sie zu groß werden oder ein neues Produkt erfolgreich genug ist, um die Existenz einer eigenen Amöbe zu rechtfertigen. Gewöhnlich werden Amöben aufgelöst oder in andere integriert, wenn ein Geschäftsfeld schrumpft. Die Mitarbeiter einer aufgelösten Amöbe, werden anderen Amöben zugeteilt.

Expandiert eine Amöbe, muß sie zunächst bei anderen Amöben nach verfügbaren Arbeitskräften anfragen, bevor sie Neueinstellungen vornimmt. Diese Vorgehensweise ist für den effektiven Einsatz des Personalbestands innerhalb des Unternehmens von entscheidender Bedeutung und wird von Managern überwacht, die für gleichartige Amöben in unterschiedlichen Gruppen verantwortlich sind. Personaltransfers können auf dauerhafter oder temporärer Basis stattfinden. Von den Managern und den Amöbenleitern wird erwartet, daß sie positiv auf Personalanfragen von anderen Amöben reagieren.

Die Entscheidungen über die Bildung oder die Auflösung von Amöben werden auf relativ niedrigen Unternehmensebenen getroffen, so daß solche Entschlüsse schnell und mit minimalem Bürokratieaufwand gefaßt werden können:

> Die zentrale Verwaltung einschließlich der Personalabteilung war nicht in die organisatorische Planung der Amöben involviert. Der Leiter einer Amöbe trug die Verantwortung für ihre Organisation, die auszuführenden Tätigkeiten und den Personalbestand. Der Leiter konnte jedoch die Verwaltungsabteilungen des Werkes oder der Zentrale um Rat bitten. Die Zentrale fungierte als „Bank" für die Amöben. Bevor jedoch Mittel ausgeliehen werden konnten, war die Zustimmung des für die Amöbe verantwortlichen Managers notwendig. Die Ebene diese Managers hing von der Amöbe ab, lag aber immer mindestens eine Stufe über der Ebene des Amöbenleiters. (COOPER 1994g, 5)

Kyocera hat auch Strategien entwickelt, um gelegentliche Meinungsverschiedenheiten über organisatorische Veränderungen der Amöben auszuräumen:

> Gelegentlich kam es vor, daß ein Abteilungs- oder Bereichsleiter eine Strukturveränderung der Amöbe für erforderlich hielt, der Amöbenleiter jedoch gegensätzlicher Meinung war. In diesem Falle wurde zwischen dem Amöbenleiter und seinem Vorgesetzten eine detaillierte und offene Diskussion über die Strukturveränderung geführt. Bei diesen Diskussionen wurde weder vom Leiter der Amöbe noch von seinem Vorgesetzten erwartet, daß er einen Kompromiß einging, nur um eine Einigung zu erzielen. Es war wichtig, daß solche Entscheidungen auf Logik und nicht auf jemandes Ego basierten. Kam es zur keiner Einigung, so ver-

mittelte ein übergeordneter Manager und half bei der Entscheidungsfindung. (COOPER 1994g, 6)

Absatzpreisfindung

Wenn eine Amöbe nicht ihren gesamten Output intern von Kyocera absetzen kann, darf sie ihre Produkte auch extern vermarkten. Deshalb ist es von entscheidender Bedeutung für den Erfolg des Amöbensystems, daß Möglichkeiten zur Bestimmung von Marktpreisen für den Output jeder Amöbe existieren. Die Marktpreise bilden außerdem auch die Basis für die Verrechnungpreise zwischen den Amöben. Für interne Verkäufe werden die Preise jedoch geringfügig modifiziert, um kleine Unterschiede zu Produkten externer Anbieter zu berücksichtigen. Um effektiv verhandeln zu können, müssen die Mitarbeiter einer Amöbe über das Produktangebot, die Qualitätsniveaus, die Lieferbedingungen und die Preise sowohl externer als auch interner Lieferanten informiert sein und die Bedürfnisse der externen und internen Kunden kennen. Wenn zwei Amöben sich nicht über den Preis einigen konnten,

> vermittelte der verantwortliche Bereichsmanager zwischen ihnen. Wenn der Streit zwischen Amöben in unterschiedlichen Bereichen bestand, griff der Produktgruppenmanager vermittelnd ein, und wenn die Verhandlungen zwischen Produktgruppen stattfanden, dann vermittelte der Unternehmenschef. Der Vermittler hatte dabei die Aufgabe, die beiden Amöben bei der Kompromißsuche zu unterstützen, ohne ihnen eine Lösung aufzuzwingen. (COOPER 1994g, 5)

Wenn für die Produkte einer Amöbe keine Marktpreise existieren, geht sie nach der Kosten-Plus-Methode vor. Bei diesem Vorgehen wird die Gesamtrentabilität des Produkts bis zum Verkauf an einen externen Abnehmer überwacht. Die Anwendung der Regel, wonach alle an der Produktion eines Produkts beteiligten Amöben auch einen Gewinn daraus erzielen müssen, gewährleistet, daß alle internen Verkäufe schließlich auch zu einem externen Gewinn führen:

Sehr sorgfältig wurde darauf geachtet, daß sogar für interne Verkäufe, bei denen kein externer Markt vorhanden war, die Preisverhandlungen unabhängig geführt und die Amöbenleiter nicht unter Druck gesetzt wurden. Diese Unabhängigkeit sorgte dafür, daß Gewinne nicht willkürlich verteilt werden konnten. Wenn trotz der Vermittlungsbemühungen die Amöben zu keiner Einigung kamen, wurde der Abnehmer-Amöbe gestattet, ihre Produkte extern einzukaufen. In den meisten Fällen wurde die Unfähigkeit zur Erzielung eines Konsens als Zeichen dafür gewertet, daß die Anbieter-Amöbe gegenüber den externen Anbietern nicht wettbewerbsfähig war. (COOPER 1994g, 5)

Die Entscheidung für einen internen oder externen Bezug wird vorrangig von strategischen Überlegungen determiniert. Wenn es gute Gründe für eine interne Produktversorgung gibt, wird eine Amöbe gebildet und mit der Produktherstellung beauftragt: „Neue Amöben wurden auch dann geschaffen, wenn der Kauf oder Verkauf ihrer Produkte oder Dienstleistungen am externen Markt eine negative Wirkung auf die Gesamtrentabilität des Unternehmens auszuüben schien" (COOPER 1994g, 4). Sobald ein interner Lieferant entstand, wurde seine Leistung an den externen Anbietern gemessen. Amöben werden einem konstanten Leistungssteigerungsdruck ausgesetzt, bis sie besser sind als alle externen Bezugsquellen. Dieser Druck wird sowohl von den Amöben, die das entsprechende Produkt abnehmen, als auch vom oberen Management ausgeübt. Obwohl interne Lieferanten gewöhnlich bevorzugt werden, setzt die mangelnde Wettbewerbsfähigkeit einer Anbieter-Amöbe gegenüber der externen Konkurrenz diesen Grundsatz außer Kraft. Die Abnehmer-Amöben erhalten dann die Erlaubnis, das entsprechende Produkt extern zu beschaffen, vor allem dann, wenn sie den langfristigen Nutzen der externen Beschaffung für das Unternehmen belegen können. Die Entscheidung für den externen Produktbezug wird jedoch selten getroffen und bedarf der Genehmigung des Managements über der Ebene der Amöbe.

Das Kostenrechnungssystem der Amöben

Da jede Amöbe eine eigenes kleines Unternehmen repräsentiert, ist der Einsatz von komplexen Kostenrechnungssysteme nicht erforderlich, und die Kalkulation der Produktkosten erfolgt nach einem relativ einfachen Schema. Gewöhnlich sind die Basiskostendaten ausreichend:

> In jeder Amöbe hatten Ingenieure Zugang zu den meisten Kosten bezüglich Rohstoffe, Maschinen und sonstigen Positionen. Diese Informationen in Verbindung mit ihren aktuellen Kenntnissen über die Veränderungen im Produktionsprozeß ermöglichten den Ingenieuren, die Ist-Kosten für alle in ihrer Amöbe hergestellten Produkte zu kalkulieren. Diese Kostenschätzungen wurden bei Preisverhandlungen verwendet. Daher lag ein Vorteil der einfachen Struktur des Amöbensystems darin, daß die Ingenieure an der Absatzpreisbidlung teilnehmen konnten.

(COOPER 1994g, 8)

Einige Serviceabteilungen, wie etwa das Qualitätsmanagement oder die Produktionssteuerung, werden weiterhin als Kostenstellen behandelt, da für ihre Dienstleistungen keine sinnvollen Absatzpreise bestimmt werden können. Die Kosten dieser Abteilungen werden anhand geschätzter Nutzenwerte (aus der Servicebeanspruchung) auf die Amöben verrechnet. Durch die einfache Struktur des Amöbensystems sind diese Umlagen für alle verständlich.

Erhaltung der Kommunikationsstrukturen

Aufgrund flexibler Kommunikationsstrukturen konnten die oberen Führungskräfte durch den direkten Kontakt mit den Managern aller Unternehmensebenen (einschließlich der Amöbenleiter), eine einheitliche strategische Richtung vorgeben und kommunizieren. Durch die Teilnahme der Amöbenleiter an den Geschäftsbereichssitzungen wird die Kommunikation zwischen allen Ebenen des Unternehmens intensiviert. Damit die Amöben nur zum Vorteil des Gesamtunternehmens agieren, findet ein reger Informationsaustausch zwischen den Amöbenleitern und ihren Vorgesetzten statt:

> Die Zusammenarbeit zwischen den Amöbenleitern und den ihnen übergeordneten Abteilungs- und Bereichsleitern sollte für alle von Vorteil sein. Die verschiedenen Managementebenen sollten sich gegenseitig beraten, um die bestmöglichen Maßnahmen zur Lösung auftretender Probleme und zur Steigerung des Gewinns zu ergreifen. Gelegentlich kam es vor, daß Amöbenleiter mit dem Rat ihres direkten Vorgesetzten unzufrieden waren. Unter diesen Umständen wurden sie ermutigt, mit einem Vorgesetzten einer höheren Ebene das Problem zu diskutieren. Derartige Diskussionen betrachtete man als entscheidend für den Erfolg des Amöbensystems, da sie den Kontakt zwischen dem oberen Management bei Kyocera und den operativen Produktionseinheiten sicherten. (COOPER 1994g, 6)

Gewöhnlich werden Mitarbeitern interne Aufstiegsmöglichkeiten angeboten, da auf diese Weise die Abteilungs- und Bereichsleiter einen besseren Einblick in die von ihnen geführten Organisationseinheiten haben: „Die Amöbenleiter stiegen normalerweise in die nächst höhere Position auf. Dies bedeutete, daß die meisten Amöbenleiter Führungskräften Bericht erstatteten, die früher selbst Amöbenleiter in demselben Bereich gewesen waren. Durch diese Erfahrungen hatten sie ein besseres Verständnis für die einzelnen Abläufe und Prozesse in den ihnen unterstellten Amöben." (COOPER 1994g, 6). Intensive Kommunikationsbeziehungen zwischen und innerhalb der Amöben sind äußerst wichtig, um dem Risiko entgegenzuwirken, daß sich das Unternehmen in einzelne Profit Center auflöst, die nur an der individuellen Gewinnmaximierung interessiert sind, ohne Rücksicht auf die Gesamtperformance des Unternehmens. Deshalb müssen die Bereichsleiter dafür sorgen, daß die Amöben sich gegenseitig unterstützen:

> Die langfristigen Ziele für die Amöben wurden von den Geschäftsbereichsleitern vorgegeben, während für die Festsetzung der kurzfristigen Ziele der Amöbenleiter zuständig war.... Die Bereichsleiter trugen die Verantwortung für alle Amöben in ihrem Bereich. Ein wichtiger

> Bestandteil ihres Aufgabengebietes war es, für eine gute Führung der Amöben zu sorgen. Außerdem waren sie dafür verantwortlich, daß die Amöben das erforderliche Personal und die notwendigen Materialien erhielten, um ihre Planvorgaben zu erfüllen. Für den Bereichsleiter war eine intensive Kommunikation mit den Amöben sehr wichtig, damit er ihre Probleme verstehen, ihnen bei der Lösung helfen und ihnen eine klare Zielsetzung vorgeben konnte. Die Bereichsleiter sollten sowohl offiziell als auch inoffiziell Kontakt zu den Amöben ihres Bereichs unterhalten. Diese Pflicht erfüllten sie durch häufige Werksbesuche; manche organisierten sogar Parties für die Amöbenmitarbeiter. Die Abteilungsleiter hatten in geringerem Umfang ähnliche Aufgaben, waren jedoch mehr mit der Steuerung und Kontrolle der Prozesse in den Amöben ihrer Abteilung beschäftigt. (COOPER 1994g, 9)

Verschiedene offizielle Treffen auf der Ebenen der gesamten Kyocera-Gruppe sowie auf Tochterunternehmens-, Produktgruppen-, Bereichs- und Amöbenebene dienen ebenfalls zur Förderung der Kommunikation zwischen den unterschiedlichen Managementebenen. In der Regel eröffnet der Organisator des Treffens die Gespräche mit einem Überblick über die Geschäfte und die Richtlinien für die Zukunft. Nach dieser Begrüßungsrede berichten die Manager und Gruppenleiter nacheinander über die Ergebnisse der vorhergehenden und aktuellen Periode und erläutern ihre Pläne für die nächste Periode:

> Durch das Zusammenwirken von flexiblem Informationsaustausch, monatlichen Treffen und Unternehmensphilosophie entstand ein integratives Konzept, das den Erfolg des Amöbensystems ausmacht. Besonders der Bereichsleiter sollte dabei einen strategischen Rahmen erarbeiten, der den gesamten Bereich auf „Kurs" hält. Ohne dieses integrierende Konzept bestand ein großes Risiko, daß die Amöben keine langfristige, kohärente Gesamtstrategie für das Unternehmen bilden würden. (COOPER 1994g, 9)

Leistungsbewertung der Amöben

Die beiden Planungshorizonte bei Kyocera erstrecken sich über ein Jahr bzw. über einen Monat. Die Umsatz- und Leistungsziele einer Amöbe werden entsprechend der bisherigen Leistung und ihren zukünftigen Potentialen festgelegt. Die Leistung jeder Amöbe wird im Hinblick auf den Jahresplan (Monatsplan) auf einer monatlichen (täglichen) Basis überwacht und veröffentlicht. Der Jahresplan basiert auf der Strategie der Amöbe, während der Monatsplan der Amöbe als Orientierungshilfe bei der Erreichung des Jahresplans dient. Entsprechend dieser Philosophie enthält der Jahresplan ein hochgestecktes Ziel, wohingegen sich der detailliertere Monatsplan an einer realistischeren Einschätzung der wahrscheinlichen Leistung der Amöbe orientiert. Wenn sich das Umfeld ändert, wird der Jahresplan nach einem halben Jahr überarbeitet, und die Ziele und Vorgaben werden angepaßt. Bei den Änderungen sollen zwar anspruchsvolle, aber doch realistische Ziele angesetzt werden. Im Gegensatz dazu können Monatspläne nicht mehr revidiert werden, sobald sie verabschiedet sind. Sowohl der Jahresplan als auch der Monatsplan werden von Mitgliedern der Amöben initiiert und mit dem oberen Management diskutiert, bevor sie offiziell festgeschrieben werden.

Die Leistung der Amöben wird quantitativ gemessen. Bestimmte Eckdaten, wie Nettoproduktion, Wertschöpfung, Wertschöpfungsrate in bezug zur Nettoproduktion und Wertschöpfung pro Arbeitsstunde, werden genau überwacht, um die Gesamtleistung der Amöben in der Produktion einschätzen zu können. Die Verwaltungsabteilung des Unternehmens ist für das interne Rechnungswesen verantwortlich. Die vorgegebenen Regeln und Grundsätze sollen eine faire und einheitliche Berichterstattung sicherstellen, so daß ein Vergleich der Ergebnisse möglich ist. Das angewandte Regelwerk ist einfacher als die traditionellen Regelungen, damit es leichter verständlich und für alle Amöben anwendbar ist. Da die Verwaltungsabteilung des Unternehmens auch die physische Verteilung von Produkten, Materialien und Vorräten überwacht sowie die Verantwortung für die dazu notwendigen Computersysteme hat, kann eine Berichterstattung der Amöben nach den internen Regeln gewährleistet werden.

Maßgebliche Faktoren für die Leistungsbewertung einer Amöbe sind der Grad der Planerfüllung und die erzielte Verbesserung seit der letzen Bewertung:

> Das Grundbewertungssystem beruht hauptsächlich auf zwei zentralen Maßstäben. Der erste erfaßt den Grad der Planerfüllung, und der zweite gibt Aufschluß darüber, wie stark sich die Amöbe in den vergangenen sechs Monaten verbessert hat. Bei der Bewertung der Planerfüllung der Amöbe wird ihre Gesamtleistung sowohl in Relation zum Jahresgesamtplan als auch zu den detaillierteren Monatsplänen beurteilt. Bei einer Amöbe im Vertrieb beruhen die monatlichen Auswertungen im wesentlichen auf Größen wie dem Auftragseingang, abgewickelte Lieferungen und der Wertschöpfung pro Arbeitsstunde; bei einer Amöbe in der Produktion sind dagegen der Output pro Arbeitsstunde und die Wertschöpfung pro Arbeitsstunde relevant....
>
> Die Beurteilung der Amöben im Hinblick auf ihre realisierten Verbesserungen richtete sich nach dem Anstieg der Wertschöpfung pro Stunde. Das Management wählte diese Größe, da seiner Meinung nach eine Steigerung der Wertschöpfung pro Stunde nur durch eine wesentliche Steigerung der Produktivität einer Amöbe erreicht werden konnte. (COOPER 1994g, 7-8)

Wertschöpfung wird definiert als bewerteter Gesamtabsatz (intern und extern) abzüglich der gesamten Beschaffungskosten (intern und extern) und der Betriebskosten der Amöbe einschließlich Abschreibungen, Fertigungsgemeinkosten und bestimmter zentraler Umlagen. Die zentralen Umlagen beinhalten Kostenverrechnungen für die unternehmensinterne Forschung und Entwicklung und kalkulatorische Zinsen z.B. für Lagerbestände und - falls es sich um eine Marketingabteilung handelt - Außenstände. Auf diese Weise verkörpert die Wertschöpfung pro Stunde den Beitrag der Amöbe zum Gesamtunternehmensgewinn. Zur Berechnung der Wertschöpfung pro Gesamtoutput wird die Gesamtwertschöpfung durch den Gesamtoutput der Amöbe geteilt, der als Umsatz der

Amöbe abzüglich der Käufe von anderen Amöben definiert ist. Der Gesamtoutput pro Arbeitsstunde ergibt sich aus der Division des Gesamtoutputs durch die während des Bewertungszeitraums insgesamt geleisteten Arbeitsstunden.

Um den Leistungsdruck zu verstärken, werden die Einzelleistungen der Amöben überall im Unternehmen verbreitet; überragende Leistungen werden aber nicht finanziell belohnt:

> Obwohl Amöben mit hervorragenden Leistungen Anerkennung gezollt wurde, achtete man sehr darauf, daß diese Amöben den anderen gegenüber nicht überheblich wurden. Das Top-Management wollte ein Arbeitsklima schaffen, in dem die Amöben zum Vorteil des Gesamtunternehmens nach besseren Leistungen streben. Die Spitzenleistung einer Amöbe sollte nicht zu deren eigenem Nutzen erbracht werden, sondern dem ganzen Unternehmen dienen, in dessen Rahmen weniger leistungsstarke Amöben mitgetragen werden sollten, damit sie ihr zukünftiges Potential entwickeln konnten. Deshalb erfolgte die Anerkennung von Höchstleistungen nicht auf finanzieller, sondern auf psychologischer Ebene. Eine Motivation der Mitarbeiter mit materiellen Prämien hätte der Unternehmensphilosophie von Kyocera widersprochen. Bei Kyocera erwartete man von jedem Angestellten, daß er für sich selbst, für seine Kollegen und für die Gesellschaft arbeitete. (COOPER 1994g, 8)

Die Taiyo Gruppe und das *Bunsha*-System

Das System der Taiyo Gruppe wird durch den japanischen Begriff *Bunsha* charakterisiert, der soviel wie „Unternehmensteilung" bedeutet. Anders als bei Kyocera werden durch das *Bunsha*-System eigenständige Unternehmen geschaffen. KUNIYASU SAKAI, der Vorsitzende der Taiyo Gruppe, ist der Meinung, daß die ganze Energie eines großen Unternehmens durch die Aufteilung in einzelne Firmen umgesetzt werden kann. Jede Firma muß absolute Autonomie besitzen. Nach SAKAI muß die Autonomie so weit gehen, daß sogar die Kostenrechnungssysteme unterschiedlich sein dürfen. Bei einer divisionalen Struktur operieren alle Einheiten mit demselben Kostenrechnungssystem; das ist so, als ob alle Leute Anzüge mit derselben Ärmellänge kaufen würden. Bei der *Bunsha*-Philosophie kann jedes Unternehmen ein eigenes Kostenrechnungssystem entwickeln, das optimal seinen Bedürfnissen entspricht. (COOPER 1994n, 5)

Entsprechend dieser Philosophie sind alle Unternehmen der Taiyo Gruppe relativ klein und wachsen, wie die Amöben bei Kyocera, bis zu einer gewissen Größe, um sich dann aufzuteilen. Diese neuen Unternehmen sollten dann ihrerseits expandieren und sich „vermehren".

1992 bestand die Taiyo Gruppe aus ca. 40 kleinen Unternehmen. Als einzelnes, in einige Divisionen unterteiltes Unternehmen, würde man die Taiyo Gruppe nach japanischen Maßstäben als Großunternehmen einschätzen. In seiner jetzigen Form wird es dagegen als ein Konglomerat kleiner bis mittelgroßer Unternehmen betrachtet. Im Unterschied zu anderen japanischen Unternehmen dieser Größenordnung verfügt die Taiyo Gruppe über keine zentrale Verwaltung, da SAKAI diese als Hindernis für den Erfolg betrachtet. Zudem sind alle Unternehmen, die zu der Gruppe gehören, klein und unabhängig, so daß eine zentrale Verwaltung auch gar nicht nötig ist.

SAKAI ist der Ansicht, daß die Taiyo Gruppe aufgrund der *Bunsha*-Philosophie viel schneller gewachsen ist, als sie es im Rahmen einer konventionellen Organisationsstruktur getan hätte. Seiner Meinung nach ist es eine der größten Stärken des Unternehmens, daß sie dem Einzelnen die Gelegenheit bietet, in eine Führungsposition aufzusteigen. Wenn das Unternehmen nicht nach der *Bunsha*-Philosophie geführt würde, hätten seiner Ansicht nach

> viele der Leute, die jetzt Unternehmenschefs einzelner *Bunsha*s sind, das Unternehmen verlassen und wären anstelle der jetzigen Verbündeten Konkurrenten geworden. Diese Unternehmenschefs sind alle wirkliche Unternehmer, die ihre eigene Firma leiten und beweisen wollen,

daß sie sie vergrößern können. Sie wären nicht zufrieden damit, einfach nur Abteilungsleiter oder Bereichsleiter zu sein. (COOPER 1994n, 4)

Das Herzstück der Strategie ist die Forderung, nicht nur die Kundenbedürfnissen zu erfüllen, sondern der kompetenteste Anbieter in der Branche zu sein. Von jeder Firma wird erwartet, daß sie die größte Fachkompetenz in ihrer Branche besitzt und die Kundenwünsche mit innovativen Lösungsansätzen erfüllt, über die kein Konkurrenzunternehmen verfügt. Wenn Kunden ein Unternehmen auffordern, in andere Geschäftsfelder zu expandieren, dann ist es erfolgreich, und eben dieser Expansionsprozeß führt zur Gründung neuer Unternehmen.

Von den Unternehmen innerhalb der *Bunsha*-Gruppe wird erwartet, daß sie langfristige Kundenbeziehungen aufbauen. SAKAI ist der Meinung, daß Unternehmen nur dann ihre Rentabilität sichern können, wenn sie klein bleiben und die Bedürfnisse der Kunden erfüllen. Er hält es für besser, Unternehmen zu schaffen, die aufgrund ihrer Kundenbeziehungen langfristig existieren können, als ein großes, bekanntes Unternehmen aufzubauen, das aber nur eine kurzfristige Überlebensperspektive hat:

Der Wunsch, ein Großunternehmen zu schaffen, ist meistens der Anfang vom Ende. Es ist viel wichtiger, sich Gedanken über die Existenzsicherung zu machen und das Unternehmen für die nächsten 100 bis 200 Jahre wettbewerbsfähig zu halten. Wenn das Unternehmen langfristig keine Perspektive hat, ist das eine große Enttäuschung für die Angestellten und die Manager, die hart gearbeitet haben und in der Existenz des Unternehmens ihren Lohn sehen. (COOPER 1994n, 4)

Das Aufteilen eines Unternehmens

Im Rahmen der *Bunsha*-Philosophie besteht das Gesamtunternehmen (die Taiyo Gruppe) aus einer Anzahl lose verbundener Unternehmen, von denen jedes eine ganz bestimmte Kundengruppe bedient. Wenn eines der Unternehmen innerhalb der Gruppe (nach SAKAIS Maßstäben) zu groß wurde, spaltete man es auf. Der Unternehmenschef leitet das

Unternehmen nicht selbst, sondern agiert als Berater für die Divisionsleiter. So haben die Divisionsleiter die Verantwortung für sämtliche Aufgabenbereiche, und Kompetenzstreitigkeiten werden vermieden.

Diese Organisationsstruktur ermöglicht eine Ausgliederung verschiedener Bereiche über einen längeren Zeitraum hinweg. Die Divisionen können also schon vor der Abspaltung ein teamorientiertes Arbeitsklima schaffen, um die Nachteile eines Großunternehmens zu umgehen. Der Abspaltungsprozeß vollzieht sich nicht mit sofortiger Wirkung. Wenn die Divsionen wachsen, werden sie auf diesen Prozeß vorbereitet. Es werden die spezifischen Kundensegmente, die die getrennten Einheiten dann bedienen sollen, identifiziert, und es werden Maßnahmen ergriffen, um den Trennungsprozeß zu erleichtern. Wenn der Umsatz einer Division groß genug ist, um eine selbständige Existenz zu rechtfertigen, dann findet der „*Bunsha*"-Prozeß statt, und die Division wird zu einem eigenständigen Unternehmen. Der Divisionsleiter avanciert zum Unternehmenschef, während der Unternehmenschef des bisherigen Unternehmens nun die Position des Vorsitzenden der Firmengruppe einnimmt, die sich durch den Teilungsprozeß entwickelt hat. Auch nach der Aufspaltung gibt es noch eine Schutzphase, in der das neue Unternehmen lernen kann, auf eigenen Füßen zu stehen.

Während des *Bunsha*-Prozesses wird sehr stark darauf geachtet, daß die Kunden keine Nachteile erleiden. In der Schutzphase kann sich der Kunde an die Muttergesellschaft wenden und ein Angebot für seinen Gesamtauftrag einholen. Die Muttergesellschaft ihrerseits wendet sich dann an das neue Unternehmen mit der Aufforderung, ein Preisangebot für dessen Teil am Auftrags abzugeben. Erst wenn das neue Unternehmen etabliert ist und seinen eigenen Kundenkreis bedienen kann, treten Mutter- und Tochtergesellschaft in gegenseitigen Wettbewerb. Das *Bunsha*-Konzept sieht vor, daß neue Unternehmen irgendwann in direktem Wettbewerb mit dem Mutterunternehmen und anderen Unternehmen der Gruppe stehen werden. Dieser Wettbewerb ist sehr erwünscht. SAKAI ist der Ansicht, daß Wettbewerb zwischen mindestens drei Unternehmen nötig ist, um das maximale Ausmaß an Kreativität zu erzeugen.

> Wenn ein Unternehmen schlank und produktiv bleibt, dann wird es ihm nie an Kunden fehlen. Aber wenn irgendeines unserer Unternehmen aufhört, ständig um seine Wettbewerbsfähigkeit zu kämpfen, wird es in kürzester Zeit seine Marktposition verlieren. In diesem Fall ist es mir lieber, wenn es seinen Marktanteil an ein anderes Unternehmen der Taiyo-Gruppe verliert und eine Lehre daraus zieht. Die Gruppe ist nicht dazu da, schlechte Leistung einiger Unternehmen zu subventionieren. (COOPER 1994n, 4)

Nach SAKAIS Ansicht müssen sich die Unternehmen für eine erfolgreiche Anwendung des *Bunsha*-Prinzips vertikal von ihren Muttergesellschaften abspalten, so daß diese weiterhin Produkte herstellen können, die in Konkurrenzbeziehung zu denen der neuen Unternehmen stehen. Sowohl die Mutter- als auch die Tochtergesellschaft sollen jedoch eine bestimmte Fachkompetenz aufweisen, damit sie unterschiedliche Kundengruppen ansprechen und in unterschiedliche Richtungen expandieren können. Die Forderung nach jeweils unterschiedlichen eigenen Kompetenzbereichen in den Unternehmen maximiert die Geschwindigkeit, mit der neue *Bunshas* gegründet werden. Als beispielsweise die Division für die gedruckten Schaltkreise von Taiyo Kogyo (dem ersten Unternehmen der Taiyo Gruppe) dem *Bunsha*-Prozeß unterzogen wurde und Daisho Denshi gründete, verblieb ein Teil der Division im Mutterunternehmen, und Taiyo Kogyo stellte trotzdem weiterhin gedruckte Schaltungen her. Als Taiyo Kogyo später eine weitere *Bunsha* im Bereich der gedruckten Schaltungen bildete (Daiwa), behielt Taiyo ebenfalls sein Know-How. Später gründetet Taiyo Lexington, einen weiteren Hersteller für gedruckte Schaltungen, wobei die Kompetenz wiederum nicht vollständig abgegeben wurde.

Gelegentlich wird jedoch ein gesamter Kompetenzbereich aus dem Mutterunternehmen ausgelagert. So baute Taiyo Kogyo 1968 eine Computerabteilung auf, die später dem *Bunsha*-Prozeß unterzogen wurde, so daß Daichu Denshi entstand. Ein Teil der Computerdivision verblieb jedoch bei Taiyo und gründete durch einen *Bunsha*-Prozeß Daikin und Fanuc. Die bei Taiyo verbleibende Computerabteilung wiederum wurde später in die Kodai High Technology transformiert. Bei diesem Prozeß wurde jedoch der gesamte Computerbereich ausgegliedert, und Taiyo Kogyo war nicht mehr auf diesem Teil des Computermarkts präsent. In den folgenden Jahren erweiterten Daikin und Kodai High Technology ihr Computergeschäft und gründeten Daikin Elecon und Kodai BIT, behielten aber ihr Kow-How für die Computerbranche. Inzwischen hat sich Daichu Denshi so weit entwickelt, daß das Tochterunternehmen Kiban gerade vor der Abspaltung steht, wird aber ebenfalls das Geschäftsfeld Computer weiterführen. Somit waren Ende 1993 durch den *Bunsha*-Prozeß sieben Unternehmen, die alle in der Computerbranche agieren, gebildet worden.

Wenn alles nach Plan verläuft, generieren die abgespaltenen Unternehmen ihrerseits wieder neue Unternehmen, und die Geschwindigkeit, mit der neue Unternehmen geschaffen werden, steigt geometrisch an. Einige Unternehmen der Taiyo Gruppe versuchen gleichzeitig, während der Abspaltung eines neuen Unternehmens immer noch eine weitere Division auf die Ausgliederung vorzubereiten. Um den Erfolg des *Bunsha*-Prozesses zu garantieren, wird von den Unternehmen erwartet, daß sie neue Geschäftsideen umsetzen und ausbauen, die möglicherweise zu Divisionen heranwachsen und später dem *Bunsha*-Prozeß unterzogen werden können (vgl. Abb. 14-1). Gewöhnlich werden bei diesen Geschäftsideen neuer Technologien angewandt. So war beispielsweise Daisho Denshi in der Forschung und Entwicklung von im Additiv-Verfahren hergestellten gedruckten Schaltungen der nächsten Generation tätig. Obwohl gerade die Ausgliederung einer Division, die die erste Generation von in diesem Verfahren hergestellten gedruckten Schaltungen produzierte, führte es seine Entwicklungen in diesem Bereich fort.

Neue *Bunsha*-Unternehmen werden von den anderen Gesellschaften der Taiyo Gruppe finanziert. Jeder Unternehmenschef hat Gelegenheit, mit

Echte Mikroprofit Center

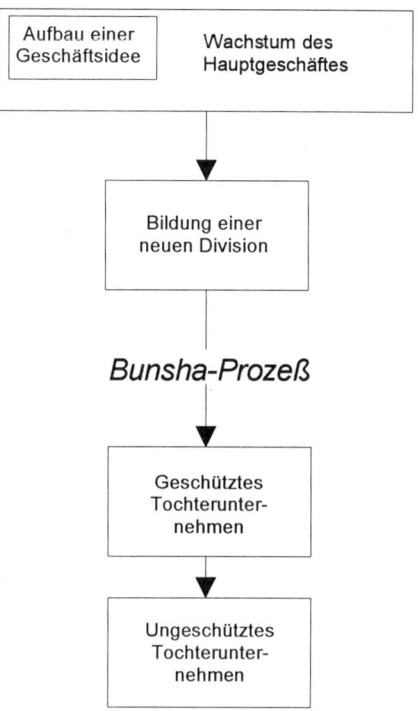

Abb. 14-1: Der Bunsha-Prozeß

seiner Firma in das neue Unternehmen zu investieren. Mindestens fünf Unternehmenschefs müssen bereit sein, die Finanzierung des neuen Unternehmens zu übernehmen. Die vorgeschriebene Mindesteinlage beträgt 50.000 Yen, während das maximale Investment eines jeden Unternehmens auf einen Anteil von 25% beschränkt ist. Jedes neue Unternehmen muß ein Eigenkapital von mindestens 25 Mio. Yen aufweisen und kann sich bei Bedarf Fremdkapital bei den Banken der Taiyo Gruppe beschaffen. In diesem Falle übernimmt gewöhnlich eines der etablierten Unternehmen eine Bürgschaft für den Kredit. Wenn die Unternehmensgruppe nicht die 25 Mio. Yen für die Finanzierung des neuen Gruppenmitglieds aufbringen will, verbleibt die Division im Unternehmen. Auf diese

Weise können die Unternehmenschefs der verschiedenen Gesellschaften einem gewissen Einfluß auf den *Bunsha*-Prozeß ausüben.

Da die *Bunsha*-Unternehmen von den anderen Gesellschaften der Gruppe finanziert werden, gehören die Unternehmen zu 100% der Taiyo Gruppe. Keine Privatperson besitzt Anteile an einem der Unternehmen. Obwohl es früher Privatanteile gab, kaufte die Taiyo Gruppe doch im Laufe der Zeit alle Aktien zurück. SAKAI hält dies für einen entscheidenden Erfolgsfaktor der Taiyo Gruppe, da sie dadurch eine langfristige Erfolgsstrategie entwickeln kann, und nicht eine kurzfristige Gewinnorientierung verfolgen muß.

SAKAI weiß nicht immer, was in den einzelnen Unternehmen der Taiyo Gruppe vor sich geht. Beim Besuch von Kodai High Technology entdeckte er, daß das Unternehmen eine neue Division für die Montage von NEC-Computern aufgebaut hatte. Solche Überraschungen stören ihn jedoch wenig, da er von den einzelnen Unternehmen unabhängiges und kreatives Handeln erwartete. In diesem Fall hatte Kodai High Technology sehr schnell auf eine Marktchance reagiert, die aus dem verstärkten Wettbewerb zwischen NEC und verschiedenen ausländischen Computerherstellern, zu denen auch IBM und Compaq gehörten, resultierte. Um Kosten zu senken und konkurrenzfähige Preise zu setzen, entschied sich NEC für das Outsourcing einiger Produktionsprozesse, unter anderem der Montage der Computer. Als Reaktion auf diese Gelegenheit mietete Kodai Montageflächen an und baute eine Kompetenz für die Montage von Computern auf. Wenn sich das neue Werk als erfolgreich erweisen sollte, plante Kodai diesen Bereich zu verselbständigen. SAKAI war stolz auf diese Aktion: „Die kurze Reaktionszeit ist bemerkenswert. In der Taiyo Gruppe gibt es kein bürokratisches Genehmigungsverfahren. Solange das Unternehmen sich das nötige Kapital über die Bank beschaffen kann, kann es ohne Einschränkung jede Gelegenheit nutzen, die sich bietet." (COOPER 1994n, 7)

Personalentwicklung: Der Aufbau der Unternehmenschefs

Eine der Schlüsselaufgaben der Taiyo Gruppe ist es, das Potential von Mitarbeitern so früh wie möglich zu erkennen, und sie auf die Position des Unternehmenschefs eines neuen *Bunsha*-Unternehmens vorzubereiten. Da junge Führungskräfte sehr schnell aufsteigen, ist es für sie wichtig, daß sie ihre Stärken und Schwächen kennen. Im Gespräch mit neuen Unternehmenschefs führt SAKAI häufig seine eigene Unfähigkeit, Englisch zu sprechen, als Beispiel an und weist darauf hin, daß er seine eigene Schwäche erkannt und zu seiner Unterstützung kompetente Mitarbeiter mit den entsprechenden Sprachkenntnissen eingestellt hat. Aus diesem Grund können die neuen Unternehmenschefs auf die gesamten Ressourcen der Taiyo Gruppe zurückgreifen und Managementteams zusammenzustellen, die ihre Fähigkeiten optimal ergänzen.

Aufgrund des *Bunsha*-Prinzips agieren in der Taiyo Gruppe mehr Unternehmenschefs als bei anderen Unternehmensgruppen ähnlicher Größe, die dafür wahrscheinlich aus weniger, aber dafür größeren Unternehmen bestehen würden. SAKAI ist der Ansicht, daß die Taiyo Gruppe von diesen frühen Beförderungen der Mitarbeiter und der Vielzahl von Unternehmenschefs profitiert:

> Da der Unternehmenschef eine größere Verantwortung trägt als ein Divisionsleiter können sich seine Fähigkeiten wesentlich stärker entwickeln. Nur durch diese konsequente Auschöpfung der Potentiale können wir unsere Überlegenheit bei der Erfüllung der Kundenwünsche sichern. Den anderen zuschauen und es ihnen dann nachzumachen, ist nicht die beste Methode zur Kostensenkung. Statt dessen muß man sich voll und ganz darauf konzentrieren, dem Kunden genau das zu offerieren, was er verlangt und das zu den niedrigsten Kosten. (COOPER 1994n, 7)

Der schnelle Aufstieg der Führungskräfte bei der Taiyo Gruppe stärkt ihre Loyalität und ihr Verantwortungsgefühl, was wiederum ihren Erfolgswillen stärkt. SAKAI beschrieb die Reaktion eines Unternehmenschefs auf den *Bunsha*-Prozeß:

Als ein bestimmter Unternehmenschef zu unserem Unternehmen kam, war sein Gehalt niedriger als das seiner Altersgenossen in vergleichbaren Positionen. Heute dagegen ist er Unternehmenschef und seine Altersgenossen sind immer noch Abteilungs- und Bereichsleiter. Der Unternehmenschef ist vom *Bunsha*-Prozeß sehr beeindruckt, er übernimmt die volle Verantwortung für sein Unternehmen und hat große Entscheidungsfreiheit. Die Ziele des Unternehmens sind seine eigenen, das Unternehmen ist sein eigenes, und deshalb sind auch die Erfolge des Unternehmens seine Erfolge.

Er möchte jetzt seine Erfahrungen mit anderen in der Gruppe austauschen und so viele Unternehmen wie möglich durch den *Bunsha*-Prozeß gründen, um auch anderen die Möglichkeit zu geben, von der Position des Unternehmenschefs zu profitieren und diese Entscheidungsfreiheit zu besitzen. Auch ein ganz junges Unternehmen kann bereits wieder Divisionen abspalten, denn bei einer guten Idee wird die Gruppe die Expansion finanzieren. (COOPER 1994n, 7 - 8)

Die Beziehungen zwischen den einzelnen Unternehmenschefs sind gut, da sie sich alle untereinander kennen und viele in der Vergangenheit zusammen gearbeitet haben. Probleme werden oft gemeinsam gelöst, sogar von sonst rivalisierenden Unternehmen: „Obwohl die Unternehmenschefs vielfältige Fähigkeiten besitzen und miteinander konkurrieren, kommen sie im Grunde gut miteinander aus. Es ist wie bei einer Rivalität zwischen Brüdern: sie bleiben dennoch Freunde und verstehen sich gut." (COOPER 1994n, 7-8) Dieses Verhältnis - ein wichtiger Faktor bei der Entwicklung neuer Unternehmenschefs - bildet die Basis für eine gegenseitige Beratung der Unternehmenschefs und eine effektive Verbreitung von Innovationen innerhalb der Gruppe.

Es gibt kein festgelegtes Rentenalter für die Unternehmenschefs, da nach SAKAIS Ansicht ein Unternehmenschef, der an den Ruhestand denkt, seine langfristige Perspektive für das Unternehmen verliert. Sie wechseln auch nicht alle paar Jahre das Unternehmen, wie bei anderen japanischen Firmen, da SAKAI davon überzeugt ist, daß Miarbeiter, die alle paar Jahre rotieren, nur noch in ziemlich kurzen, von den Rotationsperioden festlegten Zeitabschnitten denken.

Das Vergütungssystem für die Unternehmenschefs

Bei der Taiyo Gruppe setzt sich das Gehalt eines Unternehmenschefs aus drei Komponenten zusammen: einem Grundgehalt, das für alle gleich hoch ist, einem Bonus in Abhängigkeit von dem Unternehmensgewinn und Einkünften aus den *Bunsha*-Prozessen. Durch den Bonus soll das Gehalt die Größe des geführten Unternehmens reflektieren. Der Unternehmenschef legt diesen Teil seines Gehalts selbst fest.

Das Hauptziel der Taiyo Gruppe ist nicht Wachstum oder Rentabilität, sondern die Gründung weiterer Unternehmen, so daß ein größerer Kundenkreis bedient und möglichst viel Personal gefördert werden kann. Um einen Anreiz zur Bildung weiterer Unternehmen zu schaffen und die Bildung von Imperien zu verhindern, erhalten die Unternehmenschefs für einen erfolgreichen *Bunsha*-Prozeß eine finanzielle Belohnung. Sobald das neue Unternehmen rentabel arbeitet, leistet es eine Zahlung an den Chef des Mutterunternehmens, die in etwa dem Gehalt des Leiters von dem jungen Unternehmen entspricht. Diese Zahlung erhält der Unternehmenschef persönlich und nicht das Mutterunternehmen, so daß die Unternehmenschefs durch viele rentable *Bunshas* ein sehr hohes Einkommen erzielen können. Einige von ihnen innerhalb der Taiyo Gruppe erhalten eine Gesamtvergütung von über 100 Mio. Yen im Jahr.

Der Geldfluß von dem neuen Unternehmen an den Unternehmenschef dauert so lange an, wie das Unternehmen rentabel ist, während in den ersten zwei oder drei Jahren der Aufbauphase keine Zahlungen geleistet werden. Da die Gehälter für Führungspositionen bei der Taiyo Gruppe dem japanischen Standard entsprechen, liegen die *Bunsha*-Zahlungen über der Norm. Diese Zahlungen werden nur an das direkte Mutterunternehmen, nicht aber an weiter zurückliegende „Vorfahren" entrichtet.

Zusammenfassung

Sowohl bei Kyocera als auch bei der Taiyo Gruppe wird durch eine gezielte Steuerung der Unternehmensgröße ein zusätzlicher Druck zur Effizienzsteigerung erzeugt. Obwohl beide Unternehmen dieselben Ziele verfolgen, nämlich die Bildung von zahlreichen echten Mikroprofit Centern mit dezentraler Verantwortung für die Kostensteuerung, versuchen sie diese mit unterschiedlichen Ansätzen umzusetzen. Mit seinem Amöben-System hat Kyocera ungefähr 800 Profit Center aufgebaut, von denen jedes weitgehend unabhängig agiert, aber einer zentralen Kontrolle unterliegt. Bei der Taiyo Gruppe wurden mit der *Bunsha*-Philosophie 40 eigenständige, völlig autonome Unternehmen gegründet.

Durch das Amöben-System wird bei Kyocera eine Umgebung geschaffen, in der jeder einzelne Spaß an seiner Arbeit hat und die Arbeitsabläufe beeinflussen kann. Amöben sind die operativen Basiseinheiten des Unternehmens und agieren als echte Profit Center. Auf der Basis modifizierter Marktpreise werden die Verrechnungspreise zwischen den Amöben festgelegt. Wenn Amöben nicht rentabel arbeiten, werden sie aufgelöst. Die Entscheidung über die Bildung oder die Auflösung einer Amöbe wird auf einer relativ niedrigen Hierarchiestufe im Unternehmen getroffen, denn die Amöben sind klein und Steuerung ihrer Organisationsstruktur wird nicht als eine strategische Aufgabe betrachtet.

Amöben sind relativ unstrukturiert. Sie können zwischen drei und fünfzig Mitarbeiter umfassen. Jede Amöbe hat einen Amöbenleiter, alle anderen Gruppenmitglieder haben keinen besonderen Rang. Die Amöbenleiter werden aufgrund ihres technischen Verständnisses für den betreffenden Bereich und aufgrund ihrer Führungsqualitäten und Motivation ausgewählt, dabei spielt eine längere Firmenzugehörigkeit keine besondere Rolle. Gewöhnlich werden Amöbenleiter in die nächsthöhere Position befördert, und von dort haben sie die Chance, stetig innerhalb des Unternehmens aufzusteigen, d.h. jede Führungskraft untersteht einem Vorgesetzten, der über eigene Erfahrungen im selben Bereich verfügt.

Amöben können ihren Output sowohl extern als auch intern verkaufen. Um Erfolg zu haben, muß jede Amöbe ihre Absatzmärkte kennen. Die Folge davon ist, daß praktisch jeder bei Kyocera sehr aufmerksam Veränderungen des Wettbewerbsumfelds verfolgt.

Die Entscheidung über externen oder internen Einkauf wird vorrangig von strategischen Überlegungen bestimmt. Wenn es von Nutzen ist, ein Produkt selbst herzustellen, dann wird eine Amöbe mit dieser Aufgabe betraut. Wenn ein Produkt intern hergestellt wird, müssen es die anderen Amöben solange intern einkaufen, bis sie nachweisen können, daß ein extern produziertes Produkt eindeutig überlegen ist.

Amöben werden aufgrund ihrer vergangenen Leistung und ihres zukünftigen Potentials beurteilt. Dabei werden zwei Planungshorizonte zugrunde gelegt: ein jährlicher und ein monatlicher. Die Leistung wird quantitativ auf der Basis der von der Amöbe realisierten Wertschöpfung gemessen. Diese leistungsbezogenen Daten sind für alle Mitarbeiter im Unternehmen frei zugänglich, wodurch die Amöben einem noch größeren Leistungsdruck ausgesetzt werden.

Bei der Taiyo Gruppe wird interner Wettbewerb durch die Verselbständigung von Unternehmensbereichen erzeugt, die dann mit dem Mutterunternehmen im Wettbewerb stehen. Dieser *Bunsha-* (Abspaltungs-) Prozeß wird sehr sorgfältig gesteuert. Zunächst wird ein Bereich des Unternehmens identifiziert, der sich für eine Ausgliederung eignet. Wenn er wächst, wird er in eine Division umgewandelt, und die betreffenden Kunden werden auf die Aufspaltung der Division von dem Mutterunternehmen vorbereitet. Schließlich wird ein eigenständiges Unternehmen gegründet, und über einen gewissen Zeitraum kooperieren die beiden Unternehmen. Wenn das neue Unternehmen wettbewerbsfähig ist, endet die Kooperation, und es entsteht ein direktes Konkurrenzverhältnis zwischen beiden Unternehmen.

Neue Unternehmen werden von den anderen Gesellschaften der Taiyo Gruppe finanziert, wobei die Beteiligung einen Mindestbetrag überschreiten muß. Auf diese Weise ist die Taiyo Gruppe vollständig in Eigenbesitz, und eine externe Finanzierung wird nur über Bankkredite abgewickelt. Sobald das neue Unternehmen rentabel arbeitet, muß es dem Unternehmenschef seines Mutterunternehmens eine Vergütung in Höhe eines Jahresgehalts des eigenen Unternehmenschefs zahlen. Diese Forderung verhindert die Bildung von Imperien und fördert die Gründung neuer Unternehmen.

Indem sie sich also in eine Anzahl kleinerer autonomer Einheiten aufgespalten haben, konnten Kyocera und die Taiyo Gruppe das unternehmerische Denken und Handeln ihrer Angestellten fördern und die gezielte Steuerung der Unternehmensgröße als wirksame Methode zur Effizienzsteigerung und zu einem Abbau der Bürokratie nutzen. Es scheint also, daß die optimale Größe schlanker Unternehmen kleiner ist als die von Massenproduzenten. Die höhere Effizienz schlanker Unternehmen und ihre Fähigkeit, Produkte in geringeren Stückzahlen wirtschaftlicher herzustellen als Massenproduzenten, scheinen die Economies of Scale der Massenproduzenten mehr als ausgeglichen zu haben. SAKAI bemerkt dazu:

> Ein Großunternehmen scheint zwar vorteilhaft zu sein, aber es existiert nur 20 bis 30 Jahre, dann ist es vom Markt verschwunden. Große, aufgeblähte Unternehmen können ihre Wettbewerbsvorteile trotz ihrer finanziellen Ressourcen und ihrer Marktmacht nicht erhalten. Der kleine Familienbetrieb der SAKAIS existiert seit 400 Jahren, und wir erwarten, daß es das Unternehmen auch in 400 Jahren noch gibt. (COOPER 1994n, 5)

Wenn sich die Hypothese bestätigt, daß kleine Unternehmen effizienter am Markt agieren können, dann wird die Größe eines Unternehmen ein sehr wichtiger Faktor für das Kostenmanagement.

Kapitel 15

Implikationen für westliche Manager

In einer von Massenproduzenten dominierten Branche versuchen die Unternehmen, dauerhafte Wettbewerbsvorteile aufzubauen. Auf der Basis dieser Vorteile wollen die Unternehmen mit den traditionellen Strategien der Kostenführerschaft und der Produktdiversifikation den direkten Wettbewerb vermeiden. Der Kostenführer kann direkten Wettbewerb durch die Androhung eines Preiskrieges vermeiden. Der Produktdifferenzierer dagegen verhindert das Eindringen von Konkurrenten auf seine Märkte, indem er sein Produktsortiment so stark an den individuellen Kundenwünschen ausrichtet, wie dies kein anderer Anbieter noch wirtschaftlich realisieren kann. Nur Unternehmen, die sich im Mittelfeld zwischen diesen beiden Positionen bewegen, sich also noch keine dauerhaften Wettbewerbsvorteile sichern konnten, sind dem direkten Wettbewerb ausgesetzt. Ohne diese Vorteile sind sie gezwungen, mit Unternehmen in ähnlichen Wettbewerbspositionen direkt zu konkurrieren. Folglich müssen sich nur diejenigen Massenproduzenten im direkten Wettbewerb behaupten, die nicht zu den Branchenführern zählen.

Der Wettbewerb zwischen schlanken Unternehmen unterscheidet sich jedoch grundlegend vom Wettbewerb zwischen Massenproduzenten. Da schlanke Unternehmen in relativ kurzer Zeit Produkte auf den Markt bringen können, die dem Angebot ihrer Konkurrenten gleichwertig sind, ist es für jedes Unternehmen praktisch unmöglich, einen dauerhaften Wettbewerbsvorteil aufzubauen. Schlanke Unternehmen stehen also nicht einfach miteinander im Wettbewerb, sie prallen förmlich frontal aufeinander. Wenn Unternehmen am Markt keine dauerhaften Wettbewerbsvorteile realisieren können, müssen sie ständig neue, nur zeitlich begrenzte Vorteile umsetzen, mit denen sie zwar Gewinne generieren, sich aber in den Augen der Kunden nicht von den Konkurrenten differenzieren können. Um am Markt zu bestehen, verfolgen sie die Konfrontationsstrategie, d.h. sie weichen ihren Konkurrenten nicht aus, sondern sie suchen die Konfrontation - den direkten Wettbewerb. Da diese Unternehmen jegliche Konkurrenzprodukte imitieren können, werden mit der Zeit auch die Branchenführer in den Konfrontationswettbewerb gedrängt.

Wenn Unternehmen in den Konfrontationswettbewerb involviert sind, werden Kunden sehr wählerisch und zeigen keine besondere Loyalität einem bestimmten Unternehmen gegenüber. Bietet ein Unternehmen nicht die vom Kunden gewünschten Produkte an, wird dieser ohne zu zögern bei einer anderen Firma kaufen. Um erfolgreich zu agieren, muß ein Unternehmen über ein Produktangebot verfügen, das die Kundenwünsche befriedigt. Dies kann es nur verwirklichen, wenn es den wechselseitigen Wirkungen dreier produktbezogener Merkmale - dargestellt als Erfolgsdreieck - besondere Beachtung schenken. Aus der Sicht des Kunden sind dies die Merkmale Preis, Qualität und Funktionalität; bei der unternehmensinternen Perspektive repräsentieren Kosten, Qualität und Funktionalität die drei Dimensionen. Produkte, deren Merkmalsausprägungen bei den drei externen Dimensionen des Erfolgsdreiecks für den Kunden akzeptabel sind und die angemessene Gewinne generieren, liegen innerhalb ihrer Erfolgszonen. Da ein Unternehmen langfristig niedrige Preise nur bei niedrigen internen Kosten durchsetzen kann, muß ein Unternehmen im Rahmen der Konfrontationsstrategie eine Kernkompetenz im Bereich der Entwicklung von Produkten mit hoher Qualität, niedrigen Kosten und dem vom Kunden gewünschten Funktionalitätsgrad entwickeln. Dazu muß das Unternehmen die sich verändernden Kundenanforderungen erfassen und überwachen, integrierte Systeme zur Steuerung der Kosten, des Qualitätsniveaus sowie des Funktionalitätsgrades seiner Produkte aufbauen und organisatorische Rahmenbedingungen schaffen, in der diese Systeme erfolgreich eingesetzt werden können.

Es ist genau die Integration dieser Systeme, weshalb viele japanische Unternehmen so schnell auf Veränderungen des wirtschaftlichen Umfeldes reagieren und die Produkte ihrer Konkurrenten nachahmen können. Würden die Systeme nur isoliert voneinander eingesetzt, wäre diese kurze Reaktionszeit nicht möglich. Ihr integrierter Einsatz dagegen läßt ein unternehmensweites Konzept entstehen, das für zukünftige und existierende Produkte den Verbleib in der Erfolgszone gewährleistet. Leider wurden in der westlichen Literatur die Systeme für das Qualitätsmanagement (Total Quality Management) und die Steuerung der Funktionalität (Time-to-market) isoliert behandelt, während die in den japanischen Unternehmen entwickelten Kostenmanagementsysteme fast völlig ignoriert wurden. Diese Kostenmanagementsysteme sind jedoch von größter Bedeutung, da in einer Welt ohne Wettbewerbsvorteile Kosten aggressiv und strategisch gesteuert werden müssen. Wenn ein Unternehmen seine Kosten nicht genauso schnell senken kann wie seine Konkurrenten, werden seine Gewinnspannen schrumpfen, und seine Existenz gerät in Gefahr.

Dementsprechend ist das Kostenmanagement im Rahmen der Konfrontationsstrategie für die Unternehmen ein entscheidender Faktor. Die Unternehmen benötigen ineinander verzahnte Systeme, die einen starken Druck auf alle Kostenbestimmungsfaktoren ausüben und praktisch jeden Mitarbeiter des Unternehmens einbinden und ihn dazu bringen, Kostenmanagement selbst zu praktizieren. Die Systeme müssen bereits dann ansetzen, wenn die Produkte oder Dienstleistungen erstmals geplant werden. Sie müssen sich über den gesamten Produktionsprozeß erstrekken und dürfen erst dann ihre Aktivitäten beenden, wenn das Produkt oder die Dienstleistung nicht mehr am Markt angeboten werden. Sie können nicht auf den Produktionsbereich oder das Unternehmen beschränkt bleiben, sondern müssen die Zulieferer und Kunden miteinbeziehen und einen Kostensenkungsdruck über die gesamte Wertschöpfungskette des Produkts oder der Dienstleistung erzeugen.

Die Kostenmanagementmethoden der japanische Unternehmen sollen das Management des Produktsortiments und die gezielte Kostenbeeinflussung von sowohl zukünftigen als auch bestehenden Produkten unterstützen. Es existieren sechs verschiedene Instrumente, die auf die Kostensteuerung von Produkten und Produktionsprozessen abzielen. Drei von ihnen - Target Costing, Value Engineering und organisationsübergreifende Systeme - sind auf zukünftige Produkte ausgerichtet. Die anderen drei - Produktkostenmanagement, operative Planung und Kontrolle sowie *Kaizen* Costing - konzentrieren sich auf die Kosten existierender Produkte. Zwei weitere Instrumente des Kostenmanagements, bei denen die Förderung des unternehmerischen Denkens und Handelns der Mitarbeiter im Mittelpunkt stehen, sind die Bildung von Pseudo-Mikroprofit Centern und echten Profit Centern.

Man muß sich darüber im Klaren sein, daß die meisten Unternehmen nicht einfach plötzlich vom Markt verschwinden, sondern eher einem schleichenden Tod erliegen. Obwohl wahrscheinlich nur die effizientesten Wettbewerber überleben, kann es in der Praxis Jahrzehnte dauern, bis ein Unternehmen Konkurs anmeldet, besonders dann, wenn es einmal ein erfolgreicher Massenproduzent war. Ein solches Unternehmen kann es sich leisten, über einen längeren Zeitraum hinweg nur marginale Gewinne zu erzielen, bevor es dem drohenden Untergang nicht mehr entgehen kann. Diese Überlebensfähigkeit erschwert es vielen Unternehmen, die Notwendigkeit einer schnellen Anpassung an die veränderten Marktbedingungen zu akzeptieren. Daher ist für diese Unternehmen die erste Herausforderung, den Übergang von der Vermeidung des Wettbewerbs zur Konfrontation zu überstehen.

Den Übergang meistern

Es ist nicht klar, ob genauso viele Konkurrenten auf einem von schlanken Unternehmen dominierten Markt überleben können, wie auf einem von Massenproduzenten beherrschten Markt. Es ist außerdem nicht sicher, ob jedes Unternehmen den Übergang meistern kann. Jedes Unternehmen sollte seine Stärken und Schwächen beurteilen und dann entscheiden, ob seine Erfolgschancen groß genug sind, um die Anstrengungen der Umwandlung zu rechtfertigen. Für schwache Unternehmen könnte es besser sein, sich sofort vom Markt zurückzuziehen, als mit unzureichenden Ressourcen in den Wettbewerbskampf zu ziehen und einem langsamen Verfall zu unterliegen. Wie der Rückzug aus dem Markt erfolgt, hängt vom Unternehmen selbst und seiner Wettbewerbsposition ab. Einige möchten das Unternehmen so schnell wie möglich an einen Konkurrenten verkaufen, andere werden sich dafür entscheiden, das Unternehmen als Cash-Cow zu behandeln und möglichst viel Gewinn abzuschöpfen, um es dann zu verkaufen und sich zurückzuziehen. Unternehmen, die sich für stark genug halten, müssen dagegen die Systeme, die organisatorischen Rahmenbedingungen und eine Unternehmenskultur aufzubauen, die für ein aggressives Management des Erfolgsdreiecks notwendig sind. Obwohl jedes einzelne der drei Merkmale für ein Unternehmen wichtig ist, müssen doch alle drei beachtet werden und aufeinander abgestimmt sein, um die Konfrontationsstrategie mit Erfolg anzuwenden.

Um Erfolg zu haben, müssen die Unternehmen durch eine tragfähige Organisationsstruktur einen Rahmen für die integrierten Managementsysteme schaffen. TQM, Produktentwicklung und Kostenmanagement müssen auf einen Nenner gebracht werden. Obwohl bereits die Integration der drei Systeme innerhalb eines einheitlichen Programms zur Steuerung des Erfolgsdreiecks einen erheblichen Ressourcenverzehr beansprucht, müssen auch die richtigen organisatorischen Rahmenbedingungen durch die Entwicklung von sich selbst steuernden Arbeitsgruppen, die sich ganz der Konfrontationsstrategie verschrieben haben, implementiert werden. Ohne das Engagement der Belegschaft kann ein Unternehmen das Produktmanagement auf der Basis des Erfolgsdreiecks nicht mit der erforderlichen Aggressivität betreiben. Dabei ist es von entscheidender Bedeutung, daß die Unternehmen die Steuerung des Erfolgsdreiecks als eine Gesamtsystemlösung und nicht als die Anwendung eines Bündels voneinander unabhängiger Instrumente begreifen. Bei vielen Unternehmen, die sich im Umbruch zur Konfrontationsstrategie befinden, funktionieren die TQM- und Time-to-Market-Systeme gut, aber die Kostenmanagementsysteme konzentrieren sich nicht auf die Produktentwicklungsstufe und sind nicht ausreichend in die Programme zur Konsumentenanalyse integriert. Deshalb muß von den drei Systemen gerade dem Kostenmanagement besondere Aufmerksamkeit geschenkt werden.

Sobald ein Unternehmen sich entschlossen hat, zur Konfrontationsstrategie überzugehen, muß es die Wettbewerbsbedingungen sehr sorgfältig analysieren, um festzustellen, wann seine Strategien zur Wettbewerbsvermeidung nicht mehr angebracht sind. Für viele Unternehmen ist es vorteilhaft, die Anwendung der Konfrontationsstrategie noch hinauszuschieben, um die Übergangsphase zur Vorbereitung auf die rauhen Marktbedingungen des Konfrontationswettbewerbs zu nutzen. Dazu gehört eine eingehende Analyse des Wettbewerbsumfelds, des Produktlebenszyklus und des technologischen Know-Hows, um die effizientesten Kostenmanagementinstrumente einsetzen zu können. Jedes Instrument greift in einem anderen Stadium des Produktlebenszyklus, und es hängt von verschiedenen Faktoren ab, welche Maßnahme für ein Unternehmen die erfolgsversprechende ist.

Die Wettbewerbsverhältnisse verändern sich nicht abrupt, wenn die Unternehmen einer Branche die Philosophie des schlanken Unternehmertums übernehmen. Vielmehr erfolgt ein langsamer Wandel von der Wettbewerbsvermeidung zur Konfrontation. Dies ist eine logische Entwicklung, denn ebenso wie der Kostenführer zusätzliche Gewinne abschöpft, indem er zuläßt, daß die Differenzierer einen Preisschirm bilden, profitiert der schlanke Unternehmer zuerst von zusätzlichen Gewinnen, wenn er den Massenproduzenten erlaubt, die Lage der Erfolgszonen festzulegen. Etablieren sich jedoch immer mehr schlanke Unternehmen, verändern sich die Wettbewerbsverhältnisse, und die schlanken Unternehmen determinieren die Lage der Erfolgszonen. Mit der Zeit setzt sich die Konfrontation als dominierende Strategie durch, und die verbleibenden Massenproduzenten sehen ihre Gewinne schwinden, da die Chancen zum Aufbau und zur Verteidigung dauerhafter Wettbewerbsvorteile immer seltener werden.

An diesem Punkt könnten Unternehmen, die im alten Wettbewerbsumfeld dauerhafte Wettbewerbsvorteile besaßen, versucht sein, zwei Fehler zu begehen. Erstens können sie bei dem Versuch, diese existierenden, nicht länger haltbaren Wettbewerbsvorteile zu retten, zu viele Ressourcen verschwenden. Zweitens können sie zu viele Ressourcen dafür opfern, neue, dauerhafte Vorteile entwickeln zu wollen. Nur wenn es mit diesen Investitionen gelänge, die Wettbewerbsvorteile auszubauen oder neue zu schaffen, wären diese Ressourcen sinnvoll genutzt. Leider werden diese Unternehmen aber nur allzu oft erkennen müssen, daß sich der Aufwand nicht gelohnt hat: Das Management ist in diesem Fall das Risiko eingegangen, dem Unternehmen die Ressourcen zu entziehen, die es für den Übergang zur Konfrontationsstrategie benötigt hätte.

Der erste Schritt für einen erfolgreichen Strategiewechsel ist die Erkenntnis, daß das Unternehmen früher oder später eine Konfrontationsstrategie verfolgen muß. Es fällt vielen Unternehmen jedoch sehr schwer, zu dieser Einsicht zu gelangen, da mit der Übernahme dieser Strategie bereits feststeht, daß die Gewinne unter ihr historisches Niveau fallen werden. Unternehmen, die bisher nach dem Gewinnmaximierungsprinzip vorgegangen sind, müssen im Rahmen der Konfrontationsstrategie jetzt einen Planungshorizont festlegen, innerhalb dessen sie ihre Gewinne maximieren wollen. Kurzfristige und langfristige Gewinnmaximierungsstrategien unterscheiden sich deutlich, wenn am Markt nur schlanke Unternehmen operieren. Wenn der Planungshorizont zu kurz ist, laufen die Unternehmen in die Gefahr, Strategien zu verfolgen, die in den Konkurs führen oder zumindest einige sehr schwierige Jahre nach sich ziehen. Zum Beispiel könnte das Unternehmen nach Gewinnen in Marktnischen streben, die nicht mehr wachsen und deshalb eine geringere Wettbewerbsintensität aufweisen als der Hauptmarkt. Zwar werden die Gewinne bei weniger Konkurrenz größer sein, aber die Marktnische ist kaum tragfähig und bietet keine Zukunftsperspektiven.

Noch gefährlicher ist es, wenn das an der Gewinnmaximierung orientierte Unternehmen als ein Anbieter von teuren Produkten auftritt, deren Qualität und Funktionalität aber unterdurchschnittlich sind. Unternehmen entwickeln oft unbewußt eine solche Marktposition, wenn sie ihre historischen Gewinnspannen aufrechterhalten wollen, indem sie entweder die Preise erhöhen oder ihren Ressourcenverzehr für die Produktqualität und -funktionalität verringern. Diese Strategie kann vorübergehend „erfolgreich" sein, langfristig wird sich jedoch der dieser Strategie inhärente Trugschluß bemerkbar machen: Erstens schöpft das Unternehmen seine hohen Gewinne auf Kosten der Kundenloyalität ab, indem es den Vorteil ausnutzt, daß loyale Kunden Produkte akzeptieren, die am unteren Rande bzw. schon außerhalb der Erfolgszonen liegen. Sobald die Kundenloyalität aufgezehrt ist, erkennt das Unternehmen, daß es zum Überleben einen großen Rückstand auf die Konkurrenz aufholen muß. Zweitens können die Konkurrenzunternehmen durch den größeren Ressourceneinsatz zur Verbesserung der Qualitäts- und Funktionalitätseigenschaften die minimal tragbaren Werte für Qualität und Funktionalität mit einer Geschwindigkeit verändern, bei der der Gewinnmaximierer nicht mithalten kann. So fallen seine Produkte sehr schnell aus ihren Erfolgszonen, und das Unternehmen muß den Rückstand ausgleichen oder sich aus dem Markt zurückziehen.

Erfolgreich durch Konfrontation

Auch wenn ein Unternehmen den Übergang zur Konfrontationsstrategie gemeistert hat, muß es sich ständig der oft entmutigenden Aufgabe der dauerhaften Existenzsicherung stellen. Am Markt bestehen kann es nur, indem es durch das aggressive Management des Erfolgsdreiecks einen endlosen Strom von nur zeitlich begrenzten Wettbewerbsvorteilen initiiert. Jedes Produkt muß in seiner Erfolgszone liegen. Drei Faktoren verursachen Veränderungen der Lage des Erfolgsdreiecks: sich ändernde Kundenbedürfnisse, die Auswirkungen von Maßnahmen der Konkurrenten, die versuchen, das Erfolgsdreieck zu ihren Gunsten zu beeinflussen, sowie die Kernkompetenzen des Unternehmens. Ein Wandel der Kundenpräferenzen muß berücksichtigt werden, da sich hierdurch die relative Bedeutung der drei Merkmale des Erfolgsdreiecks verändern und ein anderes Merkmal nun dominieren könnte. Wenn beispielsweise der Kunde eine höhere Funktionalität verlangt und nicht sehr preissensibel reagiert, werden billige Produkte auf einem niedrigen Funktionalitätsniveau nur schwer am Markt zu plazieren sein. Zwar können Kundenwünsche die Erfolgszone verändern, umgekehrt kann aber auch ein Unternehmen die Kundenpräferenzen und somit ebenfalls die Erfolgszonen beeinflussen, indem es Produkte mit unterschiedlichen Trade-offs zwischen den einzelnen Merkmalen des Erfolgsdreiecks anbietet. Wenn sich z.B. ein Unternehmen entschließt, mehr Ressourcen für die Verbesserung der Funktionalität bereitzustellen als andere Unternehmen seiner Branche, wandelt es sich allmählich zum Anbieter von Produkten mit hoher Funktionalität (und wahrscheinlich mit hohem Preis). Gelingt es dem Unternehmen, die Funktionalität seiner Produkte so weit zu steigern, daß ein Wandel der Kundenbedürfnisse induziert wird, dann kann das Unternehmen die Lage der Erfolgszonen seiner Produkte verschieben und damit die anderen Unternehmen zur Anpassung zwingen.

Die Herausforderung auf einem von der Konfrontation geprägten Markt liegt darin herauszufinden, wann ein Unternehmen die für seine Produkte entscheidenden Kundenpräferenzen beeinflussen kann. Wenn ein

Unternehmen über eine oder mehrere Kernkompetenzen verfügt, sollte es sie zur Produktdifferenzierung nutzen, auch wenn dieser Differenzierungsvorteil nur kurzfristig anhalten wird. Zum Beispiel brachte Olympus seine Stylus-Linie im Segment der Kompaktkameras auf den Markt, weil es sich von seiner Fähigkeit, sehr kleine Kameras zu produzieren, einen zeitweiligen Vorteil versprach. Obwohl die Konkurrenz inzwischen aufgeschlossen hat, dominiert Olympus immer noch den Markt für Kleinstkameras und demonstriert dadurch, daß die Vorteile des Pionierunternehmens (und die resultierenden Vorsprungsgewinne) im Konfrontationwettkampf zwar geringer, aber immer noch vorhanden sind.

Unternehmen können durch ein der Konkurrenz überlegenes Management des Erfolgsdreiecks zum schlanken Branchenführer aufsteigen, wobei sich ihnen zwei Ansatzpunkte bieten. Zum einen können sie durch einen Quantensprung ihre Konkurrenten überflügeln. Gelingt einem Unternehmen dieser Durchbruch, vollzieht sich eine dramatische Veränderung der Produkterfolgszonen. Ein Beispiel dafür ist Topcons Entwicklung einer infrarotähnlichen Technologie. Die Konkurrenz muß entweder nachziehen oder das bisherige Geschäft aufgeben. Leider aber bieten sich die Gelegenheiten für Quantensprünge nur selten, da hierfür zunächst ein innovativer Lösungsansatz zur Umsetzung einer beträchtlichen Funktionalitätssteigerung entwickelt werden muß. Genauso wie bei dauerhaften Wettbewerbsvorteilen sollte ein Unternehmen solche Chancen immer nutzen, gleichzeitig aber akzeptieren, daß es riskant ist, sich bei der Erhaltung der Rentabilität ausschließlich auf sie zu verlassen.

Die zweite Ansatzpunkt, um zum schlanken Branchenführer aufzusteigen, liegt in der kontinuierlichen Verbesserung seiner Produkte. Dieser Weg an die Spitze ist sehr steinig und mühevoll und erfordert einige Ausdauer, da auch alle anderen Konkurrenten ihre Produkte ständig zu verbessern versuchen. Gewöhnlich kann ein Unternehmen bei einigen seiner Produkte eine führende Rolle einnehmen, aber nicht bei so vielen, daß die Kunden es als den Marktführer wahrnehmen können.

Ein schlankes Unternehmen an die Spitze zu bringen und diese Führungsposition zu verteidigen, kommt der Entwicklung eines dauerhaften Wettbewerbsvorteils so nahe, wie das im Konfrontationswettbewerb überhaupt nur möglich ist. Das Unternehmen erzielt überdurchschnittliche Gewinne oder weitet seine Marktanteile aus, indem es sein Potential zur Generierung eines kontinuierlichen Stroms zeitlich begrenzter Wettbewerbsvorteile erhält. Dies ist der eindeutige Unterschied zwischen den beiden Arten von Wettbewerbsvorteilen. Dauerhafte Wettbewerbsvorteile beruhen auf einem statischen Gleichgewicht, während zeitlich begrenzten Vorteilen eine dynamische Sichtweise zugrunde liegt. Wenn Unternehmen versuchen, durch das Streben nach konkurrenzlosen Marktsituationen dem Wettbewerb zu entgehen, müssen sie den Status-quo schützen. Sie werden kaum Maßnahmen ergreifen, die sie in den direkten Wettbewerb führen. Wenn dagegen die Wettbewerbsvorteile nur zeitlich begrenzt sind, existiert kein Status-quo. Unternehmen müssen aktiv nach Möglichkeiten suchen, Wettbewerbsvorteile zu erringen, um sich von ihren Konkurrenten abzusetzen, so daß sie sie erfolgreich konfrontieren können. Auf einem von der Konfrontationsstrategie dominierten Markt versuchen die Unternehmen energisch, die Wettbewerbsvorteile ihrer Konkurrenten zu vernichten, während sie eigene Vorteile entwickeln. Da diese Vorsprünge nur zeitlich begrenzt sind, zerstören diese Firmen oft ihre eigenen momentanen Vorteile, um dafür neue zu schaffen. Schließlich hat es auch keinen Sinn, eine vorteilhafte Position verteidigen zu wollen, die langfristig nicht haltbar ist.

Für schlanke Unternehmen eröffnen sich zwei Strategien, um aus ihrer Spitzenposition überdurchschnittliche Gewinne zu erzielen. Zum einen können sie ihre Führungsrolle dazu nutzen, die Geschwindigkeit zu beschleunigen, mit der sich die Erfolgszonen verlagern. Dabei versuchen sie, ihre Konkurrenten abzuhängen, so daß deren Produkte aus der Erfolgszone fallen. Diese Strategie vergrößert den Marktanteil und dadurch die Rentabilität. Alle anderen Unternehmen werden zu einer Aufholjagd gezwungen. Zum anderen kann der Marktführer die anderen Unternehmen der Branche die Geschwindigkeit bestimmen lassen, mit der sich die akzeptablen Werte der Merkmale des Erfolgsdreiecks verschieben. Bei dieser Strategie kann das Unternehmen überdurchschnittliche Gewinne abschöpfen, weil es durch ein besseres Management des Erfolgsdreiecks die Produkte zu niedrigeren Kosten als seine Konkurrenten anbieten kann. Dabei steigen zwar die Gewinne, doch die Marktanteile vergrößern sich nicht.

Für das führende schlanke Unternehmen hängt die Auswahl zwischen diesen beiden Strategien von vielen verschiedenen Faktoren ab, wobei jedoch die Fähigkeit der Konkurrenz, von seinen Produkten zu lernen und die strategischen Zielsetzungen des Unternehmens von größter Relevanz sind. Verfügt ein führendes Unternehmen über die modernsten Produkte (d.h. es besitzt den Vorteil des Pionierunternehmens), dann sollte es nach der ersten Strategie vorgehen. Dies ist jedoch auch mit einem Risiko verbunden. Ständig neue Produkte herauszubringen, die die Kompetenzen und Potentiale des Unternehmens bis an die Grenzen ausreizen, ermöglicht den Konkurrenten, von diesen Produkten zu lernen und somit schneller aufzuholen. Nach dieser Strategie vorgehende Unternehmen begeben sich in eine Rolle, die der des Produktdifferenzierers entspricht, jedoch ohne daß sie in den Augen der Kunden diesen Status einnehmen. Nur mit dem Pioniervorteil generiert das Unternehmen die überdurchschnittlichen Gewinne. Wenn dieser nur marginal ist, sollte es die zweite Strategie einschlagen. Die resultierenden zusätzlichen Gewinne aus der überlegenen Kompetenz des Unternehmens beim Management des Erfolgsdreiecks spiegeln die überragende Effizienz des Unternehmens wieder. Unternehmen, die auf der Grundlage dieser Strategie am Markt operieren, übernehmen eine Rolle ähnlich dem Kostenführer, der dem Produktdifferenzierer die Bildung eines Preisschirms erlaubt, um überdurchschnittliche Gewinne einzufahren. Ebenso wie bei der ersten Strategie nehmen die Kunden den Status des Unternehmens als Kostenführer nicht wahr.

Orientiert sich der Marktführer am Gewinnmaximierungsprinzip (die traditionelle amerikanische Zielsetzung), dann erfolgt die Auswahl der

Strategie durch einen Vergleich der Gewinne von beiden Strategien. Besteht dagegen das Ziel darin, den Marktanteil zu maximieren (die traditionelle japanische Zielsetzung), wird der entsprechende Umsatz die einzuschlagende Strategie determinieren. Ein Gewinnmaximierer wird gewöhnlich zur zweiten Strategie tendieren, während beim Wachstumsziel normalerweise die Vorteile des Erfolgsdreiecks genutzt werden, indem im Vergleich zu den Konkurrenten Produkte mit höherer Qualität und Funktionalität auf den Markt gebracht werden, ohne jedoch die Produktkosten zu steigern.

Unternehmen, die noch keine führende Rolle einnehmen, bemühen sich fortwährend darum, die Position des Marktführers zu erringen und haben auch gute Erfolgschancen, dieses Ziel zu erreichen. Dies verdeutlicht den dynamischen Charakter des Wettbewerbs durch Konfrontation. Es gibt keine Unternehmen, die nach PORTERS Beschreibung „in der Mitte stekken bleiben" (PORTER 1990, 41). Wenn Unternehmen jedoch nicht nach einer führenden Marktstellung streben, können sie die Konfrontationsstrategie auf eine dritte Weise nutzen, indem sie die Rolle des „imitierenden Unternehmens" einnehmen. Dabei investiert das Unternehmen kaum in eigene grundlegende Forschungs- und Entwicklungsarbeit, um neue Produkte zu entwickeln, sondern nutzt das Value Engineering und andere Instrumente, um die neuen Produkte der Konkurrenz zu imitieren. Diese Strategie geht auf, wenn im wesentlichen zwei Kundentypen als Nachfrager auftreten, die Trendsetter und die konservativen „Nachäffer". Trendsetter kaufen neue Produkte, sobald diese am Markt verfügbar sind. Die Nachäffer kaufen die Produkte, die sich etabliert haben und die Trendsetter bereits besitzen.

Kann der Imitator sein Mee-too Produkt noch frühzeitig am Markt plazieren, bevor die Nachäffer sich zum Kauf des Produktes entschließen, so ist der Pioniervorteil nur gering, und die Imitationsstrategie kann erfolgreich sein. Wenn dagegen die Gruppe der Trendsetter viel größer als die der Nachäffer ist und somit ein großer Pioniervorteil gegeben ist, dann wird die Imitationsstrategie keinen Erfolg haben. Bei dieser Strategie geht das Unternehmen außerdem das Risiko ein, hinter dem Markt zurückzubleiben. Wenn Unternehmen mit einem hohen Aufwand Forschung und Entwicklung für neue Produktkonzepte betreiben und gleichzeitig ein Know-how bzw. Kompetenzen für die Anwendung von Technologien aufbauen, die durch Value Engineering nicht zu erreichen sind, wird das imitierende Unternehmen zurückfallen und bald nicht mehr wettbewerbsfähig sein. Auf der anderen Seite können die intensiv forschenden Unternehmen ihre neuen Technologien über Lizenzen vermarkten und dadurch überdurchschnittliche Gewinne erzielen.

Die Konfrontationsstrategie ist also keine Rechtfertigung für einen sinnlosen direkten Wettbewerbskampf. Sie ist eine bewußt eingesetzte Strategie, die berücksichtigt, daß schlanke Unternehmen nicht auf dieselbe Weise konkurrieren wie Massenproduzenten. Dies führt uns auf die zentrale Aussage dieses Buches zurück: In vom schlanken Unternehmertum dominierten Branchen werden nur die Unternehmen am Markt bestehen können, die eine Konfrontationsstrategie verfolgen und ein aggressives Management des Erfolgsdreiecks betreiben.

UNTERNEHMENSBESCHREIBUNGEN

Citizen Watch Company, Ltd.

Dieses Unternehmen ist eine Tochter des weltweit größten Uhrenherstellers Citizen, gegründet 1930. Es ist verantwortlich für die Herstellung von Uhren und anderen Produkten, die spezifisches Wissen auf dem Gebiet der Uhrentechnologie erfordern, wie z.b. numerisch gesteuerte Produktionsanlagen, flexible Diskettenlaufwerke, Flüssigkristall-Displays für Fernseher und Computer, Matrixdrucker und Schmuck. Mit diesen Produkten wurde fast die Hälfte des Umsatzes getätigt.

Higashimaru Shoyu Company, Ltd.

Dies Unternehmen entstand 1942 aus dem Zusammenschluß von Kikuichi Shoyu Goshi Gaisha und Asai Shoyu Gomeri und vertreibt Sojasaucen. Die Produktpalette umfaßt acht Typen von hellen und dunklen Sojasaucen, japanischen Haferflockenbrei, japanische Salatdressings, süßer Sake, Brühwürfel und Nudelsaucen. 1992 wurden 510 Mitarbeiter beschäftigt bei einem Umsatz von annähernd ¥ 21 Milliarden. Die helle Sojasauce ist dabei das wichtigste Produkt.

Isuzu Motors, Ltd.

Isuzu hat seinen Ursprung im Jahre 1916, als Tokyo Ishikawajima Shipbuilding and Engineering Co., Ltd., begannen, Automobile herzustellen. Auf Basis der abgesetzten Stückzahlen war Isuzu 1992 der neuntgrößte Fahrzeughersteller in Japan und konkurrierte mit zehn großen inländischen Wettbewerbern. Isuzus vierprozentiger Marktanteil in diesem Jahr ist irreführend, da er nicht die Marktstärke auf dem Segment von Lastwagen und Bussen widerspiegelt. Der Marktanteil in diesem Jahr belief sich bei schweren und leichten Lastwagen auf 10%, während bei Bussen 11% realisiert wurden.

Kamakura Iron Works Company, Ltd.

Kamakura entstand 1910 aus einer kleinen Schmiedewerkstatt. Das Unternehmen - noch vollständig in Familienbesitz - ist in einem Vorort von Tokyo angesiedelt und ist verhältnismäßig klein geblieben. In 1993 betrugen die Erlöse ¥ 6 Milliarden bei einem Gewinn von ¥ 35 Millionen. Als Hersteller von Kfz-Teilen beliefert es 21 wichtige Kunden, die entweder Fahrzeughersteller oder Zulieferer für diese Industrie sind. Zu den Großkunden zählen Yokohama (40% des Umsatzes) Isuzu Motors (20%), Hino Motors (15%), Jidosha Kiki Company (10%) und Yamaha Motors (5%). Weitere namhafte Kunden sind Iseki, Kayaba Industries und Shinryo Heavy Equipment. Obwohl große Anteile von Kamakuras Umsätzen mit vertikal integrierten Unternehmen getätigt werden, hat sich Kamakura seine Unabhängigkeit erhalten.

Kirin Brewery Company, Ltd.

Kirin wurde 1870 als „Spring Valley Brewery" von dem Amerikaner W. COPELAND gegründet - Japans erste Brauerei. Ausgehend von den technologischen Wissen und den Erfahrungen der Bierbrauerei diversifizierte das Unternehmen stark. Das breite Produktspektrum umfaßt biotechnologische Pharmazeutika, neue hybride Gemüsesorten und optische Meßsysteme. Desweiteren werden Produkte aus den Kuppelprodukten des Brauereiprozesses hergestellt, wie z.b. kohlensäurehaltige Erfrischungsgetränke, hefebasiertes Futter für Fische und Viehzucht und aus Bierhefe produzierte Naturgewürze. Bei einem Umsatz von ¥ 1.800 Milliarden erwirtschaftente Kirin einen Bruttogewinn von ¥ 90 Milliarden.

Komatsu, Ltd.

Gegründet im Jahre 1917 als ein Teil der Takeuchi Mining Co., ist Komatsu einer der größten Produzenten in der japanischen Schwerindustrie. Die zentralen Aktivitäten liegen in den drei Hauptgeschäftsbereichen Geräte und Ausrüstungen für den Baubereich, Industriemaschinen und elektronische Produkte - mit insgesamt 80% des Gesamtumsatzes. Die restlichen 20% Umsatz werden mit Bauprojekten, Fertighausbau, Chemie und Plastik sowie Softwareentwicklung gemacht. Insgesamt beträgt der Umsatz ¥ 898 Milliarden bei einem Reingewinn von ¥ 31 Milliarden. Seit 1989 diversifizierte das Unternehmen aggressiv und verstärkte sein internationales Engagement.

Kyocera Corporation

Die Firmengeschichte begann 1959, als der Vorsitzende Dr. KAZUO INAMORI mit sieben Geschäftspartnern die Kyoto Ceramics Company, Ltd. ins Leben rief. Das Unternehmen wirbt für sich als „ein Produzent von hochtechnologischen Problemlösungen" und besitzt eine Kernkompetenz bei der Entwicklung innovativer Anwendungen im Bereich der Keramiktechnologie. Durch die erfolgreiche Abwicklung von scheinbar technisch unmöglich realisierbaren Aufträgen erwarb sich Kyocera ein hervorragendes Image für innovative Leistungen unter den größten technischen Führern der Halbleiter- und Elektronikbranche. Von den ¥ 453 Milliarden Jahresumsatz konnten immerhin ¥ 27 Milliarden als Reingewinn ausgewiesen werden.

Mitsubishi Kasei Corporation

Früher bekannt unter Mitsubishi Chemical Industries, Ltd. ist Mitsubishi Kasei der größte integrierte Chemiekonzern mit ¥ 710 Milliarden Umsatz und ¥ 5 Milliarden Reingewinn. Das Produktsortiment gliedert sich in drei wichtige Produktgruppen: Kohlensäure und anorganische Chemie, Petrochemie und funktionale Produkte. Die beiden ersten Produktgruppen bestehen aus in großen Stückzahlen hergestellten Massenprodukten. In der dritten Gruppe - als Ergebnis der erfolgreichen Diversifizierungsstrategie - sind im wesentlichen hochwertige, nur in kleinen Mengen abgesetzte Produkte zusammengefaßt.

Nippon Kayaku

JUNTARO YAMAMOTO gründete die erste Fabrik für industrielle Sprengstoffe in Japan 1916. Das Unternehmen hat nun fünf wichtige Geschäftsbereiche - Pharmazeutika, veredelte Produkte, Chemieprodukte für die Landwirtschaft, Farbstoffe sowie Sprengstoffe und Katalysatoren - die zu den zwei Gruppen Pharmazeutika und Feinchemie zusammengefaßt werden. 1992 erzielte das Unternehmen einen Umsatz von ¥ 117 Milliarden und einen Reingewinn von ¥ 2,8 Milliarden. Das enorme Wachstum läßt sich auf die konsequente Ausdehnung des inländischen Geschäftes und zahlreiche Akquisitionen und Fusionen zurückführen.

Nissan Motor Company

Das Unternehmen wurde 1933 gegründet. Es bezeichnet sich selbst als den internationalsten japanischen Automobilproduzenten mit 36 Werken in 22 Ländern und Absatzmärkten in 150 Ländern durch ein Netz von

390 Vertriebsniederlassungen und 10.000 Händlern. 1990 war Nissan weltweit der viertgrößte Automobilhersteller mit einem Produktionsvolumen von knapp über 3 Millionen Fahrzeugen - ungefähr 10% der weltweiten Gesamtnachfrage nach Personenautos und Lastwagen. Nissan verfügt über eine festgeschriebene Globalisierungspolitik im Rahmen eines fünfstufigen Programms, das die lokale Ansiedlung von Produktion, Beschaffung, Forschung und Entwicklung, Managementfunktionen und Entscheidungen betont.

Olympus Optical Company, Ltd.

Als ein Teil des Olympus Konzerns fertigt und verkauft Olympus Optical Company optische Geräte und verwandte Produkte. Olympus wurde 1919 als Produzent von Mikroskopen gegründet, ursprünglich bekannt unter den Namen Takachiho Seisakusho. Wichtige Produktlinien sind Kameras, Camcorder, Mikroskope, Endoskope und klinische Analysegeräte. Im Jahre 1990 war Olympus weltweit der viertgrößte Kamerahersteller mit einem konsolidierten Umsatz von ¥ 219 Milliarden und ¥ 8 Milliarden Reingewinn.

Shinogi & Co., Ltd.

1878 GRÜNDETE GISABURO SHIONO das Unternehmen als einen Großhandel für traditionelle japanische und chinesische Medizin. Mittlerweile ist das Unternehmen zu einem von Forschung und Entwicklung geprägten Pharmazieproduzenten aufgestiegen. 12,4% des Umsatzes fließen in die Forschung und Entwicklung. Shionogis Strategie konzentriert sich auf den Absatz von Produkten an Krankenhäuser und klinische Einrichtungen. Obwohl ein Großteil der Umsätze mit pharmazeutischen Produkten erzielt wird, ist das Unternehmen noch in anderen Geschäften tätig. Hierzu zählen Heilpräparate für Tiere, landwirtschaftliche und industrielle Chemieprodukte sowie ein klinischer Laborservice. Das Unternehmen ist weltweit bekannt für die Qualität seiner Antibiotika und anderer Pharmazeutika. 1992 wies es einen Umsatz von ¥ 225 Milliarden aus.

Sony Corporation

Sony - eines der größten Elektronik-Unternehmen - begann als Tokyo Telecommunications Research Institute. In frühen Jahren erzielte es seine Umsätze durch die Reparatur von defekten Radios und die Herstellung von Kurzwellenempfängern. Das erste richtige erfolgreiche Produkt war der erste japanische magnetische Kassettenrecorder, der 1950 auf den Markt kam. Das Unternehmen wuchs sehr schnell, und 1960 gehörte es zu den internationalen Unternehmen mit der Sony Corporation of America and Sony Overseas, S.A. in der Schweiz. 1968 und 1970 gründete es Sony UK und die Sony GmbH.

Sumitomo Electric Industries, Ltd.

Das Unternehmen wurde 1897 mit dem Namen Sumitomo Copper Rolling Works gegründet und stellte Kupfer her. Seit der Entstehung produzierte es elektrische Drähte und Kabel. Es ist weltweit das drittgrößte Unternehmen in dieser Branche. Im Jahre 1931 startete das Unternehmen ein Diversifizierungsprogramm, um aus seiner Kernkompetenz im Bereich der Produktion von elektrischen Drähten und Kabeln weitere Vorteile zu ziehen. Das Management von SEI hält das Unternehmen für den diversifiziertesten Konzern Japans.

Taiyo Kogyo Co., Ltd. (The Taiyo Group)

Das Unternehmen wurde 1947 von KUNIYASU SAKAI und HIROSHI SEKIYAMA als Taiyo Painting Company gegründet. Als das Unternehmen expandierte und die japanische Wirtschaft einen Aufschwung verzeichnete, diversifizierte es in den Bereichen Metallbearbeitung und elektronische Bauteile. Das Ziel der in der Taiyo Gruppe angewandten *Bunsha*-Philosophie besteht in der Vermeidung von Bürokratie durch kleine Unternehmenseinheiten mit weitgehend unabhängigen Managern. Diese Philosophie basiert auf SAKAIS Überzeugung, daß „ein Unternehmen nicht mehr rechtzeitig auf die Markterfordernisse reagieren kann, wenn es zu groß wird." SAKAI hält die Flexibilität der kleinen Unternehmen für ein sehr mächtiges Instrument des Kostenmanagements.

Topcon Corporation

Topcon nahm 1932 seine unternehmerische Tätigkeit als Tokyo Optical Company, Ltd. auf. Es diversifizierte im Rahmen seiner Kernkompetenz auf den Gebieten Präzisionsinstrumente und hochtechnologische, optische Geräte. 1992 bot Topcon vier wichtige Produktlinien am Markt an: Vermessungsinstrumente, internistische und augenärztliche Instrumente, Informationsprodukte und Instrumente für industrielle Anwendungen. In diesem Jahr erzielte die Geschäftseinheit für Vermessungsinstrumente einen Anteil von 36% des Gesamtumsatzes, diejenige für die internistischen und augenärztlichen Instrumente 28%, die Informationsprodukte trugen mit 13% zum Gesamtumsatz bei, und die Instrumente für industrielle Anwendungen hatten einen Anteil von 23%. Topcon spezialisiert sich auf die Herstellung hochtechnologischer Produkte mit großen Gewinnspannen in kleinen Mengen. Da es nur durch seine fortgeschrittene Technologie Gewinne realisiert, hat Topcon sehr stark in Forschung und Entwicklung investiert.

Yamanouchi Pharmaceutical Co., Ltd.

Mit der Gründung der Firma im Jahre 1923 begann die Produktion und der Verkauf von phamazeutischen Produkten. 1992 war Yamanouchi gemessen am Nettogewinn zweitgrößter Arzneimittelhersteller Japans. Das

Unternehmen genießt in Japan und weltweit einen hervorragenden Ruf. Ihm liegt eine besondere Unternehmensphilosophie zugrunde: „Creating and Caring... for Life." 1992 betrugen die konsolidierten Umsätze ¥ 357 Milliarden bei einem Nettogewinn von ¥ 33 Milliarden. Pharmazeutische Produkte weisen dabei einen Anteil von 73% der Umsätze auf, während Ernährungsprodukte 17% sowie Lebensmittel und Rosen 10% ausmachten. Im Rahmen einer Diversifizierungsstrategie akquirierte Yamanouchi die Shaklee Gruppe, die den Großteil der Ernährungsprodukte absetzt.

Yamatake-Honeywell Company, Ltd.

Nach der Gründung als kleines Handelsunternehmen im Jahre 1906 expandierte Yamatake & Co., Ltd., und besteht nun aus einer Gruppe von sechs Unternehmen mit konsolidierten Umsätzen von ¥ 196,8 Milliarden und einem Gewinn vor Steuern von ¥ 14,5 Milliarden in 1993. In diesem Jahr bestand die Gruppe aus den folgenden Unternehmen: Yamatake & Co., Ltd., Yamatake Keiso Co., Ltd., Yamatake Enineering Co., Ltd., Yamatake Control Products Co., Ltd., Yamatake Technosystems Co., Ltd., und Yamatake-Honeywell Co., Ltd. Yamatake-Honeywell wurde 1953 im Rahmen einer Kooperation mit dem amerikanischen Unternehmen Honeywell gegründet. Yamatake-Honeywell verfügt über vier Divisionen, die Forschung und Entwicklung im Bereich Steuerung und Automation betreiben - Industrielle Systeme, Bausysteme, Steuerungsprodukte und Systeme zur Fabrikautomation.

Yokohama Corporation, Ltd.

1939 gründeten ein japanischer Automobilhersteller und die japanische Regierung Yokohama als ein Joint Venture. Das Unternehmen wurde 1935 zum erstenmal an der Börse von Tokyo notiert. In Lizenzfertigung für ein deutsches Unternehmen fertigte Yokohama Hydrauliksysteme für

Autos und Lastwagen sowie verwandte Produkte. Bis 1992 konnte das Unternehmen dreizehn Zweiggesellschaften in Übersee, sieben Verbindungsbüros und ein weltweites Servicenetz mit über 100 Händlern sowie 2.000 Servicebeauftragten aufbauen. Mit 6.800 Mitarbeitern wurden ein Umsatz von ¥ 257 Milliarden erzielt. Die Eigentumsverhältnisse haben sich im Laufe der Zeit verändert, so daß 1993 nur drei wichtige Aktionäre verblieben: Isuzu Motors, Nissan Motors und die Industrial Bank of Japan. Yokohama ist in drei Geschäftsbereiche aufgegliedert: Einspritzpumpen, Klimaanlagen und Hydraulik / Pneumatik.

GLOSSAR

Activity-Based Costing (ABC) System: Ein produktorientiertes Kostenrechnungssystem, das einem Produkt die Kosten auf Basis der Beanspruchung von Aktivitäten, die zu seiner Herstellung notwendig sind, zurechnet.

Aktuelle Kosten: Die Kosten eines zukünftigen Produktes unter der Annahme, daß es mit den heute verfügbaren Ressourcen und Produktionsverfahren hergestellt wird.

Amoeben-Management-System: Ein von der Firma Kyocera entwikkeltes System, mit dem ein Unternehmen in eine große Anzahl von quasi-autonomen Profit Center oder unabhängigen Pseudofirmen, die sowohl intern als auch extern für den Verkauf von Produkten verantwortlich sind, aufgeteilt werden kann.

***Bunsha*-Philosophie:** Ein von KUNIYASU SAKAI, dem Gründer der Taiyo Kogyo Gruppe, angewandter Ansatz zur Steuerung der Unternehmensgröße. Demnach agieren kleinere Unternehmen von Natur aus effektiver und effizienter als große Unternehmen. *Bunsha* bedeutet

„teilen, aufspalten" und bezieht sich auf die Ausgliederung neuer, risikobehafteter Geschäftsfelder von der Mutterunternehmung.

Dango: Ein japanischer Ausdruck für das Aufeinandertreffen von Wettbewerbern. Dieser Ausdruck bezieht sich auf die Praxis der japanischen Bauindustrie, in der Aufträge im Zuge von Ausschreibungen vergeben werden.

Differenzierungsstrategie: Eine generische Wettbewerbsstrategie, die auf der Schaffung eines einzigartigen Produktangebotes aufbaut, das die Kundenbedürfnisse in hohen Maße befriedigt. Der Differenzierer bietet normalerweise qualitativ hochwertige Produkte zu einem hohen Preis an.

Draft-Zielkosten: Die von den prognostizierten Herstellkosten abweichenden Kosten nach Anwendung von Target Costing Methoden. Die Draft Target Cost sind die fortgeschriebenen erlaubten Kosten nach der Berechnung der projektierten Kosten jeder wichtigen Komponente und dienen hauptsächlich als Entscheidungsunterstützung, ob ein Produkt bei zufriedenstellender Rentabilität produziert und auf den Markt gebracht werden kann.

Endgültige Zielkosten: Die Zielkosten nach Abschluß des Produktentwicklungsprozesses, die im Gegensatz zu Zielkosten in früheren Phasen sowohl direkte als auch indirekte Produktionskosten enthalten.

Erfolgsdreieck: Die Darstellung dreier produktbezogener Merkmale: Kosten (Preis), Qualität und Funktionalität, die alle drei ständig gesteuert werden müssen, um die Produkte innerhalb ihrer Erfolgszone zu halten.

Erwartete Kosten: Die erwarteten Kosten werden bei der Kosten-Plus-Methode durch die Produktentwickler festgelegt, die keine vorgegebenen Kostenziele erreichen müssen, sondern die Kosten des neuen Produktes minimieren sollen.

Erwarteter Absatzpreis: Angewandt bei der Preisfindung im Zuge der Kosten-Plus-Methode, ist der erwartete Absatzpreis die abhängige Variable, die durch Addition der erwarteten Produktkosten und der Zielgewinnspanne definiert ist.

First-Look VE: Mit dem Fokus auf den entscheidenden Elementen im Produktdesign liegt das Ziel dieser Methode in der Schaffung einer erhöhten Funktionalität durch die Verbesserung von bereits existierenden Produktfunktionen.

Funktionales Gruppen-Management-System: Ein bei Olympus eingesetztes System, das im Rahmen eines Bottom-Up Ansatzes die Festsetzung und Verwirklichung von Kostensenkungszielen unterstützt, wobei dieser Prozeß von eigenverantwortlich operierenden Arbeitsteams getragen wird.

Hangen-**Spiel:** Eines von vielen bei Higashimaru Shoyu praktizierten Spielen, mit dem demonstriert werden soll, daß die Mitarbeiterzahl einer Gruppe reduziert werden kann, und trotzdem die gleichen Ziele verwirklicht werden können.

Human-Resource-Management: Ein leistungsorientiertes Entlohnungsprogramm bei Sumitomo Electric Industries. Die Gehälter setzen sich aus drei Bestandteilen zusammen: Grundgehalt, Bonus und individuelle Leistungssteigerung. Letztere bestimmt sich durch Multiplikation des Basissalärs mit einer geeigneten Produktivitätskennzahl.

Interorganisatorische Kostenmanagementsysteme: Ein Kostensenkungsprogramm, das von einem zentralen Unternehmen initiiert wird und sich über alle Unternehmen der Wertschöpfungskette erstreckt. Diese Systeme tragen zu einem Abbau organisatorischer Grenzen und Hemmnisse bei, indem Unternehmen Informationen und Ressourcen austauschen, um die Effizienz unternehmensübergreifender Prozesse zu steigern.

Just-In-Time: Die Beschaffung und Auslieferung von Teilen genau zum Bedarfszeitpunkt im Produktionsprozeß, um einen minimalen Lagerbestand und Ausschuß zu realisieren.

Kaizen-**Abweichungsanalyse:** Ein Überwachungstool zur Überprüfung der Einhaltung von Kostensenkungszielen. Auf der Basis von Standardwerten signalisieren Abweichungen im *Kaizen* Costing System einen Bedarf an weiteren Kosteneinsparungen zur Erreichung der *Kaizen*-Ziele.

Kaizen **Costing:** Die Anwendung von *Kaizen* Methoden, um bei existierenden Komponenten und Produkten vorgegebene Kosteneinsparungsziele durch eine erhöhte Effizienz der Prozesse zu realisieren.

Kaizen: Ein japanischer Ausdruck für ständige Verbesserungen. Im Rahmen von Kostenmanagementmethoden beinhaltet *Kaizen* die totale Ausrichtung der Belegschaft auf die ständige Suche nach Kostensenkungs- und Effizienzsteigerungspotentialen im Produktionsprozeß.

Konfrontation: Eine Wettbewerbsstrategie, die davon ausgeht, daß produktbezogene Wettbewerbsvorteile nur zeitlich begrenzt und selten dauerhaft haltbar sind. Unternehmen auf „Konfrontationskurs" sind erfolgreich durch eine schnelle Anpassung an die Kosten-, Qualitäts- und Funktionalitätsverbesserungen anderer Unternehmen, während die eigene Fähigkeit, vorübergehende Wettbewerbsvorteile zu schaffen, weiter entwickelt wird.

Kostenführerschaft: Eine generische Wettbewerbsstrategie, mit der ein Unternehmen darauf abzielt, die geringsten Produktionskosten je Produkteinheit innerhalb der Branche aufzuweisen. Typischerweise werden Kostenführer Produkte anbieten, die sich durch einen geringen Preis und eine einfache Ausstattung auszeichnen.

Kostensenkungsprogramm: Eine unternehmensweite straff durchgeführte Kostensenkungsinitiative mit dem obersten Gebot, Wege zu finden, um die Kosten eines Produktes möglichst früh in der Entwicklungs- und Konstruktionsphase zu bestimmen und zu beeinflussen. Diese Programme beinhalten zusätzlich Methoden und Instrumente zur Verbesserung der Effizienz im Fertigungsprozeß.

Koyoto Brauerei System: Ein Programm, das die Koyoto Brauerei in mehrere Profit Center gliederte und Leistungsanreize für die Leiter dieser Einheiten zur Gewinnsteigerung (und nicht nur zur Kostensenkung) integrierte.

Längerfristiger Wettbewerbsvorteil: Die Fähigkeit eines Unternehmens, produktbezogene Vorteile und damit hohe Gewinnspannen über einen längeren Zeitraum aufrechtzuerhalten.

Managementinformationssystem für Produktionsstätten (MIS-PS): Ein Überwachungssystem als Gegenstück zu der Profit Center Philosophie des MIS-VN bei der Kirin Brauerei. Auf der Basis von Kostenabweichungen zwischen aktuellem und geplantem Gewinn wird die Performance des Werkes bewertet. Mitarbeiter können Informationen aus diesem System abrufen, um alternative Kosteneinsparungsaktivitäten im Hinblick auf die Rentabilität zu beurteilen.

Managementinformationssystem für Vertriebsniederlassungen (MIS-VN): Ein von der Kirin Brauerei entwickeltes Steuerungssystem für Profit Center, das über die Gesamtrentabilität jedes Verkaufsbüros sowie die Höhe der Aufwendungen unter der Verantwortung des Absatzmanagers Bericht erstattet, um die schnell wachsende Außendienstmannschaft und die Komplexität von Neuprodukteinführungen zu bewältigen

Massenproduzent: Ein Unternehmen, das Massenproduktionsmethoden ähnlich den Pionieren um HENRY FORD anwendet.

Maximal erlaubter Preis: Der höchste Preis, den der Kunde bereit ist, für ein Produkt - ungeachtet seiner Qualität und Funktionalität - zu zahlen.

Maximal realisierbare Werte (für ein Merkmal des Erfolgsdreiecks): Der höchste Wert eines Produktmerkmals, den ein Unternehmen unter Ausschöpfung seines gesamten Potentials auf der Basis seiner Marktposition erzielen kann, ohne die minimalen oder maximalen Werte der anderen Merkmale zu verletzen.

Minimal akzeptabler Gewinn: Eine vordefinierter Mindestgewinn, der die Markteinführung neuer Produkte mit keinerlei Aussicht auf Erfüllung der minimalen Rentabilitätskriterien verhindern soll.

Minimal erlaubter Wert (für ein Merkmal des Erfolgsdreiecks): Der geringste Wert jedes produktbezogenen Merkmales, der den Kunden noch gerade zufriedenstellt.

Minimal realisierbarer Preis: Der geringste Preis, den ein Unternehmen bei minimal erlaubter Qualität und Funktionalität für sein Produkt akzeptiert.

Minimalkostenanalysen (MKA): Ein von Tokyo Motors veranstaltetes Treffen mit den Zulieferern aller Ebenen in der Wertschöpfungskette, um durch Qualitäts-Preis-Funktionalitäts-Trade-offs die Ineffizienzen abzubauen, die aufgrund der Beteiligung mehrerer Unternehmen bei der Herstellung eines gekauften Teils entstehen.

Nullfehler: Ein Qualitätsprogramm mit dem Ziel, die Fehlerquote auf 0% zu reduzieren.

Operative Steuerungs- und Kontrollsysteme: Ein Ansatz, um ein Feedback über Effektivität und Effizienz von Kostensteuerung und

-beeinflussung zu erhalten. Indem einzelnen Mitarbeitern die Verantwortung für beeinflußbare Kosten übertragen wird, gelangen Verantwortungsbereiche in den Mittelpunkt der Bewertung und Beurteilung in Hinblick auf kosteneffizientes Verhalten.

Preissteuerungssystem: Ein Instrument der Higashimaru Soyu Company zur Förderung des unternehmerischen Denkens und Handelns innerhalb von Arbeitsgruppen. Das Prinzip besteht im Aufbau von Pseudomikroprofit Centern als Organisationseinheiten, die auf internen Märkten Ressourcen kaufen und verkaufen.

Produktkostenmanagement: Ein systematischer Ansatz im Kostenrechnungssystem, um die im Zuge der Produktherstellung anfallenden Kosten verursachungsgerecht auf die Produkte zu verteilen und die Produktrentabilität zu überwachen.

Sagyo-Shigoto: Ein bei Higashimaru Shoyu Company geprägter Ausdruck mit der übertragenden Bedeutung „Aufgabe (Job) - Arbeit (work)". Der Unterschied zwischen beiden Thermen besteht in der im letzten Wort enthaltenen Verpflichtung zur Steigerung der Performance jedes einzelnen. Dieser Ausdruck soll Arbeiter ermutigen, ständig nach Möglichkeiten zur Effizienzsteigerung zu suchen.

Schlanker Produzent: Ein Unternehmen, das schlanke Produktionsmethoden anwendet.

Schlankes Unternehmertum: Eine neue Philosophie der Unternehmensführung mit Ursprung in Japan, die auf schlanken Produktionsmethoden wie Just-In-Time, TQM, teamorientierter Arbeitsgestaltung, engen Lieferantenbeziehungen und erhöhter Kundenzufriedenheit aufbaut. Das schlanke Unternehmertum ermöglicht eine wirtschaftlichere Produktion von qualitativ hochwertigen Produkten in geringen Mengen und kürze Produktentwicklungszeiten als bei Massenproduzenten.

Second-Look VE: Eine im Rahmen der letzten Hälfte der Produktplanungsstufe und der ersten Hälfte der Entwicklungs- und Produktvorbereitungsstufe angewandte Methode mit dem Ziel, den Wert und die Funktionalität existierender Komponenten zu steigern.

Target Costing: Ein strukturierter Ansatz, mit dem Kosten bestimmt werden, zu denen ein geplantes Produkt mit genau spezifizierter Funktionalität und Qualität hergestellt werden muß, um beim erwarteten Absatzpreis ein gewünschtes Gewinniveau zu erreichen. Die Zielkosten ergeben sich durch Subtraktion der Zielgewinnspanne von den Zielverkaufspreis.

Teardown-Analyse: Ein Ansatz zur Analyse von Konkurrenzprodukten hinsichtlich des eingesetzten Materials, der verwandten Teile und deren Funktionalität sowie der Art und Weise der Montage.

Total Quality Management (TQM): Eine integrierte Produktentwicklungsstrategie mit dem Fokus, Produktqualität schon im Entwicklungsprozeß zu schaffen und sicherzustellen, so daß die Produktionsprozesse so stabil und fehlerfrei wie nur möglich ablaufen.

Value Engineering (VE): Eine systematische interdisziplinäre Untersuchung der kostenbeeinflussenden Faktoren eines Produktes, um Wege zu ersinnen, den erforderlichen Standard von Qualität und Zuverlässigkeit im Rahmen der vorgegebenen Zielkosten zu erreichen.

Zeitlich begrenzter Wettbewerbsvorteil: Ein Vorteil gegenüber einem Konkurrenten, der schnell egalisiert werden kann.

Zeroth-Look VE: Die Anwendung von VE-Grundsätzen in der Konzeptfindungsphase, der frühesten Stufe im Entwicklungsprozeß. Dabei wird das Ziel verfolgt, neue Formen der Funktionalität, die vorher noch nicht existierten, einzuführen.

Zielgewinnspanne: Die Zielgewinnspanne ergibt sich aus der Gewinnplanung des Unternehmens, aus Erfahrungswerten, aus Konkurrenzanalysen oder manchmal auch aus Computersimulationen. Im Rahmen der Target Costing Prozesse soll eine Mindestrentabilität der abgesetzten Produkte gewährleistet werden.

Zielpreis: Der Zielpreis eines neuen Produktes wird hauptsächlich durch Marktanalysen ermittelt. Aus ihm leiten sich die Zielkosten ab, die als Zielsetzung in der Designphase des Produktentwicklungsprozesses dienen. Zum anderen werden mit seiner Hilfe die Einkaufspreise für extern bezogene Komponenten und Rohstoffe bestimmt.

LITERATURVERZEICHNIS

AOKI, M. (1990): The participatory generation of information rents and the theory of the firm. In: The firm as a nexus of treaties, edited by M. AOKI, B. GUSTAFSSON, and O. WILLIAMSON. London: Sage Publications

AOKI, M. (1988): Information, incentives, and bargaining in the Japanese economy. New York: Cambridge University Press.

AOKI, M. (1987):The Japanese firm in transition. In: The political economy of Japan, Vol. 1, edited by K. YAMAMURA and Y. YASUBA. Stanford: Stanford University Press.

BEST, M. (1990): The new competition: institutions of industrial restructuring. Cambridge: Harvard University Press.

BLACKBURN, J. D. (1991): Time-based competition. Homewood, Ill.: Business One Irwin.

BLANCHARD, B. S. (1978): Design and manage to life-cycle cost. Portland, Ore.: M/A Press.

BORRUS, M. (1988): Competing for control: America's stake in microelectronics. Cambridge, Mass.: Ballinger Publishing Company.

BYRNE, J. A. (1993): The horizontal corporation. Business Week, 20 December, S. 76-81.

CARSBERG, B. (1985): The economics of business decisions. New York: Penguin.

The coming clash of logic. (1993): The Economist, 3 July, S. 21-23.

COOPER, R. (1995a): Shionogi and Co., Ltd. Case Study. Boston: Harvard Business School.

COOPER, R. (1995b): Tokyo Motor Works, Ltd.: Target costing system. Unpublished case study. The Peter F. Drucker Graduate Management Center, Claremont Graduate School.

COOPER, R. (1994a): Citizen Watch Company, Ltd: Cost reduction for mature products. Case Study 9-194-033. Boston: Harvard Business School.

COOPER, R. (1994b): Higashimaru Shoyu Company, Ltd. (A): Price control system. Case Study 9-195-050. Boston: Harvard Business School.

COOPER, R. (1994c): Higashimaru Shoyu Company, Ltd. (B): Revitalizing the organization. Case Study 9-195-051. Boston: Harvard Business School.

COOPER, R. (1994d): Kirin Brewery Company, Ltd. Case Study 9-195-058. Boston: Harvard Business School.

COOPER, R. (1994e): Komatsu, Ltd. (A): Target costing system. Case Study 9-194-037. Boston: Harvard Business School.

COOPER, R. (1994f): Komatsu, Ltd. (B): Profit planning and product costing. Case Study 9-195-061. Boston: Harvard Business School.

COOPER, R. (1994g): Kyocera Corporation: The amoeba management system. Case Study 9-195-064. Boston: Harvard Business School.

COOPER, R. (1994h): Mitsubishi Kasei Corporation: Product line cost system. Case Study 9-195-066. Boston: Harvard Business School.

COOPER, R. (1994i): Nissan Motor Company, Ltd.: Target costing system. Case Study 9-194-040. Boston: Harvard Business School.

COOPER, R. (1994j): Olympus Optical Company, Ltd. (A): Cost management for short life cycle products. Case Study 9-195-072. Boston: Harvard Business School.

COOPER, R. (1994k): Olympus Optical Company, Ltd. (B): Functional group management. Case Study 9-195-073. Boston: Harvard Business School.

COOPER, R. (1994l): Sony Corporation: The Walkman line. Case Study 9-195-076. Boston: Harvard Business School.

COOPER, R. (1994m): Sumitomo Electric Industries, Ltd.: The *kaizen* program. Case Study 9-195-078. Boston: Harvard Business School.

COOPER, R. (1994n): The Taiyo Group: The *bunsha* philosophy. Case Study 9-195-080. Boston: Harvard Business School.

COOPER, R. (1994o): Topcon Corporation: Production control system. Case Study 9-195-082. Boston: Harvard Business School.

COOPER, R. (1994p): Yamatake-Honeywell Company, Ltd.: Activity-based costing system. Case Study 9-195-106. Boston: Harvard Business School.

COOPER, R. (1994q): Yamanouchi Pharmaceutical Co., Ltd. Case Study 9-195-086. Boston: Harvard Business School.

COOPER, R. (1994r): How Japanese manufacturing firms implement target costing systems: A field-based research study. Working paper, The Peter F. Drucker Graduate Management Center, Claremont Graduate School.

COOPER, R. (1994s): The role of activity based systems in supporting the transition to the lean enterprise. In: Advances in management accounting, Vol. 3, edited by MARC EPSTEIN. Greenwich, Conn.: JAI Press.

COOPER, R. (1990a): Cost classification in unit-based and activity-based manufacturing cost systems. Journal of Cost Management, Fall, S. 4-14.

COOPER, R. (1990b): Implementing an activity-based cost system. Cost Management, Spring, S. 33-42.

COOPER, R. (1989a): The rise of activity-based costing - part three: How many cost drivers do you need, and how do you select them? Cost Management, Winter, S. 34-46.

COOPER, R. (1989b): The rise of activity-based costing - part four: What do activity-based cost systems look like? Cost Management, Spring, S. 38-49.

COOPER, R. (1988a): The rise of activity-based costing - part one: What is an activity-based cost system? Cost Management, Summer, S. 45-54.

COOPER, R. (1988b): The rise of activity-based costing - part two: When do I need an activity-based cost system? Cost Management, Fall, S. 41-48.

COOPER, R., and SAKURAI, M. (1990): New manufacturing cost management techniques. Accounting 42, No. 3, S. 49-58.

COOPER, R., and YOSHIKAWA, T. (1994a): Isuzu Motors, Ltd.: Cost creation program. Case Study 9-195-054. Boston: Harvard Business School.

COOPER, R., and YOSHIKAWA, T. (1994b): Kamakura Ironworks Company, Ltd. Case Study 9-195- 056. Boston: Harvard Business School.

COOPER, R., and YOSHIKAWA, T. (1994c): Nippon Kayaku. Case Study 9-195-068. Boston: Harvard Business School.

COOPER, R., and YOSHIKAWA, T. (1994d): Yokohama Corporation, Ltd. (a): The Yokohama production system. Case Study 9-195-070. Boston: Harvard Business School.

COOPER, R., and YOSHIKAWA, T. (1994e): Yokohama Corporation, Ltd. (b): Cost management system. Case Study 9-195-108. Boston: Harvard Business School.

COOPER, R., and YOSHIKAWA T. (1994f): Interorganizational cost management systems: The case of the Tokyo-Yokohama-Kamakura supplier chain. International Journal of Production Economics 37, No. 1.

COOPER, R., et al. (1992): Implementing activity-based cost management: moving from analysis to action. Montvale, N.J.: Institute of Management Accountants.

CROSBY, P. B. (1979): Quality is free. New York: McGraw-Hill.

CUSUMANO, M. A. (1985): The Japanese automobile industry. Cambridge:Harvard University, Council on East Asian Studies.

D'AVENI, R. (1994): Hypercompetition. New York: The Free Press.

DAVIDOW, W. H., and MALONE, M. S. (1992): The virtual corporation. New York: Harper and Row.

The five deadly sins of Japan's expanding „high tech syndrome." 1992. Tokyo Business Today, S. 34-36.

Fizzing (1993): The Economist, 4 September, 63-64.

FRIEDMAN, D. B. (1992): Getting industry to stick: Enhancing high value-added production in California. Paper presented at the UCLA Lewis Center Conference on Policy Options for the Southern California Economy,19. November, University of California, Los Angeles.

FRIEDMAN, D. B., and SAMUELS, R. (1993): How to succeed without really flying: The Japanese aircraft industry and Japan's technology ideology. In: Regionalism and rivalry, edited by J. FRANKEL and M. KAHLER Chicago: The University of Chicago Press.

FRUIN, W. M., and NISHIGUCHI, T. (1993): Supplying the Toyota production system. In: Country competitiveness: Technology and the organizing of work, edited by BRUCE KOGUT. New York: Oxford University Press.

GERLACH, M. (1992): Alliance capitalism. Berkeley: University of California Press.

GERLACH, M. (1992): The Japanese corporate network: A blockmodel analysis Administrative Science Quarterly 37, No.1, S. 105-139.

GORDON, R. (1991): Innovation, industrial networks and high technology regions. In: Innovation networks: Spatial perspectives, edited by R. CAMAGNI. London: Belhaven.

HAMADA, K., and MONDEN, Y. (1989): Profit management at Kyocera Corporation: The amoeba system. In: Japanese management accounting: A world class approach to profit management, edited by Y. MONDEN and M. SAKURAI. Cambridge, Mass: Productivity Press.

HAMMER, M., and CHAMPY, J. (1993): Reengineering the corporation. New York: Harper and Row.

HARRISON, B. (1994): Lean and mean: The changing landscape of corporate power in the age of flexibility New York: Basic Books.

HELDEY, B. (1977): Strategy and the business portfolio. Long Range Planning, February, S. 12.

HIROMOTO, T. (1988): Another hidden edge - Japanese management accounting. Harvard Business Review, July-August, S. 4-7.

IMAI, K., NONAKA, I., and TAKEUCHI, H. (1985): Managing the new product development process: How Japanese companies learn and unlearn. In: The uneasy alliance: Managing the productivity-technology dilemma, edited by K. CLARK et al. Boston: Harvard Business School Press.

IMAI, M. (1986): *Kaizen*: The key to Japan's competitive success. New York: McGraw-Hill, Inc.

INGRASSIA, P., and N. (1993): Second thoughts: some fear backlash as Detroit prepares charges against Japan. The Wall Street Journal, 8. February.

Institute of Management Accountants (1993): Marketing, logistics and management accounting (in Japanese). Tokyo: Institute of Management Accountants.

JOHNSON, T. H., and KAPLAN, R. S. (1987): Relevance lost: The rise and fall of management accounting. Boston: Harvard Business School Press.

KAGONO, T., et al. (1985): Strategic vs. evolutionary management. New York: North Holland.

KANTER, R. M. (1992): Think like the customer: The global business logic. Harvard Business Review, July-August, S. 9-10.

KAPLAN, R. S. (1987): John Deere Component Works (A) and (B): Case Study 9-187-107/8. Boston: Harvard Business School.

KAPLAN, R. S. (1989): Texas Eastman Company. Case Study 9-190-039. Boston: Harvard Business School.

KATO, Y., BOER, G., and CHOW, C. W. (1993): Target costing: Some key lessons from Japanese companies. Working paper, Vanderbilt University, Nashville, Tenn.

KAUFMAN, J. J. (1990): Value engineering for the practitioner North Carolina: North Carolina State University.

KESTER, C. W. (1991): Japanese takeovers. Boston: Harvard Business School Press.

KRAFCIK, J. F. (1988): Triumph of the lean production system. Sloan Management Review, Fall, S. 41-52.

LOCKE, E. A., and WHITE, F. M. (1981): Perceived determinants of high and low productivity in three occupational groups: A critical incident study. Journal of Management Studies, Vol. 18, S. 375-87.

LOCKE, E. A., and LATHAM, G. P. (1984): Goal setting: A motivational technique that works! Englewood Cliffs, N.J.: Prentice Hall.

MAGNUSSON, P. (1993): Why Detroit hit the brakes: Fearing a backlash, it now wants Clinton to press Japan on dumping. Business Week, 22 February.

MAKIDO, T. (1989): Recent trends in Japan's cost management practices. In Japanese management accounting: A world class approach to profit management, edited by Y. MONDEN and M. SAKURAI. Cambridge, Mass.: Productivity Press.

MEYER, C. (1993): Fast cycle time. New York: The Free Press.

MONDEN, Y. (1992): Cost management in the new manufacturing age. Cambridge, Mass.: Productivity Press.

MONDEN, Y., and HAMADA, K. (1991): Target costing and kaizen costing in Japanese automobile companies. Journal of Management Accounting Research, Fall, S. 16-34.

MONDEN, Y., and SAKURAI, M. eds. (1989): Japanese management accounting: A world class approach to profit management. Cambridge, Mass.: Productivity Press.

MONDEN, Y., and NOBORU, Y. (1986): Applying just-in-time: The American/ Japanese experience. Atlanta, Ga.: Institute of Industrial Engineers.

MORALES, R. (1993): Flexible production. New York: Polity Press.

MORITA, A. (1992): Partnering for competitiveness: The role of Japanese business. Harvard Business Review, May-June, S. 76-83.

NEWBROUGHT, E. T. (1967): Effective maintenance management. New York: McGraw-Hill.

ODAGIRI, H., and GOTO (1993): The Japanese system of innovation: Past, present, and future. In: National innovation systems, edited by R. NELSON. New York: Oxford University Press.

OHMAE, K. (1982): The mind of the strategist. New York: McGrawHill.

OKIMOTO, D. (1989): Between MITI and the market. Stanford: Stanford University Press.

PENROSE, E. (1959): The theory of the growth of the firm. New York: John Wiley & Sons.

POLLACK, A. (1992): A lower gear for Japan's auto makers. New York Times, 30. August.

PORTER, M. (1992): Capital disadvantage: America's failing capital investment system. Harvard Business Review, September-October, S. 65-82.

PORTER, M. (1990): Competitive advantage of nations. New York: The Free Press.

PORTER, M. (1985): Competitive advantage. New York: The Free Press.

PORTER, M. (1980): Competitive strategy: Techniques for analyzing industries and competitors. New York: The Free Press.

REITSPERGER, W., SHIRLEY, D., and EL-SHAIEB, A. (1990): „Quality is free": A comparative study of attitudes in the U.S. and Japan. Journal of Purchasing and Materials Management 26, No. 2.

SAKAI, K., and SEKIYAMA, H. (1985): *BUNSHA* (company division): What good is a stuffed tiger? (in Japanese), Tokyo: Taiyo Industry Co., Ltd.

SAKURAI, M. (1989): Target costing and how to use it. Journal of Cost Management, Summer, S. 39-50.

SAMUELS, R., Jr. (1994): Pathways of technological diffusion in Japan. Sloan Management Review, Spring, S. 21-34.

SAXENIAN, A. (1994): Regional advantage: Culture and competition in Silicon Valley and Route 128. Cambridge: Harvard University Press.

SCHREFFLER, R. (1990): Toyota Tahara: first they nailed the quality now they're going after cost. Automotive Industries 170, No. 8, S. 42.

SLOAN, A. P. (1963): My years with General Motors. New York: MacFadden-Bartell.

STALK, G., Jr. (1988): Time-the next source of competitive advantage. Harvard Business Review, July-August, S. 41-51.

STALK, G., Jr., and WEBBER A. M. (1993): Japan's dark side of time. Harvard Business Review, July-August, S. 93-102.

STALK, G., Jr., and HOUT, T. M. (1990): Competing against time. New York: The Free Press.

TANAKA, M. (1989): Cost planning and control systems in the design phase of a new product. In: Japanese management accounting: A world class approach to profit management, edited by Y. MONDEN and M. SAKURAI. Cambridge, Mass.: Productivity Press.

TANAKA, T. (1993): Target costing at Toyota. Journal of Cost Management, Spring, S. 4-11.

THOMAS, P. R. (1990): Competitiveness through total cycle time. New York: McGraw-Hill.

Toyota Motor Corporation (1992): Toyota 1992 annual report. Toyota City, Japan.

U.S. General Accounting Office (1993): Intellectual property rights: U.S. companies' patent experiences in Japan. A special report prepared at the request of the Honorable John D. Rockefeller and Dennis Deconcini, U.S. Senate. Washington, D.C.: Government Printing Office.

WILLIAMS, J. R. (1992): How sustainable is your competitive advantage? California Management Review 34 (Spring), S. 51.

WOMACK, J. P., and JONES, D. T. (1994): From lean production to the lean enterprise. Harvard Business Review, March-April, S. 93-103.

WOMACK, J. P., JONES, D. T., and ROOS, D. (1990): The machine that changed the world. New York: Harper and Row.

WORTHY, S. F. (1991): Japan's smart secret weapon. Fortune, 12. August, S. 72-75.

YOSHIKAWA, T., et al. (1993): Contemporary cost management. London: Chapman & Hall.

INDEX

Activity-based costing (ABC) Systeme, 110, 248-249, 277-278
- Yamatake-Honeywells, 268-276

Airline industry, 94

American Motor Corporation (AMC), 31

Amoeben Management System, 302, 356, 357-360, 369, 379, 380-381
- Absatzpreisfindung im, 362-363
- Bildung und Auflösung von Amöben, 359-361
- Kommunikation im, 364-366
- Kostenmanagement im, 363-364
- Leistungsbewertung im, 366-369

Automobilindustrie
- Handwerksbetriebe in der, 4
- Kostenmanagement in der, 115-116, 117-118, 134
- Organisationsübergreifende Lieferantenketten in der, 221-233, 236-239
- – Siehe Organisationsübergreifendes Kostenmanagement
- Produktplanung in der, 62, 64-67, 72
- Produkterfolgszonen in der, 90-91
- Target Costing in der, 162, 164, 165, 167-177
- Value Engineering in der, 199, 200-218
- Wettbewerb und Erfolgsdreieck in der, 26-35

Auswahlsystem, 144-146

BMW, 34

Bunsha System, 355-357, 369ff.
- Entwicklung von Unternehmensleitern, 376-379
- Aufspaltung der Taiyo Kogyo, 371-376

Canon, 14, 15, 93

Caterpillar, 19

Chrysler, 30

Citizen Watch Company, 7, 135, 242, 397

Citizen Watch Company (Forts.)
- *Kaizen* Costing bei, 280-292
- Kostenmanagement bei, 120-123
- Lieferantenketten in, 220-222

Coca-Cola, 16

Compaq, 376

Continental Airlines, 94

Daewoo Heavy Industries, 227

Dango-Strategie, 13, 54

Differenzierung, 5, 11-14, 38
- im Erfolgsdreieck, 20, 22, 23-24
- in der Konfrontationsstrategie, 15

Ein-Tages-Kostensenkungskonferenzen, 214-216

Erfolgsbereich, 21, 22, 24-25, 52-54

Erfolgsdreieck, 17-26, 39-40
- Auswirkungen auf den Wettbewerb, 50-55, 56-57
- bei der Operationalisierung der Konfrontationsstrategie, 81-99
- bei der Produktplanung, 60, 62-69, 72
- in der Automobilindustrie, 26-36, 91-92
- in Kostenmanagementsystemen, 113-115

Erfolgszonen, 22-24, 39-40

First-Look VE, 159, 203, 217

Flowchart für kostenorientierte Entwicklung, 202-203, 204-205

Ford, 3-4, 26-30

Fugi Heavy Industries, 227

Funktionales Gruppen Managementsystem (FGMS), 333, 344-350, 351

Funktionalität
- Auswirkung auf das Wettbewerbsverhalten, 50-52
- bei der Festlegung der Erfolgszonen, 26-34, 87-99
- bei der Poduktplanung, 63-67, 72
- im Erfolgsdreieck, 16, 17-22, 39
- im Kostenmanagementsystem, 113-114, 130
- -Qualitäts-Preis-Trade-off zwischen Lieferanten, 227-231, 237-238

General Motors, 4, 28-30, 202, 211

Hangen-Spiel, 147-151, 153

Higashimaru Bank, 336

Higashimaru Shoyu Company, 7, 397
- Gruppenführer bei, 136-138, 151-153
- *Hangen* Spiel bei, 147-151
- Job Rotationsprogramm bei, 144-146
- Organisationsstrategie bei, 151-153
- Preissteuerungssystem bei, 129, 142-144, 331-339, 350-353
- *Tatsumaki* Programm von, 146-147

Horizontale Differenzierung, 63

Horizontale Integration, 45, 47, 56

Hyundai, 227

IBM, 376

Imitation, 45, 48, 56

Industrial Bank of Japan, 405

Industrielle Verbände, 45, 49, 50, 56

Isuzu Motors, 7, 398, 405
- Kostenmanagement bei, 115-116
- Organisationsübergreifendes Lieferantenmanagement bei, 223-226
- Target Costing bei, 162, 167
- Value Engineering bei, 49, 202-218

Japanische Autoindustrie
- Evolution des Wettbewerbs in der, 30-35

Japanische Autoindustrie (Forts.)
- Kostenmanagement in der, 115-119, 134
- Management des Erfolgsdreiecks in der, 36-38
- Organisationsübergreifende Lieferantenketten in der, 221-239
- Ursprünge des schlanken Unternehmertums in der, 41-45

Job Rotationsprogramm, 144-146

Just in time (JIT), 44, 97

Kaizen Costing, 123, 161, 243-245, 266, 279-298
- bei Citizen, 281, 284
- bei Sumitomo Electric, 281-284
- Bewertung von ~ Maßnahmen, 287-291
- Festsetzung von Zielen, 284-287
- in Verbindung mit operativer Steuerung und Kontrolle, 305-306
- Stagnation und Effektivität von, 291-294

Kamakura Iron Works Company, 7, 398
- in der Tokyo-Yokohama Lieferantenkette, 221-239
- Produktkostenmanagement bei, 247-248

Kirin Brewery Company, 7, 398
- *Kaizen* Costing bei, 290-291, 292, 293
- Mikroprofit Center bei, 48, 128, 331-333, 339-343, 350
- Operative Planung und Konrolle bei, 312-322, 322

Kleinserienfertigung, 42, 43

Komatsu, 7, 19, 399
- Organisationsübergreifende Lieferantenbeziehungen von, 219-221, 227
- Operative Steuerung und Kontrolle, 303-304

- Produkterfolgszonen bei, 88-90, 91
- Produktkostenmanagement bei, 254-260, 261, 266, 276
- Produktplanung bei, 72-78, 78-79
- Target Costing bei, 164, 165, 167, 177-186, 190, 193-195

Konfrontationsstrategie, 6-9, 13-16
- Erfolgreich agieren mit der, 387-396
- Erfolgsdreieck in der, 16-40
- Kostenführer und Differenzierer in der, 12-14
- Massen- und Schlanke Produktion, 383-387
- Produktplanung in der, 59, 78-80
- Wettbewerbsverhalten bei der, 81-99

Konfrontationswettbewerb, 81ff.
- bei Komatsu, 90-91
- bei Nissan, 91
- bei Olympus, 82-88
- bei Sony, 92
- bei Topcon, 88-90
- Produkterfolgszonen im, 82-83, 98
- Schattenseite des Zeitwettbewerbs, 92-98

Konsumentenanalyse, 59-72, 78-79

Kosten
- Aktuelle Kosten, 173-178
- bei der Aufspürung unrentabler Produkte, 121-126
- bei der operativen Steuerung und Kontrolle, 298-301
- beim Management des Produktsortiments, 117-120, 131
- Direkte Kosten, 298-301
- Erlaubte Kosten, 173-174, 175, 200
- Erwartete Kosten, 163
- Fixe Kosten, 298-301, 314, 320, 321
- im Erfolgsdreieck, 16-18
- Indirekte Kosten, 298-301
- Konzeptionelle (draft) Zielkosten, 166, 174

Kosten (Forts.)
- Standard Kosten, 305-311
- Variable Kosten, 298-301
- - bei Kirin Brewery, 312-313, 320, 321
- Siehe Zielkosten
- Siehe Kostenmanagementsysteme; Target Costing

Kostenführer, 5, 12-14, 38

Kostenmanagementsystem, 8, 38, 105ff.
- für existierende Produkte, 243ff., 279-295
- für zukünftige Produkte, 156-239
- Gestaltung des Produktsortiments durch, 117-127
- Mikroprofit Centers für, 128-130, 327-382
- Mitarbeiterorientierung im, 133-151
- Westliche gegenüber japanischen, 109-116, 130-131

Kosten-Plus-Methode, 120, 163, 177, 191, 192, 362

Kostenrechnungssystem, 109-110
- von Komatsu, 254-257
- von Mitsubishi Kasei, 260-264
- von Nippon Kayaku, 250-253
- von Shionogi, 266-269
- Traditionelles westliches, 247-252, 255, 277-278
- von Yamatake-Honeywell, 268-272

Kostensenkungsprogramme, 110, 199, 305-306, 307

Kyocera Corporation, 7
- Amoeben Managementsystem bei, 129-130, 301-302, 329
- Ursprünge von, 399

Kyoto Brauerei System (KBS), 331-332, 339-343
- Siehe auch Kirin Brewery Company

Lebenszyklus, Produkt-, 115-118, 119-120, 130-131

Lieferanten
- im organisatonsübergreifenden Kostenmanagement, 219-221, 236-239
- im Target Costing System, 164, 167-168
- Lieferantenkette, 221-223, 233-236

Loyalität, 45, 48, 49-50, 55

Managementinformationssystem für Produktionswerke (MIVP), 313, 318-322

Managementinformationssystem für Vertriebsniederlassungen (MISVN), 313-318

Massenproduktion, 3-6, 103
- in der Automobilindustrie, 26-31
- Unterschied zwischen Schlanker Produktion und, 383, 387, 388-391

Mazda, 227

Maximal erzielbare Werte (im Erfolgsdreieck), 20, 22, 30

Mercedes, 34

Mikroprofit Center
- Siehe Profit Center

Minimal akzeptabler Gewinn, 22

Minimal tragbares Niveau (im Erfolgsdreieck), 20, 22, 50

Minimal Kostenanalysen, 231-233, 236-237

Ministry of International Trade and Industry (MITI), 45, 49-50, 56

Mini-VE, 216

Mitarbeiter
- Auswirkungen von *Kaizen* Costing auf die, 279-287, 288-291

Mitarbeiter (Forts.)
- Auswirkungen von Mikroprofit Center auf die, 128-131, 132, 331-333
- – bei Higashimaru, 142-143, 333-339
- – bei Kirin Brewery, 339-343
- – bei Kyocera, 357-369
- – bei Olympus, 344-350
- – bei Taiyo Kogyo, 369-378
- beim Aufbau organisatorischer Rahmenbedingungen, 133-136
- Japanische Mitarbeiterorientierung, 42, 54

Mitsubishi Kasei Corporation, 7, 400
- operative Steuerung und Kontrolle bei, 301-303, 305, 322
- Produktkostenmanagement bei, 125, 253-254, 260-266, 277

Multifunktionale Teams, 104, 133-136
- Auswirkungen von Kaizen Costing auf, 284-286
- bei Higashimaru, 136-138, 142-153, 333-339
- beim Value Engineering, 198-200
- Technologiediffusion bei, 45, 46

Nippon Kayaku, 7, 400
- Operative Steuerung und Konrolle bei, 298-301
- Produktkostenmanagement bei, 127, 250-253

Nissan Motor Company, 7, 47, 134, 279, 400-401
- Kostenmanagement bei, 115-116, 117
- Organisationsübergreifende Lieferantenbeziehungen bei, 227, 228-231
- Produktplanung bei, 37, 61-63, 65-67, 72, 78-79
- Produkterfolgszonen bei, 19, 90-91
- Target Costing bei, 164, 165, 166, 167, 168-177, 186, 190, 193-195
- Value Engineering bei, 199, 200-201

Northwest Airlines, 94

Nullfehler-Programme, 42, 54

Olympus Optical Company, 2, 7, 401
- Erfolgszonen von Kameras bei, 18, 35, 38, 53, 81-87, 88-92
- Funktionales Gruppen Management System von, 328, 329, 332, 344-351
- Konfrontationsstrategie von, 391-393
- Kostenmanagement bei, 120-122, 128-129, 226, 293
- Produktplanung bei, 59-64, 67-72, 79
- Target Costing bei, 164-177, 186-190, 193-195

Operative Steuerungs- und Kontrollsysteme, 124-125, 132
- Abweichungsanalysen bei, 303-312
- bei Kirin Brewery, 312-313
- – für Produktionsstätten, 318-322
- – für Verkaufsniederlassung, 313-318
- Kostenorientierung bei, 297-301
- Verantwortungsbereiche bei, 301-303
- Ziele von, 243-245, 297, 322-323

Organisationsübergreifendes Kostenmanagement, 158, 159, 219-239
- Informationsteilung beim, 223-226
- Minimalkostenanalysen im, 231-233
- Qualitäts-Funktionalitäts-Preis Trade-off im, 227-231
- Target Costing und Kräftegleichgewicht im, 226-228

Outsourcing, 126-127

Preis
- bei der Bestimmung der Produkterfolgszonen, 81-98
- Festsetzung von Absatzpreisen, 120-121, 130-131
- im Erfolgsdreieck, 17-18, 22, 39
- -Qualitäts-Funktionalitäts-Trade-off, 227-231, 237, 238

Preissteuerungssystem, 48, 142ff., 152-153, 331-339
Produktkostenmanagement, 243-278
– innovative Systeme des, 253-276
– Komatsus System, 254-260
– Mitsubishi Kaseis System, 260-266
– Shionogis System, 266-268
– traditionelle Systeme des, 250-253
– Yamatake-Honeywells System, 268-276
Produktlebenszyklus, 115-119, 131-132
Produktlinien Kostenrechnungssystem, 254, 255ff-
Produktplanung, 59, 98-99, 162-163
– Auswirkungen auf die Strategie, 72-78
– Kurzfristige Konsumentenanalyse bei der, 59-64
– Langfristige Konsumentenanalyse bei der, 64-72
Produktsortiment
– Absatzpreisfestlegung, 120-121
– bei der Produktplanung, 62-64
– beim Kostenmanagement, 115, 117-119, 131-132
– Redesign und Outsourcing von Produkten, 126-127
– Unrentable Produkte, 121-125
Profit Center
– Mikroprofit Centers, 128-130, 132, 327-330
– – Echte Mikroprofitcenter, 355-356, 379-382
– – – Kyoceras Amöben, 356-369, Siehe auch Amöben System
– – – Taiyos *Bunshas*, 369-379, Siehe auch *Bunsha* System
– – im *Kaizen* Costing, 284-287
– Pseudo-Mikroprofit Center, 128-129, 132, 327-330, 331-332, 351-353

– – Funktionales Gruppen Managementsystem bei Olympus, 343-350
– – Kirin Kyoto Brauerei System, 339-343
– – Preissteuerungssystem bei Higashimaru, 47-49, 142-143, 333-335

Qualität
– Auswirkungen auf den Wettbewerb, 50-53, 56-57
– bei der Bestimmung der Produkterfolgszonen, 81-99
– beim Kostenmanagementsystem, 113-114, 131
– im Erfolgsdreieck, 17-22, 39
Qualitäts-Funktionalitäts-Preis (QFP) Trade-off, 227-231, 236-238

Reengineering, 136-138

Sagyo-shigoto, 136-140, 152-153
Schlanke Produktion, 3, 5-9, 383-387
– bei der Technologiediffusion, 45-48, 55
– Erfolgszonen bei, 50-55, 55-57
– in der Automobilindustrie, 30-35
– und Konfrontationsstrategie, 41-45, 53-55, 103-105
Second-Look VE, 159, 202, 203, 210, 217
Shionogi Pharmaceuticals, 7, 401
– Operative Steuerung und Konrolle bei, 308-311
– Produktkostenmanagement bei, 118-119, 254, 266-268, 277-278
Sony Corporation, 8, 122, 402
– Produktplanung bei, 60-61
– Produkterfolgszonen bei, 91-93
– Target Costing bei, 165-166
– Technologiediffusion bei, 46-47

Strategische Kostentabelle, 203, 206-207, 208

Sumitomo Electric Industries (SEI), 7, 134, 402
- *Kaizen* Costing bei, 281-283, 284-286, 232
- Kostenmanagement bei, 120-121, 125
- Operative Steuerung und Kontrolle bei, 307-308

T aiyo Kogyo Co., 7, 48, 402-403
- Kostenmanagement bei, 129-130
- Siehe *Bunsha* System

Target Costing, 122, 131, 161, 164, 193-195, 280
- Auswirkungen von Value Engineering auf, 197-200
- bei Komatsu, 177-179
- bei Nissan, 169-179
- bei Olympus, 186-189
- bei Topcon, 190-191
- in der Lieferantenkette, 226-227, 236-237
- Vorteile des, 191-192
- Ziele von, 158-160

Tatsumaki-Programm, 146-147

Teardown Methoden im VE, 160, 202, 203, 204, 211-214, 216-218

Technologiediffusion
- Auswirkungen auf den Wettbewerb, 50-55, 104-105
- Mechanismen zur, 45-50
- Wirkung auf Lieferantenketten, 237-239

Time to market Systeme, 8, 25
- Erfolgsdreick in, 91-92, 104
- in westlichen Unternehmen, 383-387

Tokyo-Yokohama-Kamakura (TYK) Lieferantenkette, 221-236
- Informationsaustausch in der, 223-226

- Minimalkostenanalysen in der, 231-233
- Target Costing und Kräftegleichgewicht in der, 226-227
- Trade-offs in der, 227-231
- Ziele, 236-289

Topcon Corporation, 8, 403
- Multifunktionale Teams bei, 139-134
- Operative Steuerung und Kontrolle bei, 305-306
- Produkterfolgszonen bei, 88-90
- Target Costing bei, 164-177, 189-195
- Wettbewerbsvorteile bei, 13-15

Toshiba, 147

Total Quality Management (TQM) Programme, 8, 42-44, 52, 97, 385, 387

Toyota, 3, 36, 42, 102, 231

V alue Engineering (VE), 159, 197-218
- bei Isuzu, 202-205, 206-207
- – First- and Second-Look, 209-210
- – Teardown Methoden, 211-214
- – Zeroth-Look, 208
- – andere Kostensenkungsmethoden, 214-216
- Zusammenwirken mit Target Costing, 172-174, 180-181

Varianzabweichung, 298, 303-31, 322, 323

Verantwortungsbereiche, 297, 301-303, 322-323

Vergütungssysteme, 54
- bei Sumitomo Electric, 281-283
- bei Taiyo Kogyo, 378

Volkswagen, 227

Volvo, 227

Westliche Unternehmen, 12-13
- in der Automobilindustrie, 26-35
- Kostenmanagement in, 109-115
- Kosten-Plus Methode und konventionelle System zur Preisfindung, 161-164, 191-194
- Management des Erfolgsdreiecks in, 36-38
- Massenproduktion in, 383, 387, 388
- Produktkostenmanagement in, 247-251, 255, 277-278
- Produkterfolgszonen von, 52, 53-54
- Value Engineering in, 197

Xerox, 15

Yamanouchi Pharmaceutical Co., 8, 403-404
- Operative Steuerung und Kontrolle bei, 305-308
- Outsourcing bei, 126-127
- Produktkostenmanagement bei, 248, 254, 268-277

Yamatake-Honeywell Company, 8, 404
Yokohama Corporation, 8, 398, 404-405
- in der Tokyo-Kamakura Lieferantenkette, 222-223, 236-238
- Unrentable Produkte bei, 121-123, 124-125

Zeitwettbewerb, 25-26
- Schattenseite des, 92-98
Zeroth-Look VE, 202, 208, 216
Zielabsatzpreis, 158-159, 163, 171, 173
Zielgewinnspanne, 158-159, 163, 171, 183, 190
Zielkosten
- Definition, 159, 162
- Festlegung bei Komatsu, 177-178, 180-185
- Festlegung bei Nissan, 170-176
- Festlegung bei Olympus, 186-188
Zielwerte, 166, 174, 178